Marcia L. Gasper and Patricia M. Dillon
한국간호시뮬레이션학회 편역

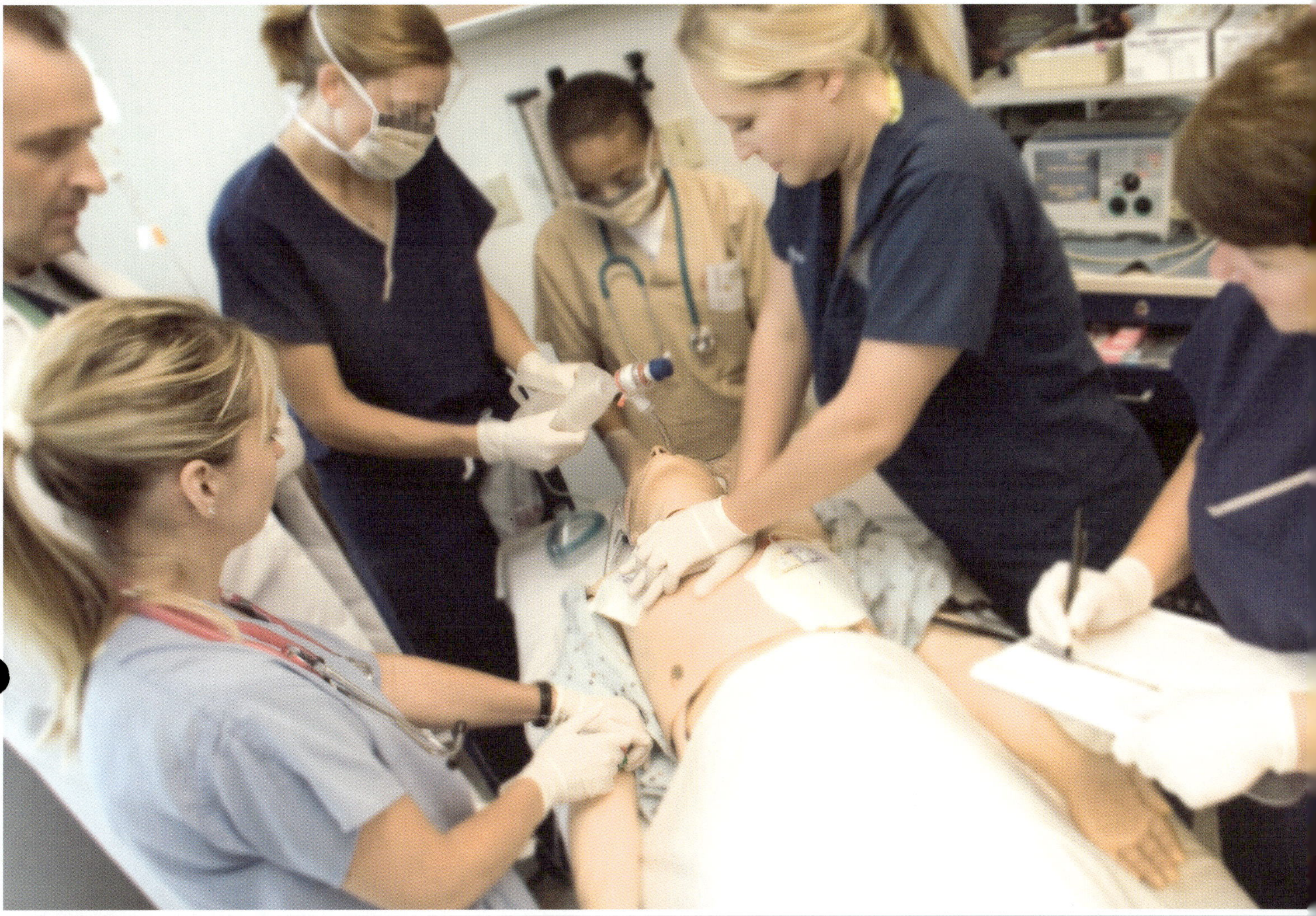

간호교육을 위한

임상시뮬레이션

Clinical Simulations for Nursing Education

정담미디어

간호교육을 위한 **임상시뮬레이션**
Clinical Simulations for Nursing Education

2013년 8월 10일 1판 1쇄 인쇄
2013년 8월 20일 1판 1쇄 발행

지은이 | Marcia L. Gasper and Patricia M. Dillo
옮긴이 | 한국간호시뮬레이션학회
펴낸이 | 김진환
펴낸곳 | **정담미디어 · (주) 학지사**
121-837 서울시 마포구 서교동 352-29 마인드월드빌딩 6층
대표전화_ 02-330-5188 팩스_ 02-326-0338
등 록 | 2010년 2월 8일 제313-2010-36호
메 일 | jdmpub@jdmpub.com
홈페이지 | http://www.jdmpub.com

ISBN 978-89-6069-349-4 93510

가 격 | 30,000원

※ 정담미디어는 학지사의 자매회사입니다.

간호교육을 위한

임상시뮬레이션

Clinical Simulations for Nursing Education

정담미디어

역자 소개

■ 대표역자

김옥수 이화여자대학교

■ 참여역자

장희정 한림대학교

정덕유 이화여자대학교

김정희 단국대학교

최은영 조선간호대학교

김성희 중앙대학교

최은희 영남이공대학교

신현숙 경희대학교

김은정 한림대학교

김옥현 청암대학교

박선영 백석대학교

김아린 대구보건대학교

박완주 경북대학교

김선희 대구가톨릭대학교

이은경 대구가톨릭대학교

저자 서문

이 책은 시뮬레이션 환자 간호를 위하여 발간되었으며 학생이 실제 환자간호에 있어 안전하고, 전인적이며, 근거 중심의 역량 있는 간호를 제공하는 데 필요한 지식과 기술, 태도 등을 습득하는 데 도움을 줄 것이다.

교수자는 학생이 통제되고 안전한 환경에서 비판적인 사정, 그리고 간호관리기술을 수행할 수 있는 기회를 제공하기 위해 이 책을 선택하였다.

시뮬레이션은 학생의 의사소통기술과 협력기술뿐 아니라 자기인식과 통찰력을 증진해주고 시뮬레이션 과정을 통해 간호과정의 향상을 이끌어낼 것이다. 구조화된 시뮬레이션 환자 실습에 참여하면, 다양한 환경에서 비판적 사고를 하게 되며 다양한 목적을 이루도록 도와주어 자신감이 증대되고 결과적으로 간호역량이 향상된다.

이 책에는 시뮬레이션 시나리오에 참여하고 준비하는 데 필요한 모든 정보가 담겨 있다. 시나리오의 형식은 학생이 실제 환자간호에서 수행할 간호과정을 적용할 수 있게 구성되었으며, 학생이 환자 상태에 영향을 미치는 복합적인 요인을 고려해야 하는 것과 제공해야 할 간호가 무엇인지 확인할 수 있도록 해준다. 그러므로 학생은 교실에서 행하는 이론 수업을 통제된 간호현장에서 안전하게 적용할 수 있을 것이다.

이 책은 경험이 풍부한 임상전문가와 간호교육자가 집필하였다. 시나리오는 실제적인 환자간호 상황에 기반하고 있으며, 면허간호사라는 간주하에 환자를 사정하고, 환자의 변화에 반응하며 적합한 행동을 취하는 의사결정과정을 따르고 있다. 희망컨대 학생 스스로가 단순히 환경적 또는 신체적 측면으로 환자를 바라볼 것이 아니라 전인적 존재로서 환자를 바라보는 관점을 가질 수 있기를 바란다.

각각의 시나리오는 특별한 문제(사정 시뮬레이션 제외)가 있는 대상자에 기반하고 있으며, 편리성을 위해 다음과 같은 순서로 구성되어 있다.

제목: 상황, 질병명, 시나리오에서 언급하는 환자의 상태로 구성되어 있다.

학습목표: 모든 시나리오에는 시나리오를 통해 얻게 될 인지적 · 정신운동적 · 정서적 영역, 의사소통, 안전, 그리고 리더십과 관리/위임의 결과가 포함되어 있다. 부가적인 결과는 환자의 특이적 상황에 적합하도록 포함되어 있다.

사전학습: 시나리오가 특정 환자의 문제를 다루지 않는 경우, 각 시나리오에는 환자 문제에 대한 간단한 개요가 제공된다. 시뮬레이션 실습을 준비하기에 적합한 주제가 제공되며 학습자는 시뮬레이션을 준비하기 위해 검토할 수 있다. 교수자는 필요한 부분을 개인과제로 사용할 수 있는데, 이는 시뮬레이션 실습에 선행하여 이루어져야 한다.

복습 문제: 교수자는 시뮬레이션 사전 지식을 평가하기 위하여 이 질문을 사용할 것이다.

관련된 근거중심간호 가이드라인: 각각의 시나리오에 적합한 지침이 제공되며 최신의 근거중심간호가 시뮬레이션에 포함되도록 노력하였다. 평생학습자로서 간호연구와 새로운 지침을 습득하여 간호에 있어 최상의 질을 유지할 것을 권하고 있다.

시뮬레이션

환자 배경: 환자의 일반적 배경, 과거력을 소개한다. 복합적인 시나리오에서는 더 많은 환자정보가 소개된다. 학생은 시뮬레이션 전에 주어진 과제를 완성하기 위해 제공된 정보를 사용할 필요가 있다.

입원기록지: 병원 입원기록과 비슷한 인구학적 정보를 제공한다.

병원 처방: 각 시나리오의 첫 부분에 최근의 지시가 주어진다. 부가적인 지시는 시뮬레이션 교수자에 의해 시뮬레이션 도중에 제공될 것이다.

간호기록: 간호기록은 필요한 경우 시뮬레이션 시작 시 학습자에게 현재의 환자상황에 대해 업데이트를 제공한다. 어떤 시나리오에서는 학생이 환자를 만나는 첫 번째 간호사가 될 수 있는데 이러한 경우에는 간호기록이 제공되지 않는다.

학생 시뮬레이션 준비 과제: 시뮬레이션 참여 전에 학생이 숙지해야 할 과제를 제공한다. 이러한 과제는 간호 제공 시 필요한 설비와 관련 자료를 파악하는 비판적 사고, 건강사정, 진단검사, 약물, 간호과정, 업무위임에 대한 지식에 있어 중요한 점을 포함하고 있다.

참고문헌: 각 시나리오는 현재의 근거중심 수행에 기초하며 참고문헌을 포함하고 있다.

시뮬레이션 경험

교수자는 학생이 시뮬레이션 환자 간호를 경험하고 참여하도록 지도할 것이며 학생은 시뮬레이션 환자 간호 시 실제 환자를 대하듯이 사정하고 행동해야 한다.

디브리핑: 교수자는 시뮬레이션 환자 간호에 있어 부록에 제시된 표준화된 결과보고 기록지를 선택하여 사용할 것이다. 기록지는 1회 이상 사용될 가능성이 있으므로 직접 적는 것을 피하고 반복 사용을 위해 복사하여 사용하길 권한다.

이러한 시뮬레이션 경험에 열정과 전심으로 참여하여 간호의 지식, 기술, 태도를 개발하고 안전하고 전인적이며 근거기반의 역량 있는 간호를 제공할 수 있게 되길 희망한다.

Patricia M. Dillon, PhD, RN
Marcia L. Gasper, EdD, RNC

역자 서문

최근 들어 임상 실습현장의 변화로 인해 간호학 분야에서 시뮬레이션 교육의 필요성이 대두하였습니다. 이에 시뮬레이션 교육과 연구의 활성화를 위해 2011년에 한국간호시뮬레이션학회가 출발하게 되었습니다. 본 학회는 간호시뮬레이션에 대한 지식과 정보를 교류하고 활발한 연구활동을 통해 시뮬레이션 교육의 발전을 도모하고자 합니다.

시뮬레이션 교육을 위해서는 다양한 시나리오의 개발뿐 아니라 실제로 실습현장에서 사용할 지침서 개발도 필요한데, 이는 교수자와 학생 모두에게 지침이 될 것입니다. 따라서 시뮬레이션 교육 시 필요한 실습교재 발간을 위해 Davis Plus사에서 출판한 Clinical Simulations for Nursing Education을 선택하였습니다. 이 책은 learner volume과 instructor volume으로 구성되어 있는데, 본 학회에서는 학생을 위한 learner volume을 번역하였습니다. 이 책은 건강사정, 기본술기, 모성/신생아 간호, 아동간호, 성인건강간호, 노인간호, 정신간호 및 지역사회간호학 영역에서 다양하게 선택하여 사용할 수 있게 구성되어 있습니다.

한국간호시뮬레이션학회는 이 책이 간호학생의 시뮬레이션 교육을 위해 유용하게 사용될 수 있기를 기대합니다. 또한 시뮬레이션 교육을 통해 학생이 졸업 후 간호현장에서 자신감을 가지고 간호업무에 임할 수 있기를 기대합니다.

이 책이 발간되기까지 수고해주신 한국간호시뮬레이션학회의 임원진과 위원님, 그리고 정담미디어 임직원 여러분께 감사드립니다.

2013년 7월

한국간호시뮬레이션학회 집필진 일동

목차

부록 293

사정 Assessment 1

1-1 복부검진/충수돌기염

사정

학습목표

인지적 영역

1. 복부검진과 관련된 과거력에 대한 질문을 확인한다.
2. 복부검진에 적용할 수 있는 신체검진 기술을 기술한다.
3. 정상과 비정상을 구분한다.
4. 충수돌기염의 증상과 징후를 기술한다.
5. 충수돌기염의 병태생리와 관련된 증상과 징후를 관련시킨다.
6. 충수돌기염 환자를 위한 적절한 간호중재를 확인한다.

정신운동적 영역

1. 복부검진을 수행한다.
2. 충수돌기염 환자를 위한 적절한 간호중재를 수행한다.

정서적 영역

1. 복부검진 시뮬레이션에서 수행한 것을 되돌아본다.
2. 복부검진 시뮬레이션 동안 효과적이었던 영역을 확인한다.
3. 복부검진 시뮬레이션에서 개선이 필요한 영역을 확인한다.

의사소통

1. 환자와 효과적으로 의사소통한다.
2. 의료팀과 효과적으로 의사소통한다.
3. 사정결과를 정확하게 기록한다.
4. 문제해결을 위해 Transparent Thinking(생각나는 대로 의견 말하기)을 수행한다.
5. 업무를 위임할 때는 직접적인 의사소통 방법을 사용한다.
6. 의사소통을 위해 Closed Loop Communication(상대방의 메시지와 상황을 인식했음을 알림)을 사용한다.

안전

환자와 건강관리제공자의 안전을 위해 안전관리중재를 적용하고 유지한다.

1. 신체역학, 발생 가능한 위험, 장비 문제 등에 관해 건강관리제공자, 방문객과 환자에게 안전한 환경을 제공한다.
2. 환자 안전을 목표로 환자확인규정, 건강관리제공자 간의 효과적인 의사소통과 안전한 투약 등에 주의를 기울인다.
3. 손씻기, 감염예방법과 개인보호장비 사용 등 표준주의지침을 지킨다.

사전학습

과거력에 대한 질문

- 건강관리기관을 방문한 이유: 증상분석
- 건강력: 현재, 과거, 가족력 확인, 증상과 사회심리적 과거력 확인

신체검진

- 시진
  - 크기, 모양, 대칭성, 피부 상태
- 청진
  - 장음, 혈관음
- 타진
  - 복부와 장기
- 촉진
  - 가벼운 촉진: 표면의 특성
  - 심부촉진: 장기와 덩어리
- 기타 수기

충수돌기염

정의

회맹판의 폐색과 이에 따른 충수의 감염; 응급수술이 필요함

병태생리

충수돌기염은 회맹판의 폐색으로 감염이 유발되는 것으로, 부종과 염증으로 인해 배꼽 주변의 통증을 유발한다. 염증 과정이 진행될수록, 통증은 우하복부에 국한된다. 염증이 생긴 충수돌기가 파열되면 복막염을 유발할 수 있다.

위험 요인

- 여성보다 남성에서 흔함
- 10~30세 사이에 가장 흔하게 나타남

사정

주관적 자료

- 전체적인 복부 통증이 점차적으로 우하복부로 국한, McBurney's point의 반사압통
- 식욕부진과 오심

객관적 자료

- 활력징후: 체온 상승, 얕은 호흡
- 설사 또는 변비
- 구토와 호흡 시 악취
- 다리를 끌어올려 구부리고 있음

진단검사

임상병리검사

- WBC 증가 >10,000
- neutriphils 증가 >75%
- CRP 증가

방사선검사

- 초음파(ultrasound)
- CT scan

처치

- 응급수술

간호관리

목표: 안위 증진

- 수술 전
  - 절차를 설명한다.
  - 진단검사를 도와준다.
- 수술 후
  - 수술 절개와 관련된 통증 완화
  - 감염 예방
    - 상처 간호, dressing 기술
  - 탈수 예방
    - IV therapy, I & O, 경구로 수분을 공급한 후 고형음식 제공
    - 합병증 예방
    - 조기이상 격려

평가/결과 기준

- 감염 없음
- 경구로 수분과 음식 섭취에 이상없음
- 합병증 없이 치유됨

복습문제

1. 흔한 5가지 복부불편감은?
   답:

2. 복부를 사분면, 9개 영역으로 나누고 영역별 구조를 쓰시오.
   답:

Quadrants

우상복부(RUQ)	좌상복부(LUQ)

Quadrants (계속)

우상복부(RUQ)	좌상복부(LUQ)

우하복부(RLQ)	좌하복부(LLQ)

Areas

우하늑부(Right Hypochondriac)	상복부(Epigastric)	좌하늑부(Left Hypochondriac)

우요부(Right Lumbar)	배꼽 주변(Umbilical)	좌요부(Left Lumbar)

우서혜부(Right Inguinal)	하복부(Hypogastric)	좌서혜부(Left Inguinal)

3. 시진 중 볼 수 있는 복부 표면의 다섯 가지 특징은?
   답:

4. 시진 중 볼 수 있는 세 가지 종류의 움직임은?
   답:

5. 촉진 전에 청진을 먼저 하는 이유는?
   답:

관련된 근거중심간호 가이드라인

The Joint Commission National Patient Safety Goals Hospital Program. Retrieved from http://www.jointcommission.org/GeneralPublic/NPSG10_npsgs.htm

SBAR Technique for Communication: A situational briefing model. The Institute for Healthcare Improvement was downloaded on December 19, 2008, from http://www. ihi.org/IHI/Topics/PatientSafety/SafetyGeneral/Tools/SBARTechniqueforCommunicationASituationalBriefing Model.htm

Clinical Practice Guidelines: Right Lower Quadrant Pain.http://www.guideline.gov/appendicitis

Assessment and management of acute pain. Institute for Clinical Systems Improvement–Private Nonprofit Organization. 2000 Oct (revised 2008 Mar). 58 pages. NGC:006371

시뮬레이션 시작 전 확인 내용

- 성인 복부검진
- 충수돌기염 환자 간호
- 개복수술을 시행하는 환자의 수술 간호
- 정맥주사주입과 정맥요법

시뮬레이션

환자 배경

개인정보

- 나이: 25세
- 성별: 남성
- 신장: 182.8cm
- 체중: 99.7kg

인구학적 정보

- 결혼 상태: 미혼
- 교육 수준: 대학교 졸업
- 종교: 가톨릭
- 직업: 영업사원

현재 건강 상태

- 복부 통증

배경

- 사회심리적 배경
  - 사회적 지지: 가족과 여자친구
- 과거력
  - 내과적: 건강 문제는 없으며, 건강 상태 좋음
  - 외과적: 없음
- 가족력: 없음

입원기록지

이름:	김OO
나이:	25세
성별:	남성
결혼 상태:	미혼
교육 수준:	대학교 졸업
종교:	가톨릭
직업:	영업사원

병원 처방 | **환자이름: 김OO** **알레르기: 없음**

진단명: 충수돌기염(appendicitis)

날짜	시간	의사처방	서명
2013/8/12	15:00	활력징후: q 4 hr	
		식이: NPO	
		활동: 침상안정	
		수액 요법: 1,000 mL 5% D/NSS q 8 hr	
		약물: Morphine 4 mg IV now Flagyl 500 mg IVPB now Cipro 400 mg IVPB now Diagnostic studies: CBC, BMP, UA CT with contrast of abdomen	
2013/8/12	18:00	충수돌기절제술 Flagyl 500 mg IVPB now Cipro 400 mg IVPB now	
		Type and screen	Dr. 박OO

간호기록

김OO 씨는 25세 남성으로 복통을 주호소로 응급실에 내원하였다. 통증은 점심 때부터 시작되었으며, 오른쪽 아랫배를 잡고 허리를 구부리고 있다(당신은 환자를 처음 보게 되는 응급실 간호사이다).

학생 시뮬레이션 준비 과제

1. 충수돌기염 환자 간호를 위해 필요한 물품과 사용목적을 기술하시오.

물품	목적
IV pump	
O_2 cannula	

2. 충수돌기염 환자 간호를 위한 팀 구성원과 역할을 기술하시오.

팀 구성원	역할
간호사 (ER)	
간호사 1 (내외과병동)	
간호사 2 (내외과병동)	
의사	

3. 관련 자료 연습문제: 아래 빈칸을 채우시오.

기록에서 도출한 관련자료	그 밖에 다른 출처에서 도출한 관련자료	누락된 자료	누락된 자료의 출처	추후검사가 필요한 자료

4. 사정

환자의 배경과 간호기록을 검토한 후 환자 현재 상태를 사정할 준비를 한다. 각각의 항목에 따라 사정을 어떻게 할 것이며, 충수돌기염 환자에게 나타날 것으로 예상되는 것은 무엇인지 확인하시오.

과거력

추가 자료를 얻기 위해 환자나 가족에게 해야 할 질문은 무엇인가?

신체검진

- 전반적 외모:
- 피부계:
- 머리, 귀, 눈, 코, 목:
- 호흡기계:
- 심혈관계:
- 유방:
- 복부:
- 신경계:
- 근골격계:
- 비뇨생식기계:
- 추가 검진:
- 발달적 검사

환자의 발달 단계를 고려한 간호는 무엇인가?

답:

5. 진단검사

환자 간호를 계획하는 데 필요한 환자의 현재 문제와 관련된 진단검사 결과는 무엇인가?

Van Leeuwen et al, Davis's Comprehensive Handbook of Laboratory and Diagnositc Testing with Nursing Implications 4e이나 다른 진단검사 관련 참고문헌을 활용하여 아래 표를 완성하시오.

진단검사	검사 이유
CBC	
BMP	
CT abdomen	
Urinalysis	
Type and Screen	
C-reactive protein	

6. 처치

충수돌기염 환자에게 사용하는 약물을 확인하시오.

Deglin et al, Davis's Drug Guide for Nurses 12e 또는 약물 관련 참고문헌을 활용하여 아래 표를 완성하시오.

약물	용량, 경로, 빈도	적응증	부작용	간호중재
Flagyl	500 mg IV q 6 hr			
Cipro	400 mg IV q 12 hr			
Morphine	2 mg, IV stat			
Percocet	2 tabs po q 4 hr prn			

7. 간호문제/간호진단

3가지 우선순위 간호문제/진단을 확인하시오.

사정자료	우선순위 문제	중재	기대되는 결과	간호보조인력에게 위임할 수 있는 중재는 어떤 것인가?
1.				
2.				
3.				

참고문헌

Deglin, J. H., & Vallerand, A. H. (2010).Davis's drug guide for nurses(12th ed.). Philadelphia: F. A. Davis.

Dillon, P. (2007). Nursing health assessment: A critical thinking and case studies approach (2nd ed.). Philadelphia: F. A. Davis.

Erikson, E. H. (1950). Childhood and society. New York: Norton.

Goolsby, M., & Grubbs, L. (2006). Advanced assessment interpreting findings and formulating differential diagnoses. Philadelphia: F. A. Davis.

Lagerquist, S. (2006). Davis's NCLEX-RN success. Philadelphia: F. A. Davis.

Mahadevan, M., & Graff, L. (2000). Prospective randomized study of analgesic use for ED patients with right lower quadrant pain. American

Journal of Emergency Medicine,18(7), 753-6.

Paulson, E. K., Kalady, M. F., & Pappas, T. N. (2003). Clinical

practice.Suspected appendicitis.New England Journal of Medicine,16:348(3), 236-42.

Van Leeuwen, A. M., Poelhuis-Leth, D. J., & Bladh, M. L. (2011). Davis's comprehensive handbook of laboratory and diagnostic tests with nursing implications. (4th ed.). Philadelphia: F. A. Davis

1-2 전반적 건강사정

성인/내외과

학습목표

인지적 영역

1. 입원환자와 관련된 과거력에 대한 질문을 확인한다.
2. 입원환자의 건강사정 수행 시 전반적 · 계통적인 접근을 구별한다.
3. 입원 환자의 안전을 위한 목표를 확인한다.

정신운동적 영역

1. 입원환자에게 적절한 건강력을 수집한다.
2. 입원환자의 전반적 건강사정을 수행한다.
3. 환자 안전을 위한 표준주의지침을 수행한다.

정서적 영역

1. 건강사정 시(시뮬레이션 시) 수행한 것을 되돌아본다.
2. 건강사정 시뮬레이션 동안 효과적이었던 영역을 확인한다.
3. 건강사정 시뮬레이션 동안 개선이 필요한 영역을 확인한다.
4. 입원 환자의 전반적 건강사정에 대한 자신감을 갖는다.

의사소통

1. 입원 환자와 효과적으로 의사소통한다.
2. 의료팀과 의사소통 시 SBAR(situation, back ground, assessment, recommendation) 형식을 사용한다.
3. 사정결과를 정확하게 기록한다.
4. 문제해결을 위해 Transparent Thinking(생각나는 대로 의견 말하기)을 수행한다.
5. 업무를 위임할 때는 직접적인 의사소통방법을 사용한다.
6. 의사소통을 위해 Closed Loop Communication(상대방의 메시지와 상황을 인식했음을 알림)을 사용한다.

안전

환자와 건강관리제공자의 안전을 위해 안전관리중재를 적용하고 유지한다.

1. 신체역학, 발생 가능한 위험, 장비 문제 등에 관해 건강관리제공자, 방문객과 환자에게 안전한 환경을 제공한다.
2. 환자 안전을 목표로 환자확인규정, 건강관리제공자 간의 효과적인 의사소통과 안전한 투약 등에 주의를 기울인다.
3. 손씻기, 감염예방법과 개인보호장비 사용 등 표준주의지침을 지킨다.

리더십과 관리/위임

1. 전반적인 건강사정을 하는 동안 합법적이고 윤리적이며 안전하게 간호보조인력에게 위임할 수 있는 업무를 확인한다.
2. 환자의 전반적 건강사정 시 환자 간호 요구를 확인하고 우선순위를 정한다.
3. 다양한 환자 배정에서 우선순위를 확인한다.

사전학습

전반적인 신체사정

준비

- 검진을 위한 모든 물품을 준비한다.
- 환자에게 무엇을 할지 설명한다.
- 환자의 사생활을 보호해준다.
- 간호를 제공할 때 적어도 두 가지 이상의 환자 확인방법을 활용한다.
- 투여되는 약물을 확인한다.
- 환자를 간호에 참여시킨다.
- 환자와 건강관리팀과 명확한 의사소통을 한다.

사정

- 표준주의지침을 유지한다.
- 환자의 오른편부터 시작한다.
- 신체역학을 유지한다.
- 낙상위험도를 사정한다.
- 적절한 체위를 취하게 한다.
- 전반적 건강사정 시 양쪽을 비교하면서 체계적인 방법으로 사정을 수행한다.
- 조직적이며, 적절한 속도로 수행한다.
- 사정 진행 동안 환자에게 설명을 해준다.

건강력

환자의 건강력을 알아볼 때는 다음의 내용을 확인해야 한다.

- 개인정보/신상정보/약력
- 현재 건강문제/입원동기
- 과거 건강문제
- 가족력
- 약물/알레르기
- 사회심리적 배경

신체사정을 수행하는 동안 질문한다.

신체검진

- 계통별 사정
    - 초점화된 사정에 유용하다.
- 전반적 사정
    - 전체 사정에 유용하다.
    - 체위변경을 최소화한다.

추가자료

- 진단검사를 확인한다.

기록

- Checklist/flow sheet
- 양성 결과만 기술
- 관련된 음성

복습 문제

1. 전반적인 건강사정을 위해 필요한 물품은?
   답:

2. 전반적 건강사정 시 고려해야 할 환자 안전 4가지를 쓰시오.
   답:

3. 계통별 검진보다 전반적인 건강사정의 이점은?
   답:

4. 청진기 사용 시 종형과 판형 부분을 사용하는 각각의 목적은?
   답:

5. 촉진할 때 체온변화를 확인하기 위해 사용하는 손의 부위는? 진동이나 맥박을 느끼는 데 활용할 수 있는 부위는?
   답:

관련된 근거중심간호 가이드라인

The Joint Commission National Patient Safety Goals Hospital Program. Retrieved from http://www.jointcommission.org/GeneralPublic/NPSG10_npsgs.htm

SBAR Technique for Communication: A situational briefing modelpublished by The Institute for Healthcare Improvement was downloaded on December 19, 2008, from http://www.ihi.org/IHI/Topics/PatientSafety/SafetyGeneral/Tools/SBARTechniqueforCommunicationASituationalBriefingModel.htm

시뮬레이션 시작 전 확인 내용

- 건강사정 방법
- 건강력
- 성인 신체검진
- 심장질환
- 심장질환 관련 약물

시뮬레이션

환자 배경

개인정보

- 나이: 73세
- 성별: 여성
- 신장: 159.6cm
- 몸무게: 70.3kg

인구학적 정보

- 결혼 상태: 기혼
- 교육 수준: 대학교 졸업
- 종교: 기독교
- 직업: 은퇴

현재 건강 상태

- 지난밤 어지러움증이 있었으며, 남편의 도움으로 낙상을 면함

배경

- 사회심리적 배경
  - 사회적 지지: 가족
- 과거력
  - 내과적: 고혈압, 관상동맥질환, 퇴행성 관절질환
  - 외과적: 없음
- 가족력: 심혈관질환, 고혈압

입원기록지

이름:	김OO
나이:	73세
성별:	여성
결혼 상태:	기혼
교육 수준:	대학교 졸업
종교:	기독교
직업:	은퇴

병원 처방 — **환자 이름: 김OO** / **알레르기: 없음**

진단명: 실신(Syncope)

날짜	시간	의사처방	서명
		Admit to Telemetry	
		Cardiac monitor	
		활력징후: q 4 hr with neuro check BP supine, sitting, standing	
		식이: 저염식이	
		활동: 침상안정	
		수액요법: Intermittent transfusion device (INT) with routine NSS flush	

진단명: 실신(Syncope)(계속)

날짜	시간	의사처방	서명
		투약: Lisinopril 10 mg po daily Cardizem 30 mg po daily Hydrochlorothiazide (HCTZ) 25 mg po daily Tylenol 650 mg q 4~6 hr prn for pain	
		진단검사: ECG CT scan head in ER US carotids CBC with differential Basic metabolic panel UA CK & troponin daily, repeat 6 and 12 hr after initial draw Chest X-ray	
		처치: HOB elevated 30 degrees Oxygen 2 L via NC	Dr. 박OO

간호기록

당신은 낮번간호사이며, 방금 보고를 받고 환자 라운딩을 하고 있다.

4명의 환자를 담당하게 된다. 당신이 맡아서 할 일은 전반적 건강사정이다. 다음은 4명의 환자이다.

- 김OO, 나이는 73세, 지난밤 실신하여 입원함. 현재 심전도는 정상이며, 입원 후 실신은 없었고, 활력징후는 안정적이다. CT scan과 Carotid Doppler가 오전 9시에 예정됨.
- 이OO, 나이는 67세, 3일 전에 협심증과 조절되지 않는 고혈압으로 입원함. 오늘 퇴원 예정이고, 심전도는 정상이며, 흉통이 없고, 혈압은 안정적임.
- 최OO, 나이는 54세, 간암 항암요법을 위해 입원함. 항암요법 중에 심장 모니터가 필요함. 오후 2시부터 시행 예정이고, 통증조절을 위해 PCA 투여 중이며, 활력징후는 안정적임.
- 정OO, 나이는 75세, 오전 10시에 조절되지 않는 afib을 위해 cardioversion 예정이며, 모티터상 afib 115, 활력징후는 안정적이며, 흉통은 없음.

라운딩을 시작하기 전에 누구를 먼저 사정해야 하는가?

답:

김OO의 기록

김OO, 73세 여성으로 밤에 실신하여 응급실 통해 입원하였다. 고혈압, 관상동맥질환, 퇴행성 관절질환의 과거병력이 있다. 모니터와 정밀검사를 위해 입원하였고, 머리 CT는 이상 없었으며, 심전도는 정상이고, 임상병리검사도 정상 범위에 있다. INT left hand with routine NSS flush. 약물로는 Lisinopril, Cardizem, HCTZ daily, 통증 시 prn Motrin을 투여하고 있다. 오전 9시에 진단검사 일정이 있으며, 활력징후는 BP150/85, 기립 시 저혈압은 없었고, 맥박은 87로 규칙적이며, 호흡은 20회, 체온, 36.4℃, 산소는 비강캐뉼라로 2L 투여하고 있다.

학생 시뮬레이션 준비 과제

1. 실신 환자 간호를 위해 필요한 물품과 사용목적을 기술하시오.

물품	목적
INT	
O_2 cannula	
Monitor	

2. 실신 환자 간호를 위한 팀 구성원과 역할을 기술하시오.

팀 구성원	역할
간호사	
의사	

3. 관련 자료 연습문제: 아래 빈칸을 채우시오.

기록에서 도출한 관련자료	그 밖에 다른 출처에서 도출한 관련자료	누락된 자료	누락된 자료의 출처	추후검사가 필요한 자료

4. 사정

환자의 배경과 간호기록을 검토한 후 환자 현재 상태를 사정할 준비를 한다. 각각의 항목에 따라 사정을 어떻게 할 것이며, 실신 환자에게 나타날 것으로 예상되는 것은 무엇인지 확인하시오.

과거력

추가 자료를 얻기 위해 환자나 가족에게 해야 할 질문은 무엇인가?

신체검진

- 전반적 외모:
- 피부계:
- 머리, 귀, 눈, 코, 목:
- 호흡기계:
- 심혈관계:
- 유방:
- 복부:
- 신경계:
- 근골격계:
- 비뇨생식기계:
- 추가 검진:
- 발달적 검사

환자의 발달 단계를 고려한 간호는 무엇인가?

답:

5. 진단검사

환자 간호를 계획하는 데 필요한 환자의 현재 문제와 관련된 진단검사 결과는 무엇인가?

Van Leeuwen et al, Davis's Comprehensive Handbook of Laboratory and Diagnositc Testing with Nursing Implications 4e이나 다른 진단검사 관련 참고문헌을 활용하여 아래 표를 완성하시오.

진단검사	검사 이유
CT scan	
CBC with differential	
BMP – Glucose – Lytes – BUN – Creatinine	
UA	
ECG	
Ultrasound carotids	
Chest x–ray	
CK & troponin	

6. 처치

실신 환자에게 사용하는 약물을 확인하시오.

Deglin et al, Davis's Drug Guide for Nurses 12e 또는 약물 관련 참고문헌을 활용하여 아래 표를 완성하시오.

약물	용량, 경로, 빈도	적응증	부작용	간호중재
Lisinopril	10 mg daily			
Cardizem	30 mg daily			
Hydrochlorothiazide (HCTZ)	25 mg daily			

약물	용량, 경로, 빈도	적응증	부작용	간호중재
Tylenol	650 mg q 4~6 hr prn for pain			

7. 간호문제/간호진단

3가지 우선순위 간호문제/진단을 확인하시오.

사정자료	우선순위 문제	중재	기대되는 결과	간호보조인력에게 위임할 수 있는 중재는 어떤 것인가?
1.				
2.				
3.				
4.				

사정자료	우선순위 문제	중재	기대되는 결과	간호보조인력에게 위임할 수 있는 중재는 어떤 것인가?
5.				

참고문헌

Deglin, J. H., &Vallerand, A. H. (2010).Davis's drug guide for nurses(12th ed.). Philadelphia: F. A. Davis.

Dillon, P. (2007). Nursing health assessment: A critical thinking and case studies approach (2nd ed.). Philadelphia: F. A. Davis.

Erikson, E. H. (1950). Childhood and society. New York: Norton.

Lagerquist, S. (2006). Davis's NCLEX-RN success. Philadelphia: F. A. Davis.

Van Leeuwen, A. M., Poelhuis-Leth, D. J., & Bladh, M. L. (2011). Davis's comprehensive handbook of laboratory and diagnostic tests with nursing implications (4rd ed.). Philadelphia: F. A. Davis.

기본 술기 Fundamental Skills 2

2-1 환자 안전

기본

학습목표

인지적 영역

1. 환자안전에 대한 목표를 확인한다.
2. 내과적 무균법에 대한 원칙을 정의한다.
3. 신체역학에 대한 원칙을 기술한다.
4. 낙상 위험요인을 확인한다.

정신운동적 영역

1. 간호중재를 안전하게 적용한다.
2. 환자를 적절하게 확인한다.
3. 낙상 위험 사정을 수행한다.
4. 신체역학을 적절하게 사용한다.
5. 의료적 무균법의 원칙을 적용한다.

정서적 영역

1. 수행한 것을 되돌아본다.
2. 시뮬레이션 동안 효과적이었던 요소를 확인한다.
3. 간호에 대한 자신감을 갖는다.
4. 환자를 간호하는 것에 대한 전반적인 느낌을 되돌아본다.

의사소통 부분

1. 환자와 효과적으로 의사소통한다.
2. 문제해결을 위해 Transparent Thinking(생각나는 대로 의견 말하기)을 수행한다.
3. 업무를 위임할 때는 직접적인 의사소통 방법을 사용한다.
4. 의사소통을 위해 Closed Loop Communication(상대방의 메시지와 상황을 인식했음을 알림)을 사용한다.

안전

환자와 건강관리제공자의 안전을 위해 안전관리중재를 적용하고 유지한다.

1. 신체역학, 발생 가능한 위험, 장비 문제 등에 관해 건강관리제공자, 방문객과 환자에게 안전한 환경을 제공한다.
2. 환자 안전을 목표로 환자확인규정, 건강관리제공자 간의 효과적인 의사소통과 안전한 투약 등에 주의를 기울인다.
3. 손씻기, 감염예방법과 개인보호장비 사용 등 표준주의지침을 지킨다.

리더십과 관리/위임

1. 합법적이고 윤리적이며 안전하게 간호보조인력에게 위임할 수 있는 업무를 확인한다.
2. 환자 간호 요구를 확인하고 우선순위를 정한다.

사전학습

2010 JCAHO(Joint commission on accreditation of health care organizations)에서 환자 안전의 목표는 다음과 같다.

- 환자 확인에 대한 정확성을 향상시킨다.
- 간호제공자 간의 의사소통 효과를 증진한다.
- 감염과 관련된 건강간호의 위험을 감소시킨다.
- 지속적인 간호선상에서 정확하고 완벽하게 투약을 수행한다.
- 낙상을 유발할 수 있는 환자 위험을 감소시킨다.

복습 문제

1. 감염회로의 6가지 요소를 쓰시오.
   답:

2. 감염회로를 끊을 수 있는 간호법을 확인하시오.
   답:

3. 신체 역학의 원칙을 최소한 3개 쓰시오.
   답:

4. 낙상의 위험요인을 최소한 5개 기술하시오.
   답:

5. 환자를 확인하는 세 가지 방법을 쓰시오.
   답:

6. 투약의 여섯 가지 원칙을 쓰시오.
   답:

관련된 근거중심간호 가이드라인

The Joint Commission National Patient Safety Goals Hospital Program. Retrieved from http://www.jointcommission.org/GeneralPublic/NPSG10_npsgs.htm

SBAR technique for communication: A situational briefing model. The Institute for Healthcare Improvement. Retrieved December 19, 2008, from http://www.ihi.org/IHI/Topics/PatientSafety/SafetyGeneral/Tools/SBARTechniqueforCommunicationASituationalBriefing Model.htm

시뮬레이션 시작 전 확인 내용

- 무균법
- 신체역학에 대한 원칙
- 정맥요법
- 수학적 계산
- 낙상 위험 사정

시뮬레이션

환자 배경

개인정보

- 나이: 83세
- 성별: 여성
- 신장: 157cm
- 체중: 66kg

인구학적 정보

- 결혼 상태: 사별
- 교육 수준: 고등학교 졸업
- 종교: 유대교
- 직업: 은퇴

현재 건강 상태

- 실신과 정신 상태의 변화

배경

- 사회심리적 배경: 혼자 생활함
  - 내과적: 고혈압, 관상동맥질환, 울혈성 심부전
  - 외과적: 없음
- 가족력: 심혈관질환

입원기록지	
이름:	김OO
나이:	83세
성별:	여성
결혼 상태:	사별
교육 수준:	고등학교 졸업
종교:	유대교
직업:	퇴직

병원
처방

환자이름: 김OO
알레르기: 페니실린

진단명: 실신과 정신상태 변화(syncope and change in mental status)

날짜	시간	처방	서명
2013/7/11	14:00	4시간마다 신경계 확인과 함께 활력징후 측정 앙와위, 앉은 자세, 서 있는 자세에서 혈압 측정	
		식이: 무염식이 2,000 cal	
		활동: 침상안정	
		수액요법: 1,000 mL 5% dextrose/0.45% NSS q 12 hr	
		투약: Toprol XL 50 mg po daily Lisinopril 10 mg po daily Lasix 20 mg po daily MVI 1tap po daily Colace 100 mg po daily Lovenox 40 mg sq daily	
		진단검사: Lab frequency daily: Serum electrolytes Glucose BUN Creatinine CBC CK UA Carotid US–once Chest x-ray ECG CT head	
		처치: Oxygen 2 L via nasal cannula	
		주치의	Dr. 박OO

간호기록

83세 된 김OO 씨는 Dr. 박OO의 환자이다. 그녀는 지난밤에 실신과 정신상태 변화를 진단받고 입원하였다. 고혈압과 관상동맥질환 및 울혈성 심부전의 병력이 있고, 독거노인이며 거실에서 무슨 일이 있었는지 알지 못하면서 혼돈스러워했으나 신체적 손상은 없었다. 이를 발견한 딸은 119에 신고하였다.

신경학적: 김OO 씨는 밤에 수면을 취했다; 깨어있으며 각성상태이다, 사람에 대한 지남력은 있다, 시간과 장소에 혼동이 있으나 쉽게 다시 지남력이 돌아온다. PERRLA 3mm, GCS 14.

심장: 주치의 기록-정상 동방리듬, 혈압 140/80임.

호흡: 폐의 앞쪽은 깨끗하고 뒤쪽은 양측 기저에 약간의 수포음과 함께 줄어들어 있으며 nasal cannular로 2L의 산소를 투여할 때 산소포화도는 93%이다.

활력징후: 신경계 확인과 함께 4시간마다 측정, 앙와위, 앉은 자세와 서서 혈압을 측정한다.

근골격: 사지는 움직이나 전반적으로 근력이 약하다.

식전과 취침 전의 범위를 정확하게 확인한다.

수액요법은 22G 주사바늘로 왼쪽 손에 5% 포도당 1,000mL와 0.45% 생리식염수 500mL를 12시간마다 점적하고 있다.

침상안정과 무염식이를 하고 있으며, 임상검사와 경동맥 초음파가 예정되어 있다.

학생 시뮬레이션 준비 과제

1. 실신 환자 간호를 위해 필요한 물품과 사용목적을 기술하시오.

물품	목적
정맥주입펌프	
산소와 튜브	
심장모니터	

2. 실신 환자 간호를 위한 팀 구성원과 역할을 기술하시오.

팀 구성원	역할
간호사 1	
간호사 2	

3. 관련 자료 연습문제: 아래 빈칸을 채우시오.

기록에서 도출한 관련자료	그 밖에 다른 출처에서 도출한 관련자료	누락된 자료	누락된 자료의 출처	추후검사가 필요한 자료

4. 사정

환자의 배경과 간호기록을 검토한 후, 환자 현재 상태를 사정할 준비를 한다. 각각의 항목에 따라 사정을 어떻게 할 것이며, 실신 환자에게서 나타날 것으로 예상되는 것은 무엇인지 확인하시오.

과거력

추가 자료를 얻기 위해 환자나 가족에게 해야 할 질문은 무엇인가?

신체검진

- 전반적 외모:
- 피부계:
- 머리, 귀, 눈, 코, 목:
- 심혈관계:
- 유방:
- 복부:
- 신경계:
- 근골격계:
- 생식기계:
- 발달적 검사
  환자의 발달 단계를 고려한 간호는 무엇인가?
  답:

5. 진단검사

환자 간호를 계획하는 데 필요한 환자의 주호소와 관련된 진단검사 결과는 무엇인가?

Davis's Comprehensive Handbook of Laboratory and Diagnostic Testing with Nursing Implication 4e 또는 다른 진단검사 관련 참고문헌을 이용하여 아래 표를 완성하시오.

진단검사	검사 이유
CBC	
Electrolytes	
BUN and creatinie	
Glucose	
CK	
UA	
Carotid US	
ECG	
Chest X-ray	
CT of head	

6. 처치

실신과 변화된 정신상태로 진단받은 환자에게 사용하는 약물을 확인하시오.

Deglin et al. Davis's Drug Guide for Nurses 12e 또는 약물과 관련된 다른 참고문헌을 참조하여 아래 표를 완성하시오.

약물	용량, 경로, 빈도	적응증	부작용	간호중재
Toprol XL	50mg po daily			
Lisinipril	10mg po daily			

약물	용량, 경로, 빈도	적응증	부작용	간호중재
Lasix	40 mg po daily			
MVI	1 tab po			
Lovenox	40 mg sq			
Colace	100 mg po			

7. 간호문제/간호진단

3가지 우선순위 간호문제 진단을 확인하시오.

사정자료	우선순위 문제	중재	기대되는 결과	간호보조인력에게 위임할 수 있는 중재는 어떤 것인가?
1.				
2.				
3.				

참고문헌

Delgin, J. H., & Valerand, A. H. (2010). Davis's drug guide for nurses (12th ed). Philadelphia: F. A. Davis.

Dillon, P. (2007). Nursing health assessment: A critical thinking and case studies apprach(2nd ed.). Philadelphia: F. A. Davis.

Erikson, E. H. (1950). Childhood and society. New York: Norton.

The Joint Commission National Patient Safety Hospital Program. Retrieved from http://www.jointcommission.org/GeneralPublic/NPSG10_npsgs.htm

Lagerquist,S.L.(2006). Davis's NCLEX-RN success(2nd ed). Philadelphia: E. A. Davis.

Van Leewen, A. M., Poelhuis-Leth, D. J., & Bladh, M. L. (2011). Davis's comprehensive handbook of laboratory and diagnostic tests with nursing implications. (4th ed.). Philadelphia: F. A. Davis.

Wilkinson, J. (2007). Fundamentals of nursing. Philadelphia: F. A. Davis.

2-2 불안정 협심증 환자의 입원과 간호: 기초 사정과 의사결정

기본

학습목표

인지적 영역

1. 환자의 차트와 환자의 주관적 · 객관적인 자료에서 정보를 분석한다.
2. 니트로글리세린의 약동학에 관련된 두통의 증상과 징후를 관련시킨다.
3. 환자의 현재 상황에서 두통의 위험을 증가시킬 수 있는 요인을 확인한다.
4. 두통이 있는 환자에게 적절한 중재를 확인한다.
5. 협심증이 있는 환자의 반응에서 팀 구성원의 역할을 분화시킨다.

정신운동적 영역

1. 협심증이 있고 두통을 호소하는 환자를 적절하게 사정한다.
2. 맥박산소측정 등의 활력징후를 올바르게 사정하고 적절히 기록한다.
3. 두통경감을 위해 적절한 경구투약을 한다.
4. 의료팀의 일원으로서 협력한다.

정서적 영역

1. 초기 사정 시 수행한 것을 되돌아본다.
2. 공통적인 투약 반응이 있는 환자를 간호하는 시뮬레이션 동안 효과적이었던 요소를 확인한다.
3. 흉통의 과거력이 있고 니트로글리세린을 투여하는 환자 간호 시뮬레이션 동안 개선이 필요한 요소를 확인한다.
4. 복합적 사정으로 문제를 해결하여 간호에 대한 자신감을 갖는다.

의사소통

1. 협심증과 두통이 있는 환자를 간호할 때 의료팀과 효과적으로 의사소통한다.
2. 사정, 중재, 평가를 적절한 형태로 정확하고 간결하게 기록한다.
3. 두통이 있는 환자 간호에 대해 의료팀과 의사소통 시 SBAR (situation, back ground, assessment, recommendation) 형식을 사용한다.
4. 문제해결을 위해 Transparent Thinking(생각나는 대로 의견 말하기)을 수행한다.
5. 업무를 위임할 때는 직접적인 의사소통 방법을 사용한다.
6. 의사소통을 위해 Closed Loop Communication(상대방의 메시지와 상황을 인식했음을 알림)을 사용한다.

안전

환자와 건강관리제공자의 안전을 위해 안전관리중재를 적용하고 유지한다.

1. 신체역학, 발생 가능한 위험, 장비 문제 등에 관해 건강관리제공자, 방문객과 환자에게 안전한 환경을 제공한다.
2. 환자 안전을 목표로 환자확인규정, 건강관리제공자 간의 효과적인 의사소통과 안전한 투약 등에 주의를 기울인다.
3. 손씻기, 감염예방법과 개인보호장비 사용 등 표준주의지침을 지킨다.

리더십과 관리/위임

1. 합법적이고 윤리적이며 안전하게 간호보조인력에게 위임할 수 있는 업무를 확인한다.
2. 환자 간호 요구를 확인하고 우선순위를 정한다.

약리학

1. 필요한 약물 정보를 찾기 위해 참고자료를 사용한다.
2. 선택된 약물의 주요한 부작용을 확인한다.

사전학습

정의

흉골하와 명치 부위의 발작적이고 일시적인 통증으로, 두 가지 유형이 있다.

- 안정형: 중증도가 일정하고 특정 사건 뒤에 나타남
- 불안정형: 휴식 시나 약간의 운동 시에 바로 시작되고 중증도가 증가함(예: 휴식 시에 관상동맥 연축에 의해 프린츠메탈 변형)

병태생리

- 관상동맥의 불충분한 혈류
- 산소요구가 공급을 초과
- 일시적인 심근의 허혈상태

위험 요인

- 심혈관계:
  - 죽상동맥경화증
  - 폐쇄혈전혈관염
  - 대동맥판막 역류
  - 고혈압
- 호르몬:
  - 당뇨병
- 혈액장애:
  - 빈혈
  - 진성적혈구 증가증
- 생활양식:
  - 흡연
  - 비만
  - 코카인 사용
  - 비활동

사정

주관적 자료

- 통증-전형적
  - 유형: 짜내는 듯, 누르는 듯, 화끈거리는
  - 위치: 흉골후방, 흉골하, 흉골의 왼쪽에서 왼쪽 팔로 방사됨
  - 기간: 보통 3~5분이며 30분을 넘지 않게 짧음
- 원인: 정서적 스트레스, 과식, 신체적 소모, 추위에 노출, 휴식 시에도 나타날 수 있음
- 경감: 휴식, 니트로글리세린

주의: 비전형적으로 여성에서 턱과 등상부 통증과 지속되는 급성 위연동 이상항진을 호소한다.

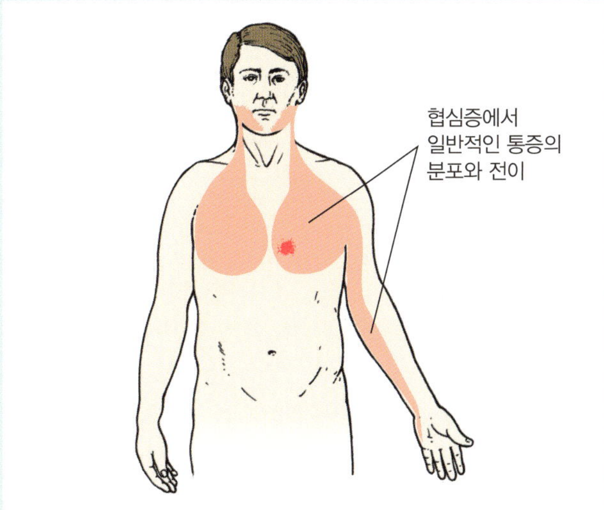

- 호흡곤란
- 심계항진
- 현기증, 실신
- 명치 불쾌감, 소화불량, 트림

객관적 자료

- 빈맥
- 창백
- 발한
- 발작 동안의 심전도 변화

진단검사

- 탈륨스트레스 검사(Thallium stress test)
- 심장도관술
- 중재적 스텐트

처치

- 산소
- Aspirin
- Nitroglycerine
- Morphine
- Heparin
- 섬유소용해요법
  (AHA, 급성 관상동맥증후군에 대한 ACLS 프로토콜, 2010)

간호관리

목표: 통증경감

- 통증이 사라질 때까지 휴식
- Nitroglycerine이나 아질산염, 베타아드레날린 차단제가 처방될 수 있음
- 과식이나 과도한 운동, 커피나 흡연과 같은 자극, 성관계, 찬바람 등과 같은 예견되는 요인을 주의한다.
- 활력징후: 저혈압
- 보행 보조; 니트로글리세린 복용과 함께 나타나는 홍조, 어지러움

목표: 정서적 지지 제공

- 느낌과 두려움을 말로 표현하도록 지지
- 긍정적인 자기개념을 재확인
- 제한점을 수용함

목표: 건강교육

- 통증: 완화법, 심근경색과 협심증의 차이, 예견되는 요인
- 투약: 빈도, 두통과 홍조와 같은 예견되는 영향을 확인. 6개월 후에는 효능이 없어지므로 새로운 Nitroglycerine을 휴대하고 혀 밑에 사용하면 효능이 있음. Nitroglycerine paste를 사용할 수 있음. 적용방법 교육
- 식이: 체중감소가 처방되면 칼로리를 제한, 지방, 콜레스테롤, 가스생성 음식을 제한, 소량씩 자주 식사
- 운동: 규칙적이고 점차적으로 증가시켜 관상동맥순환을 증진
- 필요하다면 관상동맥우회수술 준비
- 생활양식 변화를 지원하기 위해서 행동변화 (예: 스트레스 감소, 금연)

평가/결과 기준

- 통증 경감
- 발작 감소
- 심근경색이 없음
- 생활양식의 변화
- 금연

복습 문제

1. 환자가 입원했을 때 초기 간호행위 중 가장 우선순위가 높은 것은?
   답:

2. 환자에 대한 정보를 수집하기 위해 사용할 수 있는 출처는?
   답:

3. 일차적인 출처는?
   답:

4. 투약 적용에 있어 여섯 가지 원칙은?
   답:

5. 투약할 때 확인해야 할 부가적인 항목은?
   답:

관련된 근거중심간호 가이드라인

Diagnosis and treatment of chest pain and acute coronary syndrome (ACS). Institute for Clinical Systems Improvement Private Nonprofit Organization. 2004 Nov(revised 2008 Oct). 69 pages. NGC:006889

Differential diagnosis of chest pain. Finnish Medical Society Duodecim Professional Association. 2001 May 4 (revised 2008 May 16).Various pages. NGC: 006592

The Joint Commission National Patient Safety Goals Hospital Program. Retrieved from http://www.jointcommision.org/GeneralPublic/NPSG10_npsgs.htm

National Clinical Guideline Centre for Acute and Chronic Conditions. Chest pain of recent onset: assessment and diagnosis of recent onset chest pain or discomfort of suspected cardiac origin. London(UK):National Institute for Health and Clinical Excellence(NICE); 2010 Mar. 52p.(Clinical guideline;no.95). Retrived from:http://www.guideline.gov/content.aspx?id=16392&search=angina

SBAR technique for communication: A situational briefing model. The institute for Healthcare. Retrived December 19, 2008, from http://www.ihi.org/IHI/Topics/PatientSafety/SafetyGeneral/Tools/SBARTechniqueforCommunicationASituationalBriefingModel.htm

시뮬레이션 시작 전 확인 내용

- 활력징후 사정
- 투약
- 과거력과 면담 기술
- 심장과 호흡기계 사정
- 심장문제를 경험하는 환자의 기본 간호

학생에게 시뮬레이션을 위해 다음을 준비하도록 지시할 수 있다.

- 활력징후 사정, 투약과 환자 초기사정을 완전하게 하는 것에 대한 절차를 검토
- 환자에게 처방된 투약카드 개발
- 필요한 기구와 자원을 임상실습 시 준비

시뮬레이션

환자 배경

개인정보

- 나이: 52세
- 성별: 남성
- 신장: 183cm
- 체중: 129kg

인구학적 정보

- 결혼 상태: 이혼
- 교육 수준: 대학교 졸업
- 종교: 없음
- 직업: 영업사원

현재 건강 상태

환자는 응급실에서 병동으로 새로 입원하였으며 담당 환자가 되었다.

배경

- 사회심리적 배경
  - 사회적 지지: 혼자 살며 자녀들, 두 명의 형제와 한 명의 누이가 있으며 자주 그들을 방문한다.
- 과거력
  - 내과적: 고혈압과 불안정형 협심증의 과거력
    - 가정에서 Toprol 50mg, Aspirin 81mg을 매일 경구 투약하고, Nitoroglycerin 0.3mg을 흉통이 있을 때마다 설하투여하고 있다.
  - 외과적: 없음
- 가족력
  - 아버지는 62세에 심근경색으로 사망
  - 어머니는 알츠하이머로 진단받고 요양원에서 지내고 있음
  - 61세 형과 58세된 누이는 모두 고혈압이 있으며 55세 형은 2년 전에 불안정형 협심증과 심근경색증을 진단받았다.

입원기록지

이름:	김OO
나이:	52세
성별:	남성
결혼 상태:	이혼
교육 수준:	대학교 졸업
종교:	없음
직업:	영업사원

병원
처방

환자이름: 김OO
알레르기: 없음

진단명: 흉통(불안정 협심증), 심근경색 의심(chest pain Unstable Angina, R/O MI)

날짜	시간	의사처방	서명
2013/9/25	14:30	활력징후: 4시간마다	
		식이: Soft Diet	
		활동: 욕실사용만 가능	
		수액요법: Heparin lock for venous access Flush per protocol	

진단명: 흉통(불안정형 협심증), 심근경색 의심(chest pain Unstable Angina, R/O MI) (계속)

날짜	시간	의사처방	서명
		투약: Zantac/Ranitidine tab, 150 mg po, q 12 hr Toprol XL/metropopol tab, 50 mg po, once Aspirin 81 emg po, once daily Lovenox/enoxaparin 40 mg, sc, bid daily Nitroglycerin tab, 0.3 mg, sl, prn chest pain Tylenol 650 mg po q 4 hr prn	
		진단검사: Chest x-ray, AP and lateral CBC with differential and BMP(serum electrolytes, glucose) BUN, creatinine daily Cardiac enzymes(troponin and CK) tonight at 8 PM and daily×2	
		UA PT/INR ECG daily×2days Cardiac monitor	
		처치: O_2 via nasal cannular 4L/min	Dr. 박OO

간호기록

김OO 씨는 52세의 비만한 남성으로 흉통과 호흡곤란으로 응급차를 타고 오늘 응급실에 보호자 없이 방문하였다. 고혈압과 협심증의 과거력이 있으며 30년 동안 매일 1갑의 담배를 피웠다. 김OO 씨는 지난 3일 동안 흉곽의 중심에서 통증을 느꼈다고 하였다. 가족의 결혼식에서 가슴에 심한 압박감을 느꼈고, 응급실을 통해 관찰과 추후 심근경색에 대한 검사를 위해 입원하였다. 응급실 간호사는 응급실에서 Heplock을 삽입하였다. 입원 시 혈압은 188/96이었으며 병실에 보내기 바로 전 측정했을 때는 134/78이었다. 발작 동안에 심전도는 약간의 ischemia를 보여주고 있다. 전실 1시간 전에 Nitoroglycerin 0.3mg을 설하투여하였으며 현재 흉부압박감은 없다고 보고하였다.

학생 시뮬레이션 준비 과제

1. 흉통 환자 간호를 위해 필요한 물품과 사용목적을 기술하시오.

물품	목적
청진기	
시계	
혈압계	
체온계	
투약기록	

2. 흉통 환자 간호를 위한 팀 구성원과 역할을 기술하시오.

팀 구성원	역할
의사	
간호사	
임상병리사	
진단방사선사	

3. 관련 자료 연습문제: 아래 빈칸을 채우시오.

기록에서 도출한 관련자료	그 밖에 다른 출처에서 도출한 관련자료	누락된 자료	누락된 자료의 출처	추후검사가 필요한 자료

4. 사정

환자의 배경과 간호기록을 검토한 후에 환자의 현재 상태를 사정할 준비를 한다. 각각의 항목에 따라 사정을 어떻게 할 것인지 흉통/불안정 협심증이 있는 환자에서 나타날 것으로 예상되는 것은 무엇인지 확인하시오.

과거력

추가 자료를 얻기 위해 환자나 가족에게 해야 할 질문은 무엇인가?

신체검진

- 일반적 외모:
- 피부계:
- 머리, 귀, 눈, 코, 목:
- 호흡기계:
- 심혈관계:
- 유방:
- 복부:
- 신경계:
- 근골격계:
- 생식기계:
- 추가 검진:
- 비뇨기계:
- 발달적 검사

  환자의 발달 단계를 고려한 간호는 무엇인가?

  답:

5. 진단검사

환자 간호를 계획하는 데 필요한 환자의 주호소와 관련된 진단검사 결과는 무엇인가?

Davis's Comprehensive Handbook of Laboratory and Diagnostic Test with Nursing Implication 4e 또는 다른 진단검사 관련 참고문헌을 이용하여 아래 표를 완성하시오.

진단검사	검사 이유
CBC with differential BMP Serum electrolytes Glucose BUN Creatinine	
UA	
ECG	
Chest x-ray	
Pulse oximetry	
PT/INR	
Occult blood in urine and feces	
Cardiac enzymes(troponin and CK)	

6. 처치

흉통, 불안정형 협심증과 고혈압이 있는 환자에게 사용하는 약물에 대하여 확인하시오.

Deglin et al, Davis's Drug Guide for Nurses 12e 또는 약물관련 참고문헌을 활용하여 아래 표를 완성하시오.

약물	용량, 경로, 빈도	적응증	부작용	간호중재
Toprol XL/ metroplol tab	50 mg, po once daily			

약물	용량, 경로, 빈도	적응증	부작용	간호중재
Lovenox/Enoxaparin 주입	40 mg, sc, bid			
Aspirin	81 mg po daily			

약물	용량, 경로, 빈도	적응증	부작용	간호중재
nitroglycerin tab	0.3 mg, sl, prn chest pain 5분 간격으로 3번까지 주되 만약 그래도 흉통이 사라지지 않으면 의사에게 보고한다.			

7. 간호문제/간호진단

3가지 우선순위 간호문제/진단을 확인하시오.

사정자료	우선순위 문제	중재	기대되는 결과	간호보조인력에게 위임할 수 있는 중재는 어떤 것인가?
1.				

사정자료	우선순위 문제	중재	기대되는 결과	간호보조인력에게 위임할 수 있는 중재는 어떤 것인가?
2.				
3.				

사정자료	우선순위 문제	중재	기대되는 결과	간호보조인력에게 위임할 수 있는 중재는 어떤 것인가?

참고문헌

American Heart Association (2005). Advanced cardiovascular life support provider manual. Dallas: American Heart Association.

Deglin, J. H., & Vallerand,A. H. (2010). Davis's drug guide for nurses (12th ed.). Philadelphia: F. A. Davis.

Dillon, P. (2007). Nursing health assessment: A critical thinking and case studies approach (2nd ed.). Philadelphia: F. A. Davis.

Doenges, M. E., Moorhouse, M. F., & Murr, A. C. (2006). Nursing care plans: Guidelines for individualizing patient care across the life span (7th ed.). Philadelphia: F. A. Davis.

Erikson, E. H. (1950). Childhood and society. New York: Norton.

Joint Commission on Accreditation of Healthcare Organizations. (2008).

Joint commission disease-specific care certification National Public Safety Goals(prepublication version). Retrieved April 8, 2009, from http://www.jointcommission.org/NR/rdonlyres/74937937-7B39-447AAA6F-AFD8BAEE1410/0/DSC_NPSG.pdf

Lagerquist, S. L. (2006). Davis's NCLEX-RN success (2nd ed.). Philadelphia: F. A. Davis.

Newfield, S.A., Hinz, M.D.,Tilley,D. S., Sridaromont, K. L., & Maramba,

P. J. (2007). Cox's clinical applications of nursing diagnosis (5th ed.). Philadelphia: F. A. Davis.

Taber's cyclopedic medical dictionary (20th ed.). (2005). Philadelphia: F. A. Davis.

Van Leeuwen, A. M., Poelhuis-Leth, D. J., & Bladh, M. L. (2011). Davis's comprehensive handbook of laboratory and diagnostic tests with nursing implications. (4th ed.). Philadelphia: F.A. Davis.

Wilkinson, J. M., & Van Leuven, K. (2007). Fundamentals of nursing theory, concepts, & application. Philadelphia: F. A. Davis.

2-3 복강경 담낭절제술 후 사정

기본

학습목표

인지적 영역

1. 수술상처와 관련된 감염의 증상과 징후를 기술한다.
2. 통증의 병태생리에 불안의 증상과 징후를 관련시킨다.
3. 통증과 불안이 있는 환자에게 적절한 수행을 확인한다.

정신운동적 영역

1. 복강경 담낭절제술을 시행한 환자를 적절하게 사정한다.
2. 복강경 담낭절제술 환자의 수술 후 무균적 드레싱 교환을 적절히 수행한다.
3. 정확하게 혈압을 측정하는 등의 수행을 적절히 수행한다.

정서적 영역

1. 불안한 환자를 간호할 때 수행한 것을 되돌아본다.
2. 수술 후 불안과 통증이 있는 환자 간호 시뮬레이션 동안 효과적이었던 요소를 확인한다.
3. 복강경 담낭절제술 환자 수술 후 간호 시뮬레이션 동안 개선이 필요한 요소를 확인한다.

의사소통

1. 복강경 담낭절제술 환자 간호에 대해서 환자, 가족과 효과적으로 의사소통한다.
2. 의료팀과 의사소통 시 SBAR(situation, back ground, assessment, recommendation) 형식을 사용한다.
3. 문제해결을 위해 Transparent Thinking(생각나는 대로 의견 말하기)을 수행한다.
4. 업무를 위임할 때는 직접적인 의사소통 방법을 사용한다.
5. 의사소통을 위해 Closed Loop Communication(상대방의 메시지와 상황을 인식했음을 알림)을 사용한다.

안전

환자와 건강관리제공자의 안전을 위해 안전관리중재를 적용하고 유지한다.

1. 신체역학, 발생 가능한 위험, 장비 문제 등에 관해 건강관리제공자, 방문객과 환자에게 안전한 환경을 제공한다.
2. 환자 안전을 목표로 환자확인규정, 건강관리제공자 간의 효과적인 의사소통과 안전한 투약 등에 주의를 기울인다.
3. 손씻기, 감염예방법과 개인보호장비 사용 등 표준주의지침을 지킨다.

리더십과 관리/위임

- 통증, 불안과 수술 후 간호중재에 대한 환자의 현재 요구를 확인하고 우선순위를 결정한다.

사전학습

정의

담석증은 담낭에 결석이 형성된 것으로, 담도계에 가장 흔한 질병 중 하나이다. 결석이 담낭관의 경부에 있어 담낭 염증을 유발하면 이를 담낭염이라 한다. 담석증과 담낭염은 동일한 환자에서 흔히 볼 수 있는 두 가지 질환이다.

병태생리

담석은 담즙에서 유출되는 콜레스테롤, 담즙산염과 칼슘으로 형성된다. 대사문제나 혈액학적 질환이나 담즙 정체로 발생할 수 있다.

담낭염은 대장균(가장 흔함), 살모넬라와 연쇄상구균에 의한 박테리아 감염에 의해서 발생할 수 있다. 염증은 점막에서 발생하고 전체로 퍼져 부종이 생기고 고름이나 담즙이 찰 수 있다.

위험 요인

- 연령: 40세 이상
- 여성: 남성보다 여성에서 흔함
- 임신: 한 번 이상 임신한 여성에서 흔함
  - 피임약이나 호르몬제의 사용
  - 피임약을 사용한 여성보다 에스트로겐을 복용하는 폐경기 여성의 위험이 더 높음
- 비만
- 좌식 생활양식
- 가족력
- 고지방, 저섬유소 식이
- 진성적혈구 증가증
- 빠른 체중 감소
- 금식
- 협착
- 종양
- 마약
- 크론병력
- 간경화증
- 특정 지질 강하약물(예: clofibrate)

사정

담석증은 경미하거나 심각할 수 있으며 급성이거나 만성일 수 있다. 어떤 환자는 증상이 없다. 결석의 이동은 증상의 심각성과 관련이 있다. 통증은 결석이 이동하거나 막혔을 때 발생한다. 심각한 통증은 "담낭산통"이라고 하며, 결석이 이동할 때 관에서 발생하는 경련과 관련이 있다. 환자는 빈맥과 발한이 있을 수 있고, 한 시간까지 지속되다가 급격히 감소한다.

만성 담낭염의 증상

- 지방내성
- 소화불량
- 속쓰림
- 고창

급성 담낭염의 증상/소견

주관적 자료

- 통증: 등, 견갑골 하연과 오른쪽 어깨로 방사되는 심각한 산통
  - 우상복부 통증: Murphy's sign 양성
  - 경련은 결석이 떨어져 나갈 때까지 지속되거나 투약이나 구토에 의해 경감될 수 있다.
- 소화기계
  - 소화불량
  - 식욕부진
  - 오심
  - 구토
  - 충만감
  - 지방음식에 대한 불내성

객관적 자료

- 설사
- 백혈구 증가증
- 열, 증가된 맥박, 오한, 황달
- 복부경직
- 트림, 구토, 진흙빛 대변
- 어두운 호박색 소변

진단검사

- 백혈구, 알칼리성 인산가수분해효소(alkaline phosphatase), 혈청 아밀라아제, 리파아제, AST, SGOT
- 초음파
- 담관조영술
- CT 스캔
- 내시경 역행담췌관조영술(ERCP)

처치

- 통증조절
- 항생제
- 결석을 용해시키기 위한 용매나 약물
- 쇄석술
- 수술

간호관리

목표: 안위 증진

- 진통제, 항생제, 항경련제(모르핀은 피함), 전해질에 대한 투약
- 낮은 압력으로 흡입하는 비위관과 배액을 증진시키기 위한 수술 후 T-tube
- 무지방 식이
- 구강용해요법

목표: 건강교육

- 질병의 증상, 징후와 합병증
- 식이제한: 무지방, 수술 동안 금식, 수술 후에는 점차적으로 내성에 따라 점차적으로 진보
- 투약의 작용과 부작용
  - 보존적 처치가 효과적이지 않다면 수술을 준비한다. 기침, 체위변경, 심호흡, 폐활량계, 내성에 따라 활동량을 증가시키고 통증을 관리하는 방법을 교육한다.

목표: 수술 후 합병증 예방

- 낮은 압력으로 비위관 흡입
- T-tube 배액을 촉진하기 위한 자세
- 드레싱은 건조하게 유지하고 손상이 없어야 함
- 처방이 있다면 튜브를 잠금
- 복부팽만을 관찰
- 비타민과 함께 수액요법
- 기침, 체위변경, 심호흡, 폐활량계
- 조기이상
- 황달 모니터
- 출혈, 감염, 호흡기 합병증 증상 모니터

목표: 수술 후 건강교육

- 6주 동안 무지방식이
- 합병증 증상 교육

평가/결과 기준

- 환자는 열이 없음
- 상처치료는 깨끗하고, 건조하고 손상이 없으며 감염 증상 없이 치유됨
- 구강이나 비약물적 처치를 통한 통증관리
- 독립적으로 운동과 일상생활 수행
- 일반식과 예전의 방광과 대장 기능
- 환자는 퇴원교육과 추후간호에 대해 논의할 수 있어야 함
- 체중이 되돌아 옴

복습 문제

1. 불안과 통증을 치료하기 위해 사용할 수 있는 비약물적 처치는?
   답:

2. 수술 후 상처를 사정할 때 감염을 의미하는 증상은?
   답:

3. 통증이 있는 환자에게 감시(사정)해야 하는 것은?
   답:

4. 과다출혈의 조기증상을 명확히 확인하기 위한 수술 후 사정은?
   답:

5. 항색전 스타킹을 적용하기 전에 간호사는 어떤 검사를 해야 하며, 이유는 무엇인가?
   답:

관련된 근거중심간호 가이드라인

Registered Nurses Association of Toronto. (2002) Assessment and management of pain. Toronto, Canada.

The Joint Commission National Patient Safety Goals Hospital Program. Retrieved from http://www.jointcommission.org/GeneralPublic/NPSG10_npsgs.htm

SBAR technique for communication: A situational briefing model. The institute for Healthcare Improvement. Retrieved December 19, 2008, from http://www.ihi.org.IHI/Topics/PatientSafety/SafetyGeneral/Tools/SBARTechniqueforCommunicationASituationalBriefingModel.htm

시뮬레이션 시작 전 확인 내용

- 수술 후 통증, 상처간호와 무균적 드레싱 교환을 포함한 환자 간호
- 통증사정
- 체액균형, 섭취량과 배설량
- 경구 투약(5 rights)
- 치료적 의사소통

시뮬레이션

환자 배경

개인정보

- 나이: 41세
- 성별: 여성
- 신장: 167cm
- 체중: 75kg

인구학적 정보

- 결혼 상태: 기혼
- 교육 수준: 고등학교 졸업
- 직업: 주부

현재 건강 상태

- 초음파로 담석증과 담낭염으로 진단받고 복강경으로 담낭절제술 시행했음

배경

- 사회심리적 배경
  - 사회적 지지: 결혼했으며 16, 13, 9세된 세 명의 자녀와 함께 산다.
  - 어머니가 근처에 살고 있다.
- 과거력
  - 내과적: grabida 3, para 3, ab 0
  - 외과적: 어릴 때 편도선절제술
- 가족력
  - 어머니에게 고혈압이 있음
  - 아버지는 63세에 암으로 사망

입원기록지

이름:	김OO
나이:	41세
성별:	여성
결혼 상태:	기혼
교육 수준:	고등학교 졸업
종교:	기독교
직업:	주부

병원
처방

환자이름: 김OO
알레르기: 없음

진단명: 담낭수술 후 간호(Postop cholecystectomy)

날짜	시간	의사처방	서명
2013/4/28	16:30	활력징후: q 15 min×4; q 30 min×4; q 1 hr×4; 안정된다면 4시간마다	
		식이: 맑은 유동식, 점차적으로 일반식	
		활동: 침상에서 두부 상승, 서서히 운동	
		수액요법: Potassium 20 mEq+생리식염수 500 mL에 5% 포도당 500 mL 혼합된 1 L 용액을 시간당 100 mL로 주입, 주입이 끝난 후에는 생리식염수 잠금장치로 전환	

진단명: 담낭수술 후 간호(Postop cholecystectomy) (계속)

날짜	시간	의사처방	서명
		투약: Cefazolin 1g IVPB q 8 hr×2 doses If patient has a history of anaphylaxis with penicillin or known allergy to cefazolin, give: clindamycin 600mg IVPB q 8 hr×2 doses. Morphine 2mg IV q 2 hr prn mild pain Percocet 2 capsules po q 4 hr prn pain when tolerating fluids Metoclopramide 10mg IV q 6 hr prn nausea	
		진단검사: AM Labs: AST, ALT, CBC BMP	
		처치: Straight cath×1 if patient has not voided 6 hr post procedure Change dressing as needed Knee–high elastic stockings	Dr. 박OO

간호기록

김OO 씨는 41세로 우상복부에 심각한 통증으로 오늘 아침에 응급실로 내원하였으며 3일 동안 오심과 구토가 있었다고 한다. 그녀는 약물투여 과거력이 없고, 초음파상에 담석증과 담낭염이 나타났다. 합병증이 없는 복강경을 이용한 담낭절제술을 시행하였다. 환자는 30분 전에 통증이 0–10점에 8점으로 morphine 2mg을 정맥주사로 맞았다. 수술 후에 배뇨를 하지 못했으며 눈물을 흘리며 불안해하고 있으며, 남편은 대기실에 있으며 환자와 함께 회복실에 있었다. 집에는 자녀가 3명있다. 전실하기 전의 활력징후는 혈압이 137/76, 맥박 88회, 호흡 20회이었다.

학생 시뮬레이션 전 준비 과제

1. 복강경 담낭절제술을 받은 환자 간호를 위해 필요한 물품과 사용목적을 기술하시오.

물품	목적
혈압계	
청진기	
항색전 스타킹	

2. 복강경 담낭절제술을 받은 환자 간호를 위한 팀 구성원과 역할을 기술하시오.

팀 구성원	역할
간호사	
외과의사	

3. 관련 자료 연습문제

기록에서 도출한 관련자료	그 밖에 다른 출처에서 도출한 관련자료	누락된 자료	누락된 자료의 출처	추후검사가 필요한 자료

4. 사정

환자의 배경과 간호기록을 검토한 후, 환자 현재 상태를 사정할 준비를 한다. 각각의 항목에 따라 사정을 어떻게 할 것이며, 복강경으로 담낭절제술을 시행한 환자에게 나타날 것으로 예상되는 것은 무엇인지 확인하시오.

과거력

추가 자료를 얻기 위해 환자나 가족에게 해야 할 질문은 무엇인가?

신체검진

- 전반적 외모:
- 피부계:
- 머리, 귀, 눈, 코, 목:
- 호흡기계:
- 심혈관계:
- 유방:
- 복부:
- 신경계:
- 근골격계:
- 생식기계:
- 추가 검진:
- 발달적 검사

환자의 발달 단계를 고려한 간호는 무엇인가?

답:

5. 진단검사

환자 간호를 계획하는 데 필요한 환자의 주호소와 관련된 진단검사 결과는 무엇인가?

Van Leeuwen et al, Davis's Comprehensive Handbook of Laboratory and Diagnostic Test with Nursing Implication 4e 또는 다른 진단검사 관련 참고문헌을 이용하여 아래 표를 완성하시오.

진단검사	검사 이유
Aspartate aminotransferase(AST)	
Alanine aminotransferase(ALT)	
WBC	
CBC	
BMP	

6. 처치

복강경으로 담낭절제술을 시행한 환자에게 사용하는 약물을 확인하시오.

Deglin et al, Davis's Drug Guide for Nurses 12e 또는 약물과 관련된 다른 참고문헌을 참조하여 아래 표를 완성하시오.

약물	용량, 경로, 빈도	적응증	부작용	간호중재
Cefazolin	1 g IVPB q 8 hr× 2 doses			
Clindamycin	600 mg IVPB q 8 hr×2 doses			

약물	용량, 경로, 빈도	적응증	부작용	간호중재
Metoclopramide	10 mg IV q 6 hr			
Morphine	4 mg IV prn q 2 hr			

약물	용량, 경로, 빈도	적응증	부작용	간호중재
Percocet	2 capsules po q 4 hr prn pain			
Potassium chloride	20 mEq in 1,000 cc D5–1/2S			

7. 간호문제/간호진단

3가지 우선순위 간호문제/진단을 확인하시오.

사정자료	우선순위 문제	중재	기대되는 결과	간호보조인력에게 위임할 수 있는 중재는 어떤 것인가?
1.				
2.				

사정자료	우선순위 문제	중재	기대되는 결과	간호보조인력에게 위임할 수 있는 중재는 어떤 것인가?
3.				

참고문헌

Deglin, J. H., & Vallerand,A.H. (2010). Davis's drug guide for nurses (12th ed.). Philadelphia: F.A. Davis.

Dillon, P. (2007). Nursing health assessment: A critical thinking and case studies approach (2nd ed.). Philadelphia: F. A. Davis.

Erikson, E. H. (1950). Childhood and society. New York: Norton.

Kozier, B., Erb, G., Berman, A., & Snyder, A. (2004). Fundamental of nursing: Concepts, process, and practice (7th ed). Upper Saddle River, NJ: Pearson Prentice Hall.

Lagerquist, S. L. (2006). Davis's NCLEX-RN success. (2nd ed.). Philadelphia: F. A. Davis.

Lewis, S. L., Heitkemper, M. M, Dirksen, S. R, Obrien, P. G., Bucher, L. B. (2007). Medical-surgical nursing:Assessment and management of clinical problems (7th ed.). St. Louis: Mosby.

Registered Nurses Association of Toronto. (2002). Assessment and management of pain.Toronto, Canada.

Van Leeuwen, A. M., Poelhuis-Leth, D. J., & Bladh, M. L. (2011). Davis's comprehensive handbook of laboratory and diagnostic tests with nursing implications. (4th ed.). Philadelphia: F. A. Davis.

Wilkinson, J. (2007). Fundamentals of nursing. Philadelphia: F. A. Davis.

2-4 복부 통증

성인/기초

학습목표

인지적 영역

1. 복통이 있는 환자와 관련된 적절한 과거력 질문을 확인한다.
2. 복통이 있는 환자를 위한 적절한 신체검진 기술을 확인한다.
3. 적절한 임상 의사결정을 내리기 위한 사정 자료를 분석한다.
4. 복통이 있는 환자를 위한 적절한 간호중재를 확인한다.

정신운동적 영역

1. 복통이 있는 환자를 위한 적절한 증상 분석을 수행한다.
2. 복통이 있는 환자를 위한 적절한 신체검진을 수행한다.
3. 복통이 있는 환자를 위한 적절한 중재를 실행한다.

정서적 영역

1. 복통이 있는 환자에게 수행한 것을 되돌아본다.
2. 시뮬레이션 동안 효과적이었던 요소를 확인한다.
3. 시뮬레이션 동안 개선이 필요한 요소를 확인한다.
4. 복통이 있는 환자 간호에 대한 자신감을 갖는다.

의사소통

1. 복통이 있는 환자와 효과적으로 의사소통한다.
2. 사정 결과를 정확하고 간결하게 기록한다.
3. 문제해결을 위해 Transparent Thinking(생각나는 대로 의견 말하기)을 수행한다.
4. 업무를 위임할 때는 직접적인 의사소통 방법을 사용한다.
5. 의사소통을 위해 Closed Loop Communication(상대방의 메시지와 상황을 인식했음을 알림)을 사용한다.

안전

환자와 건강관리제공자의 안전을 위해 안전관리중재를 적용하고 유지한다.

1. 신체역학, 발생 가능한 위험, 장비 문제 등에 관해 건강관리제공자, 방문객과 환자에게 안전한 환경을 제공한다.
2. 환자 안전을 목표로 환자확인규정, 건강관리제공자 간의 효과적인 의사소통과 안전한 투약 등에 주의를 기울인다.
3. 손씻기, 감염예방법과 개인보호장비 사용 등 표준주의지침을 지킨다.

사전학습

통증 사정

증상 분석

P = 촉진/완화/자극 요인

- 통증이 시작되기 전에 무엇을 하셨나요?
- 어떤 것이 더 좋아지게/더 나빠지게 만들었나요?

Q = 질/양

- 어떤 통증인가요?
- 일상적인 활동을 수행하기 위한 능력에 영향을 미치는 통증은 어느 정도인가요?

R = 부위/방사/관련 증상

- 아픈 곳을 짚을 수 있나요?
- 다른 어디엔가 통증이 느껴지나요?
- 다른 증상이 있나요?

S = 중증도

- 척도를 사용한다.
- 최고 통증이 10인 0–10의 척도로 측정한다.

T = 시간

- 언제 아프기 시작했나요?
- 얼마나 아팠나요?
- 얼마나 자주 아팠나요?

통증과 관련된 신체 결과

일반적 외모

- 비정상적인 자세, 부목고정, 보호대

얼굴 표현

- 찡그림, 언짢음, 울음

전반적인 이상

- 체중 감소, 근육 위축, 기형
- 활력징후의 변화

피부계

- 창백, 발한

머리, 귀, 눈, 코, 목

- 통증 있는 얼굴 표정
- 꽉 다문 치아
- 비정상적인 소리, 끙끙거림, 신음소리
- 동공확장

호흡기계

- 호흡수 증가
- 통증 때문에 제한된 흡기 노력 d/t 무기폐

심혈관계

- 증가된 심박동수와 혈압 증가

위장관계

- 저활동성의 장음

생식기계

- 소변량 감소

근골격계

- 움직임 제한
- 근육 긴장과 경련
- 근육 약화와 피로

신경계

- 기분변화, 우울
- 감각, 운동 이상
- 기억 손실

면역계

- 감염

다른 부위

- 통증 부위에 의존

복부 사정

주관적 자료

- 필요시 복부와 관련된 자세한 과거력을 확인
- 일반적인 복부 문제: 통증, 체중 변화, 배변습관 변화, 소화불량, 오심, 구토

객관적 자료

시진

- 크기, 모양, 좌우균형
- 움직임, 호흡, 맥박, 연동운동
- 피부 상태

청진

- 장음
- 복부혈관 음

타진

- 복부
- 기관(organ)
- 긴장도

촉진

- 가벼운 복부촉진: 표면 특성, 긴장도
- 심부촉진: 기관, 덩어리

복습 문제

1. 촉진에 앞서 복부 청진을 수행하는 원리는?
   답:

2. 복부를 시진할 때, 복부팽만이 관찰되었다.
   복부 좌우대칭의 팽만을 설명하는 것은?
   복부의 비대칭 팽만을 설명하는 것은?
   답:

3. 복부 사정 동안, 환자는 왼쪽 하복부에 통증이 있다고 말한다.
   어느 사분면부터 촉진을 시작해야 하는가?
   답:

4. 환자가 연관통을 느낀다. 연관통을 어떻게 정의하는가?
   답:

5. a. 가벼운 복부 촉진으로 무엇이 나타나는가?
   b. 심부 복부 촉진으로 무엇이 나타나는가?
   답:

관련된 근거중심 간호 가이드라인

The Joint Commission National Patient Safety Goals Hospital Program. Retrieved from http://www.jointcommission.org/GeneralPublic/NPSG10_npsgs.htm

SBAR technique for communication: A situational briefing model. The Institute for Healthcare Improvement. Retrieved December 19, 2008, from http://www.ihi.org/IHI/Topics/PatientSafety/SafetyGeneral/Tools/SBARTechniqueforCommunicationASituationalBriefing Model.htm

시뮬레이션 시작 전 확인 내용

- 건강사정(복부)
- 성인 내과–외과
- 기본/수술 후 간호

시뮬레이션

환자 배경

개인정보

- 나이: 69세
- 성별: 남자
- 신장: 182cm
- 체중: 102kg

인구학적 정보

- 결혼 상태: 기혼
- 교육 수준: 고등학교 졸업
- 종교: 가톨릭
- 직업: 건축근로자 은퇴

현재의 건강 상태

- 오른쪽 서혜부 탈장 복구를 위해 입원

과거력

- 사회심리적 배경
  - 사회적 지지: 가족, 함께 사는 아내
- 과거력
  - 내과적: II형 당뇨병, 고혈압, 전립선 비대
  - 외과적: 없음
- 가족력: CV 질환, 당뇨병

입원기록지

이름:	김OO
나이:	69세
성별:	남자
결혼 상태:	기혼
교육 수준:	고등학교 졸업
종교:	가톨릭
직업:	건축근로자 은퇴

병원 **환자이름: 김OO**
처방 **알레르기: 없음**

진단명: 오른쪽 서혜부 탈장 복구(Right inguinal hernia repair)

날짜	시간	의사처방	서명
2013/3/10	18:00	내과-외과 병동 입원 오른쪽 서혜부 탈장봉합술 후 진단	
		활력징후: q 4 hr	
		식이: 의식이 명료할 때까지 NPO, 2,000 cal ADA 액체	
		활동: 도움 받아서 침상에서 나옴	
		수액요법: 1,000 mL NSS over 8 hr	
		약물: Percocet 1 tab po q 4 hr prn pain Diovan 160 mg po daily Lisinipril 5 mg po daily Metformin 500 mg po bid	

진단명: 오른쪽 서혜부 탈장 복구(Right inguinal hernia repair) (계속)

날짜	시간	의사처방	서명
		진단검사: AccuCheck qid	
		처치: O_2 2 L/nasal cannula Incentive spirometry q 1 hr while awake	Dr. 박OO

간호기록

69세인 김OO 씨는 전신마취로 복강경으로 오른쪽 서혜부 탈장 봉합술을 받았다. 환자는 고혈압, II형 당뇨병, 전립선 비대증의 과거력이 있다. 환자의 활력징후 안정: 혈압 140/85, 맥박 97회이고 규칙적, 호흡수 24회이고 얕음, 비강캐뉼라로 2L 주입하며 산소 95%, 체온 36.5℃. 통증 2/10. 혈당 115. 환자 깨어나고 명료하고, 지남력 있음, 완전하게 마른 드레싱 유지한다. 도뇨관에서 400mL의 맑고 노란빛의 소변이 나오고 오후 4시에 제거했다. 8시간 동안 생리식염수를 1,000mL 주입했다. 오전에 임시 퇴원한다.

학생 시뮬레이션 준비 과제

1. 복부통증 환자 간호를 위해 필요한 물품과 사용목적을 기술하시오.

도구	목적
IV 펌프	
산소 캐뉼라와 재호흡 마스크	
단순 도뇨관	
장갑	
혈압계, 체온계	

2. 복부 통증 환자 간호를 위한 팀 구성원과 역할을 기술하시오.

팀 구성원	역할
간호사	
의사	

3. 관련 자료 연습문제: 아래 빈칸을 채우시오.

기록에서 도출한 관련자료	그 밖에 다른 출처에서 도출한 관련자료	누락된 자료	누락된 자료의 출처	추후검사가 필요한 자료

4. 사정

환자 배경과 간호기록을 재검토한 후 환자의 현재 상태를 사정할 준비를 한다. 각각의 항목에 따라 사정을 어떻게 할 것이며, 복부 통증이 있는 환자에게 나타날 것으로 예상되는 것은 무엇인지 확인하시오.

과거력

추가 자료를 얻기 위해 환자나 가족에게 해야 할 질문은 무엇인가?

신체검진

- 전반적 외모:
- 피부계:
- 머리, 눈, 귀, 코, 목:
- 호흡기계:
- 심혈관계:
- 유방:
- 복부:
- 신경계:
- 근골격계:
- 생식기계:
- 추가 검진:
- 발달적 검사

  환자의 발달 단계를 고려한 간호는 무엇인가?

  답:

5. 진단검사

해당사항 없음

6. 처치

복부통증 진단을 받은 환자에게 사용하는 약물을 확인하시오.

Deglin et al, Davis's Drug Guide for Nurses 12e 또는 약물과 관련된 다른 참고문헌을 참조하여 아래 표를 완성하시오.

약물	용량, 경로, 빈도	적응증	부작용	간호중재
Percocet	1 tab po q 4 hr prn			
Diovan	160 mg po daily			
Metformin	500 mg po bid			
Lisinopril	10 mg daily			

7. 간호문제/간호진단

3가지 우선순위 간호문제/진단을 확인하시오.

사정자료	우선순위 문제	중재	기대되는 결과	간호보조인력에게 위임할 수 있는 중재는 어떤 것인가?
1.				
2.				
3.				

참고문헌

Deglin, J. H., & Vallerand, A. H. (2010). Davis's drug guide for nurses (12th ed.). Philadelphia: F.A. Davis.

Dillon, P. (2007). Nursing health assessment: A critical thinking case studies approach (2nd ed.). Philadelphia: F. A. Davis.

Erikson, E. H. (1950). Childhood and society. New York: Norton.

Langerquist, S. L. (2006). Davis's NCLEX-RN success (2nd ed.). Philadelphia: F. A. Davis.

Van Leeuwen, A. M., Poelhuis-Leth, D. J., & Bladh, M. L. (2011). Davis's comprehensive handbook of laboratory and diagnostic tests with nursing

implications. (4th ed.). Philadelphia: F. A. Davis.

Wilkinson, J. (2007). Fundamentals of nursing. Philadelphia: F. A. Davis.

2-5 흡인성 폐렴

성인/기초

학습목표

인지적 영역

1. 흡인성 폐렴 환자에게 적절한 과거력 관련 질문을 확인한다.
2. 흡인성 폐렴이 발병하기 쉬운 위험 요소를 확인한다.
3. 흡인의 고위험 환자를 확인하는 진단검사를 확인한다.
4. 흡인성 폐렴의 증상과 징후를 인지한다.
5. 흡인성 폐렴 환자를 위한 적절한 간호중재를 확인한다.
6. 흡인성 폐렴을 예방하기 위한 적절한 중재를 기술한다.
7. 조속한 응답의 필요성을 인식한다.

정신운동적 영역

1. 흡인성 폐렴 환자를 위한 적절한 사정을 수행한다.
2. 흡인성 폐렴 환자를 위한 적절한 중재를 실행한다.
(예: 비/구강인두 흡인)
3. 빠르게 반응한다.

정서적 영역

1. 흡인성 폐렴 환자에게 수행한 것을 되돌아본다.
2. 시뮬레이션 동안 효과적이었던 요소를 확인한다.
3. 시뮬레이션 동안 개선이 필요한 요소를 확인한다.
4. 흡인성 폐렴 환자 간호에 대한 자신감을 갖는다.

의사소통

1. 흡인성 폐렴 환자와 효과적으로 의사소통한다.
2. 의료팀과 의사소통 시 SBAR(situation, back ground, assessment, recommendation) 형식을 사용한다.
3. 사정 결과를 정확하고 간결하게 기록한다.
4. 문제해결을 위해 Transparent Thinking(생각나는 대로 의견 말하기)을 수행한다.
5. 업무를 위임할 때는 직접적인 의사소통 방법을 사용한다.
6. 의사소통을 위해 Closed Loop Communication(상대방의 메시지와 상황을 인식했음을 알림)을 사용한다.

안전

환자와 건강관리제공자의 안전을 위해 안전관리중재를 적용하고 유지한다.

1. 신체역학, 발생 가능한 위험, 장비 문제 등에 관해 건강관리제공자, 방문객과 환자에게 안전한 환경을 제공한다.
2. 환자 안전을 목표로 환자확인규정, 건강관리제공자 간의 효과적인 의사소통과 안전한 투약 등에 주의를 기울인다.
3. 손씻기, 감염예방법과 개인보호장비 사용 등 표준주의지침을 지킨다.

리더십과 관리/위임

1. 흡인성 폐렴 환자의 간호에서 환자의 간호요구를 확인하고 우선순위를 정한다.
2. 적절히 업무를 위임한다.

사전학습

정의

흡인성 폐렴

기도로 액체가 흡인되면 환기 과정에 관여하는 폐포와 호흡기계에 삼출물 축적이 되면서 폐에 급성 염증을 초래한다.

병태생리

감염성이나 비감염성 요소에 의해서, 피브로겐이 많은 삼출물의 응고는 폐 합병증을 유발한다.
흡인성 폐렴의 합병증은 다음과 같다.

- 폐농양
- 급성 호흡곤란증후군
- 영구적 폐 손상
- 사망

위험 요인

- 약한 기침 기전
- 연하곤란
- 혼수상태
- 마취상태

기전

- 비감염: 기도를 통한 유동체의 흡인(위 분비액, 음식, 액체, 관 영양)
- 박테리아성 흡인: 마취, 혼수상태(상기도 세균총은 폐렴을 일으킴]에 의한 기침 기전 약화와 관련됨
- 불현성 흡인: 기침 없이 위 내용물의 흡인

취약 환자

- 뇌졸중 환자 같이 삼키는 것이 어려운 환자
- 목 부상 환자
- 신경 손상 환자
- 의식 수준이 저하된 환자
- 약물이나 알코올 남용 환자

예방

다음의 위험 환자를 사정한다.

- 연하능력을 사정한다.
- 침 흘림, 입에 음식이 있는지, 얼굴의 늘어짐, 약한 쉰 목소리를 사정한다.
- 연하 반사를 사정한다.
- 기침 반사를 사정한다.
- 구역 반사를 사정한다.
- 말하기와 연하 평가

말하기와 연하 평가 후에, 환자가 먹을 수 있으면 언어치료사의 추천을 따른다; 예, 액체가 아닌, 액체에 사용하는 점도증진제를 첨가한다.

- 환자를 식사 동안 앉게 한다.
- 환자를 턱을 내리고 머리를 약간 앞으로 구부리게 한다.
- 식사 동안 환자를 관찰한다.

사정

주관적 자료

- 복부와 어깨, 옆구리에 나타나거나 호흡과 관련된 통증
- 불안, 민감
- 오심, 식욕부진
- 흡인의 과거력

객관적 자료

- "젖은" 목소리
- 가래 섞인 기침
- 영향을 받는 부위에 부목 고정
- 갑작스러운 열과 오한
- 호흡부전, 빈호흡
- 코 벌렁임
- 흉곽 수축
- 청색증
- 영향을 받는 부위에서 감소된 호흡음
- 영향을 받지 않는 부위에서 증가된 호흡음
- 수포음, 악설음, 천명음
- 경화 부위 기관지 호흡음
- 경화 부위에서 타진 시 둔탁음
- 발생할 수 있는 흉막의 마찰

진단검사

- 혈액 배양
- 백혈구, 백혈구 증가증
- 적혈구 침강속도 증가
- 흉부 X-ray: 흐릿함 또는 경화를 나타낸다.
- 객담 배양
- 기관지경 검사: 표본을 채취한다.
- 혈액 배양
- 일반혈액검사: 백혈구 증가증
- 침강속도: 증가됨
- 동맥혈가스

처치

처방된 항생제, 약한 진통제, 거담제 투여

간호관리

목표: 충분한 환기 증진

- 기침, 심호흡 격려
- 강화 폐활량계
- 흉곽 운동
- 거담제
- 필요시 흡인
- 습화된 산소
- 체위변경
- 수화작용

목표: 감염 예방
- 처방된 항생제 투여
- 감염에 대한 지속적 사정
- 무균적 기술 유지
- 흡인성 폐렴을 위한 소염제 또는 스테로이드

목표: 휴식과 안정
- 통증 조절, 아편유사제 금지

목표: 영양/수분 섭취 증가
- po 또는 IV 투여로 수분섭취를 유지
- 고탄수화물/고단백질 식이

목표: 건강 교육
- 손과 호흡 위생
- 예상되는 약물의 부작용
- 처방된 항생제 복용의 중요성
- 휴식, 견딜 만큼의 조기이상, 수분과 영양의 필요성
- 감염을 피할 면역조치

평가/결과 기준
- 약물 치료 유지
- 폐기능과 가스 교환 증진
- 산 염기 균형 유지
- 활동력 수준 증가
- 객담 감소
- 안정된 활력징후
- 깨끗한 호흡음
- 배양검사결과 음성
- 안정 수준 증가

복습 문제
1. 흡인했던 환자에게 나타나는 동맥혈가스분석으로 예상할 수 있는 것은?
   답:

2. 흡인성 폐렴에서 불현성 흡인을 구별하시오.
   답:

3. 흡인의 위험성을 감소시키기 위해서 수행할 수 있는 간호중재는?
   답:

4. 저산소증을 나타내는 증상과 징후는?
   답:

5. 흡인성 폐렴 환자에게서 예상하는 사정 결과는?
   답:

관련된 근거중심 간호 가이드라인
Retrieved from http://www.guideline.gov/search/search.aspx?term=aspiration+pneumonia

The Joint Commission National Patient Safety Goals Hospital Program. Retrieved from http://www.jointcommission.org/GeneraOlPublic/NPSG10_npsgs.htm

SBAR technique for communication: A situational briefing model. The Institute for Healthcare Improvement. Retrieved December 19, 2008, from http://www.ihi.org/IHI/Topics/PatientSafety/Safety General/Tools/SBAR Technique for Communication ASituationalBriefing Model.htm

시뮬레이션 시작 전 확인 내용
- 건강사정, 특히 신경계, 호흡기계 사정
- 성인 내-외과 간호 관리
- 뇌졸중
- 흡인

시뮬레이션

환자 배경

개인정보
- 나이: 73세
- 성별: 남성
- 신장: 182cm
- 체중: 102kg

인구학적 정보
- 결혼 상태: 기혼
- 교육 수준: 대학교 졸업
- 종교: 기독교
- 직업: 은퇴

현재 건강 상태
- 오른쪽 CVA로 입원했던 환자

과거력
- 사회심리적 과거력
  - 사회적 지지: 가족, 함께 사는 아내
- 과거력
  - 내과적: 고혈압, 심방세동
  - 외과적: 탈장 복구
- 가족력: 혈관질환, 당뇨

입원기록지

이름:	김OO
나이:	73세
성별:	남성
결혼 상태:	기혼
교육 수준:	대학교 졸업
종교:	기독교
직업:	은퇴

병원
처방

환자이름: 김OO
알레르기: 없음

진단: 오른쪽 뇌졸중(Right CVA)

날짜	시간	처방	서명
2013/3/10	09:00	원격진료로 입원 Dx 오른쪽 CVA	
		활력징후: 신경계 검사와 NIH 뇌졸중 척도와 함께 q 4 hr	
		식이: 연하 평가 완료까지 NPO	
		활동: 보조 필요	
		수액요법: Heparin 25,0000 U/500 5% D/W at 1,000 unit/hr	
		약물: Coumadin per protocol Lisinopril 10 mg po daily Toprol 25 mg po daily Colace 100 mg po daily	
		진단검사: Daily PTT, PT	
		말하기와 연하 평가	
		운동치료와 직업치료 상담	
		처치: O_2 L/NC	
			Dr. 박OO
2013/03/10	15:00	식이: 액체에 섞인 꿀과 함께 부드러운 유동식	Dr. 박OO
2013/03/13	09:00	식이: NPO	
		활동: 침상안정	
		수액요법: 1,000 mL NSS q 10 hr	
		약물: Rocephin 1 g IV daily Azithromycin 500 mg IV daily	

진단: 왼쪽 뇌졸중(Left CVA) (계속)

날짜	시간	처방	서명
		진단검사: Stat portable CXR ABGs CBC, BMP	
		처치: Oxygen with nonrebreather mask	
		Cardiac monitor	Dr. 박OO

간호기록

73세, 김OO 환자는 오른쪽 CVA를 진단받고 3일 전에 입원했다. 환자는 깨어 있고, 의식이 명료하고 지남력이 있으며, 왼쪽이 허약하고 말이 불명확하다. 환자의 심장 모니터는 제한적인 심방세동을 나타낸다. 환자는 오른 손에 #22 바늘로 정맥주입하고 있고, 1,000units/hr heparin 점적하고 있고, 산소 2L를 비강캐뉼라로 주입 중이다. 활력징후: BP 130/84, T 36.5℃, HR 85, 불규칙, 호흡수 22, 산소포화도 93%. 간호사가 아침 회진을 하고 있다. 김OO 환자는 아침을 먹고 있다.

학생 시뮬레이션 준비 과제

1. 흡인성 폐렴 환자 간호를 위해 필요한 물품과 사용목적을 기술하시오.

물품	목적
IV 주입기, IV 항생제	
O_2 캐뉼라와 재호흡 마스크	
모니터	
장갑	
혈압계, 체온계	
흡입 도구	
검사와 ABG	

2. 흡인성 폐렴 환자 간호를 위한 팀 구성원과 역할을 기술하시오.

팀 구성원	역할
간호사 1	
의사	
간호사 2	

3. 관련 자료 연습문제: 아래 빈칸을 채우시오.

기록에서 도출한 관련자료	그 밖에 다른 출처에서 도출한 관련자료	누락된 자료	누락된 자료의 출처	추후검사가 필요한 자료

4. 사정

환자의 배경과 간호기록을 검토한 후, 환자의 현재 상태를 사정할 준비를 한다. 각각의 항목에 따라 사정을 어떻게 할 것인지, 흡인성 폐렴 환자에게 나타날 것으로 예상되는 것은 무엇인지 확인하시오.

과거력

추가 자료를 얻기 위해 환자나 가족에게 해야 할 질문은 무엇인가?

신체검진

- 전반적 외모:
- 피부계:
- 머리, 귀, 눈, 코, 목:
- 호흡기계:
- 심혈관계:
- 유방:
- 복부:
- 신경계:
- 근골격계:
- 생식기계:
- 추가 검진:
- 발달적 검사

환자의 발단 단계를 고려한 간호는 무엇인가?

답:

5. 진단검사

환자 간호를 계획하는 데 필요한 환자의 주호소와 관련된 진단검사 결과는 무엇인가?

Davis's Comprehensive Handbook of Laboratory and Diagnostic Testing with Nursing Implication 4e 또는 다른 진단검사 관련 참고문헌을 이용하여 아래 표를 완성하시오.

진단검사	검사 이유
CXR	
CBC	
BMP • glucose • Lytes • BUN • creatinine 1	
sputum C & S	

6. 처치

흡인성 폐렴을 진단받은 환자에게 사용하는 약물을 확인하시오.

Deglin et al. Davis's Drug Guide for Nurses 12e 또는 약물과 관련된 다른 참고문헌을 참조하여 아래 표를 완성하시오.

약물	용량, 경로, 빈도	적응증	부작용	간호중재
Rocephin	1 g IV daily			
Azithromycin	500 mg IV daily			
Heparin	1,000 units/hr			
Lisinopril	10 mg daily			
Toprol	25 mg daily			
Colace	100 mg daily			

7. 간호문제/진단

3가지 우선순위 간호문제/진단을 확인하시오.

사정자료	우선순위 문제	중재	기대되는 결과	간호보조인력에게 위임할 수 있는 중재는 어떤 것인가?
1.				
2.				
3.				

참고문헌

Deglin,J. H.,& Vallerand, A. H. (2010). Davis's drug guide for nurses (12th ed.). Philadelphia: F. A. Davis.

Dilon, P.(2007). Nursing health assessment. A critical thinking case studies approach (2nd ed.). Philadelphia:F.A. Davis.

Erikson, E. H. (1950). Childhood and society. New York: Norton.

Langerquist, S. L. (2006). Davis's NCLEX-RN success (2nd ed.). Philadelphia:F.A. Davis.

Van Leeuwen, A. M., &Poelhuis-Leth, D. J., &Bladh, M. L. (2010). Davis's comprehensive handbook of laboratory and diagnostic tests with nursing implication (4th ed.). Philadelphia:F.A. Davis.

Wilkinson, J. (2007). Fundamentals of nursing. Philadelphia:F.A. Davis.

2-6 수술주기 간호

내과적-외과적

학습목표

인지적 영역

1. 환자의 기록과 주관적 · 객관적 자료로부터 정보를 분석한다.
2. 소장폐색(SBO)을 진단 받은 환자를 위한 적절한 중재를 확인한다.
3. SBO의 증상과 징후를 기술한다.
4. 오심, 구토, 복부 통증의 증상과 징후를 SBO의 병태생리와 관련시킨다.
5. 환자의 과거력에서 SBO의 위험을 증가시키는 요소를 확인한다.
6. SBO를 진단 받은 환자를 위한 적절한 중재를 확인한다.
7. 수술주기 환자를 위한 적절한 중재를 확인한다.
8. 수술 전후에 처방되는 약물을 투여하는 이유를 서술한다.
9. 수술 직후 환자를 위한 적절한 중재를 확인한다.

정신운동적 영역

1. SBO의 주호소를 하는 환자를 위한 적절한 사정을 수행한다.
2. 활력징후, 산소포화도를 정확히 사정하고 적절히 기록한다.
3. IV 약물을 올바르게 적용한다.
4. 다음과 같은 상황에서 적절한 중재를 시작한다.
   - 상황 1: IV 유형 사정과 주입 위치, NG관 삽입, 수술 전 확인목록 완성, IV piggyback 약물 적용
   - 상황 2: 수술 후 환자 사정, 산소요법 시작, 처방된 비위관 유지, 적절한 서식에 맞게 간호의 모든 양상을 기록

정서적 영역

1. 사정 기술을 적용시키는 능력을 확인한다.
2. 시뮬레이션 동안 효과적이었던 요소를 확인한다.
3. 시뮬레이션 동안 개선이 필요한 요소를 확인한다.
4. 문제를 해결하기 위한 사정 시 비판적 사고 능력을 이용하여 자신감을 갖는다.
5. SBO 진단을 받은 환자 간호 시 수행한 것을 되돌아본다.
6. SBO 진단을 받은 환자 간호에 대한 전반적인 느낌을 되돌아본다.
7. SBO 진단을 받은 환자 간호에서 팀 구성원으로서 수행하는 것에 관한 느낌을 토의한다.

의사소통

1. SBO 진단을 받은 환자 간호에서 의료팀과 효과적으로 의사소통한다.
2. 적절한 서식을 이용하여 사정, 중재, 평가를 정확하고 간결하게 기록한다.
3. SBO 진단을 받은 환자 간호에서 의료팀과 의사소통 시 SBAR (situation, back ground, assessment, recommendation) 형식을 사용한다.
4. SBO 진단을 받은 환자 간호에서 환자, 가족과 효과적으로 의사소통한다.
5. 절차와 약물에 관해 환자/가족을 교육시킨다.
6. 통증에 관련된 활력징후, 행동, 이러한 행동의 효과를 기록한다.
7. ED, lab, OR에서의 의무기록을 확인한다.
8. 문제해결을 위해 Transparent Thinking(생각나는 대로 의견 말하기)을 수행한다.
9. 업무를 위임할 때는 직접적인 의사소통 방법을 사용한다.
10. 의사소통을 위해 Closed Loop Communication(상대방의 메시지와 상황을 인식했음을 알림)을 사용한다.

안전

환자와 건강관리제공자의 안전을 위해 안전관리중재를 적용하고 유지한다.

1. 신체역학, 발생 가능한 위험, 장비 문제 등에 관해 건강관리제공자, 방문객과 환자에게 안전한 환경을 제공한다.
2. 환자 안전을 목표로 환자확인규정, 건강관리제공자 간의 효과적인 의사소통과 안전한 투약 등에 주의를 기울인다.
3. 손씻기, 감염예방법과 개인보호장비 사용 등 표준주의지침을 지킨다.

리더십과 관리/위임

1. 필요한 약물 정보를 찾을 참고문헌을 사용한다.
2. 선택된 약물의 주요 부작용을 확인한다.
3. 적용된 약물의 간호 영향을 말한다.
4. 진정제 투여 전에 차트에서 수술 동의를 얻었는지 확인한다.
5. SBO 진단을 받은 환자의 간호 요구를 확인하고 우선순위를 정한다.
6. SBO 진단을 받은 환자 간호에서 합법적이고 윤리적이며 안전하게 간호보조인력에게 위임할 수 있는 업무를 확인한다.

사전학습

수술주기 경험

수술 전 준비

사정

주관적 자료

- 예정 수술: 위치, 형태, 입원기간의 이해
- 입원에 대한 이전 경험
- 연령 관련 요소
- 알레르기 : 요오드, 라텍스, 접착 테이프, 세척용액, 약물
- 약물/물질 사용: 처방 약물, OTC 약물, 흡연, 술, 기분전환 약제
- 문화적 · 종교적인 배경

수술과 관련된 걱정과 감정:

- 수술 위험성의 과장된 생각(예: 장루에 대한 두려움)
- 마취(예: 잠에 빠지는 것과 깨어나지 못하는 것, 사적인 것을 말하거나 드러내는 것의 두려움)
- 통증의 정도(예: 정상적인 생활을 하지 못하게 하는)
- 예후와 관련된 오해
- 환자 지지나 퇴원 후 간호를 책임질 사람 여부

객관적 자료

- 불안을 나타내는 언어 유형: 반복, 주제 변경, 감정에 대한 대화 회피
- 다른 사람들과 상호작용: 내향적이거나 외향적인
- 불안의 신체적인 징후(예: 증가된 맥박과 호흡수, 축축한 손바닥, 차분하지 못함)
  - 생리학적 상태 기준: 활력징후; 호흡음; 말초 순환; 체중; 수화 상태(헤마토크릿, 피부 긴장도, 소변배설량); 움직임 정도; 근육의 강도

처치

약물과 간호 관리

목표: 수술 전과 수술 중 불안 감소와 수술 후 합병증 예방

- 수술 전 교육:
  - 병원의 간호 일정과 두려움을 줄이기 위해 수술 전 절차에 관한 정보를 제공한다.
  - 절차에 협조하고, 견디기 위한 능력을 증진하기 위해 진단 절차의 목적을 설명한다.
  - 수술 직후 기간에 발생 가능한 것을 알려준다.
    - 병실, 마취회복실 또는 집중치료실로 돌아옴
    - 특별 장비: 모니터, 튜브, 흡인장치
    - 통증 조절약물

목표: 비라텍스 환경 제공

- 라텍스 알레르기 관리에는 세 가지 형식이 있다.
  - 즉각적인 반응: 대부분 심각한, 생명에 위협적임, 붉어짐, 발한, 소양증, 오심, 구토, 떨림, 저혈압, 호흡곤란
  - 지연된 반응: 대부분 흔한, 접촉 후 18~24시간에 증상이 발생하는 불편감
  - 접촉성 피부염–피부, 점막, 흡기, 내부 조직, 혈관 내로 라텍스에 노출; 원인에는 장갑, 마취 마스크, 토니켓, ECG 전극, 접착 테이프, 담요, 탄력붕대, 튜브/카테터, 세척 주사기 등이 있음

목표: 합병증을 줄이는 운동 교육

- 횡격막 운동–흡기 동안 상복부를 확장시키는 운동이다. 호기 시 복부 근육은 횡격막과 함께 수축한다. 환자는 무릎을 굽히고, 손은 복부 중간에 올린 채 복위, 반좌위 또는 측위를 취한다.
  - 환자에게 복부를 올리면서 코와 입을 통한 심호흡을 하게 한다. 3~5초 동안 호흡을 멈춘다.
  - 환자에게 복부 근육을 수축시킴으로써 모든 공기가 짜내어지게 코와 입으로 숨을 내뱉도록 한다.
  - 과호흡을 예방하기 위해서 5회 시행 후 짧은 휴식과 함께 10~15회 반복한다.
  - 환자에게 수술 직후에 매시간 5~10회 반복할 것을 알려준다.
    - 기침–불편할 수 있지만 폐의 분비물 제거를 돕는다. 절개 부위를 손상시키지 않을 것이다.
    - 환자에게 좌위에서 약간 앞으로 기대도록 하고, 손은 절개 부위 위에 두게 한다. 이는 기침하는 동안 부목 역할을 한다.
    - 환자에게 여러 번 숨을 내뱉고 들이 마시도록 한다.
    - 환자에게 깊게 숨을 내쉬고, 3초 멈추고, 숨을 들이 마시는 동안–입을 약간 벌린 상태로 세 번 빠르게 기침하게 한다.
    - 모두 환자로 다시 숨을 내쉬는 것과 한두 번 깊게 기침하는 것을 알려준다. 깊게 기침할 수 없다면 기침을 하는 듯하게 "헙" 소리를 내도록 하게 한다.

- 몸통과 다리 회전운동: 호흡 문제뿐 아니라 혈전 형성과 수술 후 가스 또는 "가스 통증"을 유발하는 순환 정체를 예방하는 것을 돕는다.
  - 환자에게 다리를 굽힌 채로 한쪽 방향으로 몸을 돌리라고 한다. 이때 움직임을 용이하게 하기 위해서 침대난간을 이용한다.
  - 앙와위에서, 다섯 가지 반복 동작-발목 침대난간을 움직이기, 4번 동작하기, 둔근 조이기, 편 다리 올리기를 매시간 하게 한다.
  - 정맥순환을 증가시키기 위해서 간헐적 맥박 압축장치 또는 순차적인 압축장치(SCD)를 적용한다.

목표: 절개 부위 오염을 제거하기 위해 피부에 있는 박테리아 감소
피부 준비는 다음과 같다.

- 더 큰 절개가 필요한 경우를 대비하여 피부 범위를 제안되는 절개 부위보다 넓게 준비한다.
  - 항균제로 부드럽게 문지른다.
  - 요오드 알레르기 가능성을 알려준다.
  - 헥사클로로펜은 5~10분간 피부에 있어야 한다.
  - 염화 벤즈알코늄(Zephiran) 용액이 처방되면, 사용 전에 피부에 비누칠을 하지 않는다. 비누는 침전물을 만들면서 벤즈알코늄의 효과를 감소시킨다.
  - 체모는 수술에 방해되지 않는다면 남긴다.
  - 칼로 새긴 자국, 상처, 염증 등 잠재적 감염 부위를 기록한다.
  - 제모제 또는 clipping은 면도날을 이용한 면도보다 선호된다. 잘못된 면도 자국으로 수술이 취소될 수 있다.
  - 피부 준비는 수술 시에 할 수도 있다.

목표: 마취 동안에 구토와 흡인 위험성 감소. 배설물로 인한 복부 수술 부위의 오염 예방

위장관계 준비

- 수술 전에 적어도 6~8시간 동안 음식물이나 액체를 섭취하지 않는다.
- 침대 옆에 음식물이나 물을 치운다.
- 침대나 문에 NPO 표시를 한다.
- 식당과 간호사에게 환자가 수술 동안 NPO임을 알린다.
- 탈수 상태이거나 영양실조 상태이면 수술 시간 동안 IV 주입을 한다.
- 관장: 장, 결장, 골반 수술 전에 2~3회 저녁에 시행한다; 대장 수술에는 3일 세척한다.
- 대장 수술에는 결장 내 박테리아를 감소시키는 항생제로 치료한다.
- 위 장관 삽관은 주 복부 수술 전 저녁에 삽입할 수 있다.
  튜브의 유형:
  - Levin: Single lumen-위에서 액체와 가스를 제거하기에 충분하다. 이때 흡인은 점막에 손상시킬 수 있다.
  - Salem sump: Large lumen-협착을 예방한다.
  - Miller-Abbott: Long single 또는 double lumen-공장 또는 회장의 내용물을 제거하기 위해 필요하다.
- 압력: Levin과 장관에서 낮은 압력-Salem sump에서 높은 압력; 과한 압력은 장이나 위 점막에 상처를 낸다.

목표: 휴식 증진 및 불안 감소

- 처방된 약물: 수술 전 저녁에 수면제를 준다.
- 조용한 환경: 소음, 방해요소를 제거한다.
- 자세: 근육의 긴장을 줄인다.
- 등을 문지른다.

목표: 부상으로부터 보호; 수술 동안 마지막 준비
수술일:

- 수술동의서에 서명이 있어야 한다. 동의서를 받는 것은 의사의 책임이다. 수혈도 동의서를 받는다.
- 샤워를 하거나 목욕을 한다.
- 의복: 환자복
- 제거: 머리핀(부분 가발), 말초순환 관찰을 위해 매니큐어를 지우고, 보석류, 귀걸이, 콘택트렌즈, 틀니(저장하고 구강간호 실시), 귀중품은 가족에게 준다; 물건의 위치를 기록한다.
- 환자 확인: 안전과 판독성을 위해 밴드를 확인한다. 수술 부위(사지)는 오류를 예방하기 위한 표시를 한다.
- 활력징후: 자료
- 방광의 팽창과 발생 가능한 사고를 예방하기 위해서 방광을 비운다.
- 마취 유도와 유지를 위해 수술 전 약물을 투여한다.
  - 불안(예: midazolam, diazepam, lorazepam)
  - 마약성 진통제(예: meperidine, morphine, fentanyl)
  - 항콜린제(예: atropine, glycopyrrolate)
- 마취 유도 전에 45~75분간 적용한다.
- 침대난간을 올린다(환자는 졸립고 약간 어지러운 기분이 들기 시작할 것이다).
- 항콜린제를 투여한다면 건조한 구강에 불편함을 호소할 것을 예상한다.
- 부작용을 관찰한다-마약성 진통제는 오심과 구토, 저혈압, 부정맥, 호흡부전을 일으킬 수 있다.
- 수술실로 이실될 때까지 조용한 환경을 제공한다.
- 수술실에서 "on call"로 시작할 수 있는 항생제를 준비한다.
- 차트 기록이 완전한지 확인한다.
  - 수술 확인 목록
  - 활력징후
  - 검사결과
  - 수술 전 약물
  - 환자 관찰
- 대기실을 찾도록 환자의 가족을 돕는다.
  - 수술이 끝난 후에 외과 의사가 연락할 것이라고 가족구성원에게 알린다.

- 환자에게 회복실 체류시간을 설명한다.
- 수술 후 환자 치료를 위해 필요한 특별한 장비와 장치를 가족들에게 설명한다(예: 산소, 모니터링 장비, 인공호흡기, 수혈).

장폐색

정의

소장이나 대장에서 장 내용물의 폐색

병태생리

원인

기계적: 장 내용물 관의 신체적 장애(예: 유착, 탈장, 종양, 염증성 장질환, 이물질, 선천성, 방사선 협착, 장중첩증, 장염전)

마비성: 장은 막히지 않았으나, 연동운동이 멈춤(예: 복부 수술 후, 저칼륨혈증, MI, 폐렴, 척수손상, 복막염, 혈관기능부전)

사정

주관적 자료

- 근위고리 폐색: 상복부의 날카로운 통증, 경련, 간헐적 통증
- 원위고리 폐색: 약하게 부분적인 통증, 경련성 통증

객관적 자료

장음:
- 초기: 높은, 증가된 음
- 후기: 감소하다 사라지는 음
  - 변비증(obstipation): 가스나 대변 통과가 안 됨
  - 복부팽창
  - 구토
- 근위고리: 다량의 비대변성 구토
- 원위고리: 적은 양의 대변성 구토
  - 감소된 소변량
  - 활력징후
- 체온: 상승
- 맥박: 빈맥
- 혈압: 저혈압
  - 치료하지 않을 경우 쇼크
- 탈수: 혈액농축, 저혈량증

진단검사

- 백혈구 증가증
- 나트륨 감소 <138
- 칼륨 <3.5
- 중탄산염 증가 >26mEq/L
- BUN 상승 >18mg/dL
- pH
  - 위관의 폐색 시, pH 상승, 대사성 알칼리증
  - 원위 십이지장이나 근위 공장의 폐색 시, pH 감소, 대사성 산증

치료

- IV 요법으로 체액 균형을 유지한다.
- NPO
- 위 감압
- 진통제
- 항구토제
- 전해질 불균형 모니터 검사
- I&O
- 반좌위

복습 문제

1. 병실로 환자가 입원할 때, 처음 취할 행동은?
   답:

2. 환자의 정보를 수집할 때 사용할 수 있는 자료는?
   답:

3. 초기 자료는?
   답:

4. 복부 사정을 할 때, 촉진, 청진, 시진, 타진의 순서는 무엇인가?
   답:

5. 수술 전 체크리스트를 완성할 때, 적어도 세 번 확인하기 위해 이름을 말하게 하는 때는 언제인가?
   답:

관련된 근거중심 간호 가이드라인

National Guideline Clearinghouse. Retrieved from http://www.guideline.gov

Practice parameters for the prevention of venous thromboembolism. American Society of Colon and RectalSurgeons–Medical Specialty Society. 2000 Aug (revised 2006 Oct). 7 pages. NGC:005610

Prevention of venous thromboembolism: Evidence–based clinical practice guidelines (8th ed.).American College of Chest Physicians: Medical Specialty Society. 2001 Jan (revised 2008 Jun). 73 pages. NGC:006665

Postoperative management in adults. A practical guide to postoperative care for clinical staff.

Scottish Intercollegiate Guidelines Network (SIGN). Edinburgh (Scotland): Scottish Intercollegiate GuidelinesNetwork (SIGN); 2004 Aug. 56 p. (SIGN publication; no. 77). [132 references]

The Joint Commission National Patient Safety Goals Hospital Program. Retrieved from http://www.jointcommission.org/GeneralPublic/NPSG10_npsgs.htm

Scottish Intercollegiate Guidelines Network (SIGN). Postoperative management in adults. A practical guide to postoperative care for clinical staff. Edinburgh (Scotland): Scottish Intercollegiate Guidelines Network (SIGN);2004 Aug. 56 p. (SIGN publication; no. 77). [132 references]

SBAR Technique for Communication: A situational briefing model published by The Institute for Healthcare Improvement was downloaded on December 19, 2008, from http://www.ihi.org/IHI/Topics/PatientSafety/SafetyGeneral/Tools/SBARTechniqueforCommunicationASituationalBriefingModel.htm

시뮬레이션 시작 전 확인 내용

- 수술주기 간호
- 소장 폐색

시뮬레이션

환자 배경

박OO 씨는 62세이며 비만이고, HTN의 PMH와 S/P 오른쪽 서혜부 탈장 복원술을 충수돌기염 수술과 함께 두 달 전에 받았다. 환자는 2주 동안 변비증상이 있으며, 2일 동안 심한 복부 통증과 오심, 구토 증상, 심한 설사가 있었다. ER에서 IV로 NS 1,000mL를 100cc/hr로 21G 바늘을 통해 팔에 투여했고 혈액검사를 실시했다(CBC, 화학검사는 K+ 2.3, Na 130), KCL 40mEq를 투여하였다. 복부는 팽창되어 있으며, 복부 CT는 소장 폐색을 나타낸다. 수술이 예정되었다.

개인정보

- 나이: 62세
- 성별: 남성
- 신장: 177.8cm
- 체중: 113kg

인구학적 정보

- 결혼 상태: 기혼
- 교육 수준: 대학교 졸업
- 종교: 없음
- 직업: 교사

현재 건강 상태

- 두 달 전에 충수돌기 절제술과 함께 오른쪽 서혜부 탈장 복원술. 2주 동안 변비, 2일 동안 심한 복부 통증, 오심, 구토, 심한 설사, 소장 폐색

배경

- 사회심리적 배경
  - 사회적 지지: 기혼, 아들(26살)
- 과거력: HTN, S/P 오른쪽 서혜부 탈장 복원술, 비만
- 가족력: 모름

입원기록지

이름:	박OO
나이:	62세
결혼 상태:	기혼
교육 수준:	대학교 졸업
종교:	없음
직업:	교사

병원 **환자 이름: 박OO**
처방 **알레르기: 설폰아미드. 음식 알레르기 없음**

진단: 복부 통증, 소장 폐색(Abdominal pain, small bowel obstruction)

날짜	시간	처방	서명
2013/9/25	14:30	활력징후: q 4 hr	
		식이: NPO	
		활동: 침상안정 수액요법: D5/NS q 20 mEq KCL at 125 cc/hr	
		약물: Morphine 6 mg IV Flagyl 500 IVPB Levoquin 500 mg IVPB Administer first dose when called to OR	
		Insert Salem Sump 14–gauge and attach to low continuous suction Irrigate with 30 mL NSS prn	
		I&O	
		진단검사: Abdominal flat plate, CT scan of abdomen (done in ED) CXR(done in ED)	
		CBC with differential, serum electrolytes, glucose, BUN, creatinine (done in ED) Repeat K+ 1 hr following K+ rider. Routine UA stat preop Coag studies, PT, PTT, type and screen ECG stat preop	
		지속적인 심장 모니터	
		수술 전 준비를 위한 내과 의뢰	
		처치: O_2 via nasal cannula 4L/min	Dr. 이OO

간호기록

전화 옴–ER 간호사의 보고:

박OO 씨는 62세이며 비만이고, HTN의 PMH와 S/P 오른쪽 서혜부 탈장 복원술을 충수돌기염 수술과 함께 두 달 전에 받았다. 환자는 2주 동안 변비증상이 있으며, 2일 동안 심한 복부 통증과 오심, 구토 증상, 심한 설사가 있었다. ER에서 IV로 NS 1,000mL를 100cc/hr로 21G 바늘을 통해 팔에 투여하기 시작했고, 남은 용량은 700mL였다. 혈액검사를 실시했다(CBC, 화학검사–K+ 2.3, Na 130). KCL 40mEq를 투여하고, 복부촬영 결과 팽만이 보였다. 복부 CT상 소장 폐색이 보였다. 박OO 씨는 수술 전 준비와 관찰을 위해 외과 병동에 보호자 없이 입원했다. 환자의 가족과 연락이 닿았고 병원으로 오는 중이다.

학생 시뮬레이션 준비 과제

1. 소장 폐색 환자 간호를 위해 필요한 물품과 사용목적을 기술하시오.

물품	목적
청진기	
시계	
혈압계	
체온계	
흡인장치(벽 고정식이나 이동식)	
IV와 고정기구	
O_2와 비강 캐뉼라	
PCA 펌프	
테이프, 거즈 등	

2. 소장폐색 환자 간호를 위한 팀 구성원과 역할을 기술하시오.

팀 구성원	역할
의사	
간호사	
임상병리사	
X-ray, ECG 기사	

3. 관련 자료 연습문제

기록에서 도출한 관련자료	그 밖에 다른 출처에서 도출한 관련자료	누락된 자료	누락된 자료의 출처	추후검사가 필요한 자료

4. 사정

환자의 배경과 간호기록을 검토한 후에 환자의 현재 상태를 사정할 준비를 한다. 각각의 항목에 따라 사정을 어떻게 할 것인지, 소장 폐색 진단을 받은 환자에게 나타날 것으로 예상되는 것은 무엇인지 확인하시오.

과거력

추가 자료를 얻기 위해 환자나 가족에게 해야 할 질문은 무엇인가?

신체검진

- 전반적 외모:
- 피부계:
- 머리, 귀, 눈, 코, 목:
- 호흡기계:
- 심혈관계:
- 유방:
- 복부:
- 근골격계:
- 신경계:
- 생식기계:
- 추가 검진:
- 발달적 검사

  환자의 발달 단계를 고려한 간호는 무엇인가?

  답:

5. 진단검사

환자 간호를 계획하는 데 필요한 환자의 주호소와 관련된 진단검사 결과는 무엇인가?

Davis's Comprehensive Handbook of Laboratory and Diagnostic Testing with Nursing Implication 4e 또는 다른 진단검사 관련 참고문헌을 이용하여 아래 표를 완성하시오.

진단검사	검사 이유
ECG	
CBC	
Coag studies, PT, PTT	
Type and screen	
Metabolic panel	
Routine UA	
CXR	
CT scan of abdomen	
Flat plate of abdomen	

6. 처치

소장 폐색을 진단 받은 환자에게 사용하는 약물에 대하여 확인하라.

Deglin et al, Davis's Drug Guide for Nurses 12e 또는 약물과 관련된 다른 참고문헌을 참조하여 아래 표를 완성하시오.

약물	용량, 경로, 빈도	적응증	부작용	간호중재
Morphine	6 mg IV push PCA 1 mg q 6 min, lockout at 30 mg in 4 hrs; basal rate of 2 mg/hr			
Flagyl	500 mg IVPB			

약물	용량, 경로, 빈도	적응증	부작용	간호중재
Levoquin	500 mg IVPB			

7. 간호문제/진단

3가지 우선순위 간호문제/진단을 확인하시오.

사정자료	우선순위 문제	중재	기대되는 결과	간호보조인력에게 위임할 수 있는 중재는 어떤 것인가?
1.				
2.				
3.				

참고문헌

Deglin,J. H.,& Vallerand, A. H. (2010). Davis's drug guide for nurses (12th ed.). Philadelphia: F. A. Davis.

Dilon, P.(2007). Nursing health assessment. A critical thinking case studies approach (2nd ed.). Philadelphia:F.A. Davis.

Doenges, M. E., Moorhouse, M.F., &Murr, A. C. (2006). Nursing care plans:Guidelines for individualizing client care across the life span(7th ed.). Philadelphia:F.A.Davis.

Erikson, E. H. (1950). Childhood and society. New York: Norton.

Rhoads, J., & Meeker, B. J., (2008). Davis clinical nursing skills. Philadelphia:F.A.Davis.

Van Leeuwen, A. M., &Poelhuis-Leth, D. J., &Bladh, M. L. (2010). Davis's comprehensive handbook of laboratory and diagnostic tests with nursing implication (4th ed.). Philadelphia:F.A. Davis.

Wilkinson, J. M., &Van Leuven, K. (2007). Fundamentals of nursing theory, concepts & application (Vol. 1). Philadelphia:F.A. Davis.

모성/신생아 간호 Maternal/Newborn Nursing

3

3-1 산후 출혈

모성, 산후

학습목표

인지적 영역

1. 산후 출혈(PPH)을 유발하는 환자의 과거 산과력의 위험요인을 확인한다.
2. PPH를 유발하는 환자의 최근 분만과 출산력의 위험요인을 확인한다.
3. PPH의 증상과 증후를 정확하게 해석한다.
4. 증상과 증후를 PPH의 병태생리와 연관시킨다.
5. PPH를 진단받은 환자에게 적절한 간호중재를 확인한다.
6. 산과적 응급상황에서 팀 구성원의 역할을 구분한다.

정신운동적 영역

1. PPH를 진단받은 환자에게 적절한 사정을 수행한다.
2. PPH를 진단받은 환자에게 적절한 중재를 시작한다.
3. 처방된 약물을 정확하게 제공하거나 적용한다.
4. PPH 환자를 간호하는 의료팀의 일원으로서 협력한다.

정서적 영역

1. 산후출혈 환자 간호 시뮬레이션 동안 수행한 것을 되돌아본다.
2. 시뮬레이션에 대한 전반적인 느낌을 되돌아본다.
3. 팀 구성원으로서 수행하는 것에 관한 느낌을 토의한다.
4. 시뮬레이션 동안 효과적이었던 요소를 확인한다.
5. 시뮬레이션 동안 개선이 필요한 요소를 확인한다.
6. 산후출혈 환자의 간호에 대한 자신감을 갖는다.

의사소통

1. 산후출혈 환자 간호 시 의료팀과 효과적으로 의사소통한다.
2. 산후출혈 환자 간호 시 환자 및 가족과 효과적으로 의사소통한다.
3. 문제해결을 위해 Transparent Thinking(생각나는 대로 의견 말하기)을 수행한다.
4. 업무를 위임할 때는 직접적인 의사소통 방법을 사용한다.
5. 의사소통을 위해 Closed Loop Communication(상대방의 메시지와 상황을 인식했음을 알림)을 사용한다.

안전

환자와 건강관리제공자의 안전을 위해 안전관리중재를 적용하고 유지한다.

1. 신체역학, 발생 가능한 위험, 장비 문제 등에 관해 건강관리제공자, 방문객과 환자에게 안전한 환경을 제공한다.
2. 환자 안전을 목표로 환자확인규정, 건강관리제공자 간의 효과적인 의사소통과 안전한 투약 등에 주의를 기울인다.
3. 손씻기, 감염예방법과 개인보호장비 사용 등 표준주의 지침을 지킨다.

리더십과 관리/위임

1. 합법적이고 윤리적이며 안전하게 간호보조인력에게 위임할 수 있는 업무를 확인한다.
2. 환자 간호 요구를 확인하고 우선순위를 정한다.

약리학

1. 산후 출혈의 처치에 사용하는 약물을 확인한다.
2. 산후출혈 환자에게 안전하게 약물을 적용한다.

사전학습

정의

산후 출혈(PPH): 질 분만 후 첫 24시간 동안 500mL 이상의 혈액 손실, 제왕절개술의 경우 1,000mL 이상의 혈액 손실

병태생리

이차적 손상을 일으키는 과도한 혈액 손실, 자궁수축 지연; 저혈량증이 됨

위험 요인

- 자궁이완
  - 자궁 과대팽창(다태임신, 양수과다증, 태아큰몸증)
  - 다분만력
  - 지연 또는 급속 분만
  - 마취
  - 자궁근종
  - 유도분만
  - 황산마그네슘
  - 산후 자궁의 과다 마사지
  - 방광 팽만
- 열상: 자궁경부, 질, 외음부
- 태반 잔류
- 혈종: 심부골반, 질, 또는 외음절개 부위

사정

주관적 자료

- 쇼크–불안의 증상은 늦게 나타남

객관적 자료

- 자궁: 탄력이 없고 축 늘어짐; 과도한 질 출혈
  - 쇼크의 후기 증상: 호흡곤란, 불안/걱정, 빈맥, 빈호흡, 저혈압
  - 진통 및 출산 중, 산후 초기의 실혈
- 통증: 외음, 질, 회음부
  - 회음부: 부종으로 팽창됨; 혈종으로 인한 변색, 직장 압박의 불편이 있을 수 있음.
  - 열상: 자궁저부는 단단하며 선홍색의 질 출혈

진단검사

CBC, 혈색소, 적혈구 용적률, 응고시간, 혈소판 수

처치

의학적 관리

- 산소 처방:
  - IV oxytocin 주입
  - IV 또는 구강 ergot 약품: ergotrate maleate(Ergonovine); methylergonovine(Methergine); carboprost tromethamine(Hemabate), misoprostol(Cytotec)
- 진단검사 처방
- 수혈을 위한 혈액형 검사와 교차반응검사
- 수술
  - 열상 복구
  - 혈종 제거, 결찰
  - 소파술: 잔류 태반

간호관리

목적: 혈액손실 최소화

- 비정상적인 사정 결과를 의사에게 즉시 보고한다.
- 혈액 손실과 원인을 규명하기 위해 지시된 응급 혈액검사를 보낸다.
- 자궁저부 마사지
- 방광을 비운다.
- 처방된 자궁수축제를 적용한다. ergot 제품과 carboplast 사용 시 혈압을 관찰한다.
- 별도의 산소를 제공하기 시작하고 관찰한다.

목적: 상태 안정화

- 정맥을 확보하고 유지한다.
- 출혈을 조절하고 쇼크를 막기 위해 처방된 약물을 적용한다.
- 필요한 경우 수술 준비를 한다.

목적: 감염 예방

- 무균술을 지킨다.

목적: 지속적 관찰

- 활력징후, 출혈(패드 수 확인 또는 패드 무게 측정, 응고 덩어리와 조직검사), 자궁바닥 상태, 산소포화도, 혈관수축, 의식 수준, 소변 배출

목적: 합병증 예방 또는 감지

- Sheehan 증후군(심한 산후 출혈의 경우 뇌하수체로의 혈류 감소로 인한 뇌하수체기능저하증의 희귀한 증후군)
- 산재성혈관내응고: 과도한 응고와 출혈로 인한 산발적이고 광범위한 응고(산과적 합병증에 의해 50% 발생함)

목적: 건강 교육

- 회음 간호, 손씻기, 철분 보충제, 적절한 수분과 영양을 강화하고 에너지 수준, 감염의 증상, 다른 합병증을 관찰한다.

평가/결과 기준

- 모성의 활력징후가 안정적이다.
- 출혈이 감소하거나 사라진다.
- 정상 진단검사 결과
- 합병증이 없음(예: 감염, 혈전성 정맥염, DIC)

복습 문제

1. 초기 PPH를 정의하시오.
   답:

2. PPH의 객관화된 기준이 있는가?
   답:

3. 만약 없다면, 어떻게 초기 PPH를 사정하고 중재할 수 있는가?
   답:

4. 초기 PPH의 잠재적 원인을 3가지 기술하시오.
   (아래 표를 채우시오)
   답:

형태	사정자료	촉진 요인	처치

5. PPH의 잠재적 결과 또는 합병증을 2가지 이상 적으시오.

답:

관련된 근거중심간호 가이드라인

American College of Obstetricians and Gynecologists (ACOG). (2006, October). Postpartum hemorrhage. (ACOG Practice Bulletin No. 76). Washington, DC: Author.

Compendium of postpartum care (2nd ed) (2006). Association of Women"s Health, Obstetric, and Neonatal Nurses

The Joint Commission National Patient Safety Goals Hospital Program. Retrieved from http://www.jointcommission .org/generalpublic/npsg/10_npsgs.htm

SBAR technique for communication: A situational briefing model. The Institute for Health Care. Retrieved December 19, 2008, from http://www.ihi.org/IHI/Topics/PatientSafety/SafetyGeneral/Tools/SBARTechniqueforCommunication ASituationalBriefingModel.htm

시뮬레이션 시작 전 확인 내용

- 산후 사정과 간호중재
- 산후 출혈을 유발하는 산과적 위험 요인
- 산후 출혈을 진단 받은 환자를 위한 간호중재
- PPH를 진단 받은 환자를 위한 약리학적(옥시토신 약물) 및 다른 의학적 중재

시뮬레이션

환자 배경

김OO 씨는 31세이며, 산과력은 G5T3P1A0L4로 20시간 동안 옥시토신 촉진제를 사용한 후에 중측방 회음절개술을 하였고, 분만 2기 지연으로 오전 8시에 겸자 분만으로 4.36kg의 여아를 분만하였다. 그녀는 경막외마취를 받았다. 추정된 혈액손실은 (EBL) 500cc였다. 초기 활력징후는 BP 120/80에서 128/92, P 70, RR 12였다.

개인정보

- 나이: 31세
- 성별: 여성
- 신장: 168cm
- 체중: 54.4kg

인구학적 정보

- 결혼 상태: 기혼
- 교육 수준: 고등학교 졸업, 기술 학교
- 종교: 기독교
- 직업: 의료 기술자

현재 건강 상태

- 산후 겸자 분만

배경

- 사회심리적 배경
    - 사회적 지지: 남편, 자녀 5명
- 과거력
    - 내과적: 없음
    - 외과적: 편도선절제술
- 가족력: 없음

입원기록지

이름:	김OO
나이:	31세
성별:	여성
결혼 상태:	기혼
교육 수준:	고등학교 졸업, 기술 학교
종교:	기독교
직업:	의료 기술자

병원 처방			환자이름: 김OO 알레르기: Aspirin
진단: 질 분만, 겸자(Vaginal delivery, forceps)			
날짜	**시간**	**처방**	**서명**
		모아병동으로 입원	
		활력징후: 30분마다, 그 후 4시간마다, 그 후 8시간마다	
		식이: 일반 식이	
		활동: 가능한 한 마음대로, 안정되면 샤워와 보행 가능	
		수액요법: Lactated Ringer's solution (LR) at 125 mL/hr, DC when vital signs are stable, vaginal bleeding normal, and tolerating po fluids well Add oxytocin 10 units to IV immediately after delivery of placenta	
		약물: Dermoplast spray to hemorrhoids, episiotomy prn if requested, as often as 6 per hr Tucks pads at bedside prn for hemorrhoids, may be applied to rectum as often as 6 per hr Bisacodyl (Dulcolax) suppository 10 mg or Fleet Enema daily prn for constipation, if requested Colace tab 1 po at bedtime prn for constipation, if requested Magnesium hydroxide/aluminum hydroxide/simethicone (Maalox) 30 mL po, if requested, as often as 1 per hr for indigestion Prenatal vitamin 1 po daily as dietary supplement Ibuprofen (Motrin) 800 mg po q 8 hr prn for cramping pain Acetaminophen (Tylenol) 325 mg 1–2 tab po q 3 hr prn for mild to moderate pain Oxycodone/acetaminophen (Percocet) 5/325 mg 1–2 tab po q 4 hr for severe pain Zolpidem (Ambien) 5 mg po at bedtime prn for sleep, if requested	
		RhoGam if RH negative and eligible	
		풍진 예방접종	
		진단검사: CBC 24 hr postpartum	
		처치: Ice to perineum × 12 hr postpartum	
		Sitz bath q 4 hr after 12 hr for perineal discomfort	Dr. 박OO

간호기록

모아 병동 입원기록: 김OO 씨는 분만 2시간 후에 모아 병동에 입원하였다. 20unit의 옥시토신이 혼합된 LR 1,000mL를 125mL/hr IV로 투여받았고, 상태가 안정되고 구강으로 수분을 섭취할 수 있을 때까지 계속 투여받았다. 활력징후는 30분 전에 T 37.2, BP 130/90, P 80으로 약간 약해짐, RR 14 깊은 호흡, 차갑고 창백한 피부, 분만 후 소변을 보지 못한 상태였다. 의식이 또렷하였고, 명료하였으며, 약간 불안하였다. 남편은 신생아실에 있다. 오전 11시에 회음부 간호가 시행되었고 산후 패드를 바꾸었다.

학생 시뮬레이션 준비 과제

1. 산후 출혈 환자 간호를 위해 필요한 물품과 사용목적을 기술하시오.

물품	목적
기도와 흡입 장비	
혈압 커프	
혈액 제품	
큰 패드/산후 패드	
유치도뇨관	
장갑	
IV 장비와 수액	
약물	
산소 장비	
맥박산소측정기	
검체 튜브	
청진기	

2. 산후 출혈 환자 간호를 위한 팀 구성원과 역할을 기술하시오.

팀 구성원	역할
의사	
마취의사 또는 마취전문간호사	
간호사 1	
간호보조인력	

3. 관련 자료 연습문제: 아래 빈칸을 채우시오.

기록에서 도출한 관련자료	그 밖에 다른 출처에서 도출한 관련자료	누락된 자료	누락된 자료의 출처	추후검사가 필요한 자료

기록에서 도출한 관련자료	그 밖에 다른 출처에서 도출한 관련자료	누락된 자료	누락된 자료의 출처	추후검사가 필요한 자료

4. 사정

환자의 배경과 간호기록을 검토한 후, 환자 현재 상태를 사정할 준비를 한다. 각각의 항목에 따라 사정을 어떻게 할 것이며, PPH 환자에게 나타날 것으로 예상되는 것은 무엇인지 확인하시오.

과거력

추가 자료를 얻기 위해 환자나 가족에게 해야 할 질문은 무엇인가?

신체검진

- 전반적 외모:
- 피부계:
- 머리, 귀, 눈, 코, 목:
- 호흡기계:
- 심혈관계:
- 유방:
- 복부:
- 신경계:
- 근골격계:
- 생식기계:
- 추가 검진:
- 발달적 검사
  환자의 발달 단계를 고려한 간호는 무엇인가?
  답:

5. 진단검사

환자 간호를 계획하는 데 필요한 환자의 주호소와 관련된 진단검사 결과는 무엇인가?

Davis's Comprehensive Handbook of Laboratory and Diagnostic Testing with Nursing Implication 4e 또는 다른 진단검사 관련 참고문헌을 이용하여 아래 표를 완성하시오.

진단검사	검사 이유
Hgb	
Hct	

6. 처치

PPH 진단을 받은 환자에게 사용하는 약물에 대하여 확인하시오.

Deglin et al, Davis's Drug Guide for Nurses 12e또는 약물과 관련된 다른 참고문헌을 참조하여 아래 표를 완성하시오.

약물	용량, 경로, 빈도	적응증	부작용	간호중재
Pitocin(oxytocin)	IM: 10 – 20 units (1 – 2 mL) after delivery of theplacenta			

약물	용량, 경로, 빈도	적응증	부작용	간호중재
Toprol XL	Intravenous infusion (drip method): If the patient has an intravenous infusion of LR or NSS running, 10-40 units of oxytocin may be added to the bag, depending on the amount of solution remaining (maximum 40 units to 1,000 mL). Adjust the infusion rate to sustain uterine contraction and control uterine atony (125-200 mU/min)			
Methergine (methylergonovine)	po 200-400 mcg (0.4-0.6 mg) q 6-12 hr for 2-7 days IM, IV (rarely given IV, emergencies only, 200 mcg (0.2 mg) q 2-4 hr for up to 5 doses			

약물	용량, 경로, 빈도	적응증	부작용	간호중재
Cytotec(misoprostol)	0.8 mg rectally × 1			
Hemabate (carboprost tromethamine)	IM or intramyometrially 250 mcg (0.25 mg) of Hemabate sterile solution (1 mL). Can be repeated at intervals of 15–90 min per physician order The total dose should not exceed 2 mg (8 doses)			

7. 간호문제/진단

3가지 우선순위 간호문제/진단을 확인하시오.

사정자료	우선순위 문제	중재	기대되는 결과	간호보조인력에게 위임할 수 있는 중재는 어떤 것인가?
1.				
2.				
3.				

사정자료	우선순위 문제	중재	기대되는 결과	간호보조인력에게 위임할 수 있는 중재는 어떤 것인가?

참고문헌

American College of Obstetricians and Gynecologists (ACOG). (2006, October). Postpartum hemorrhage. (ACOG Practice Bulletin No. 76). Washington, DC:ACOG.

Benedetti, T. (2002). Obstetric hemorrhage. In S. Gabbe, J. Niebyl, & J. Simpson (Eds.). Obstetrics: Normal and problem pregnancies (4th ed.). New York: Churchill Livingstone.

Briggs, G.G., & Wan, S. R. (2006). Drug therapy during labor: Postpartum hemmorhage. American Journal of Health-System Pharmacy. 63(12), 1131~1139. Retrieved June 16, 2008, from http://www.medscape. com/viewarticle/535774_6

Buckland, S. S., & Homer, C. S. (2007) Estimating blood loss after birth: Using simulated clinical examples. Women Birth, 20(2), 85~88.

Cesario, S.K., Beck,C, Creehan, P.,Watts,N. & Santa-Donata,A. Compendium of postpartum care (2nd ed.). (2006).Washington DC: Association of Women"s Health, Obstetric, and Neonatal Nurses. & Johnson and Johnson Consumer Companies.

Deglin, J. H., & Vallerand, A. H. (2010). Davis"s drug guide for nurses (12th ed.). Philadelphia: F. A. Davis.

Dillon, P. (2007). Nursing health assessment: A critical thinking and case studies approach (2nd ed.). Philadelphia: F. A. Davis.

Erikson, E. H. (1950). Childhood and society. New York: Norton.

Glover, P. (2003). Blood loss at delivery: How accurate is your estimation? Australian journal of midwifery, 16(2), 21~24.

Lagerquist, S. L. (2006). Davis"s NCLEX-RN for success. Philadelphia: F. A. Davis.

Lowdermilk,D. L., & Perry, S. H. (2007). Maternity and women"s health care (9th ed.). St. Louis: Mosby.

Magann, E. F., Evans, S., Hutchinson, M., Collins, R., Howard, B., & Morrison, J. (2005). Postpartum hemorrhage after vaginal birth: An analysis of risk factors. Southern Medical journal, 98(4), 419~422.

Van Leeuwen, A. M. & Poelhuis-Leth, D.J., & Bladh, M.L. (2011). Davis"s comprehensive handbook of laboratory and diagnostic tests with nursing implications (4th ed.). Philadelphia: F. A. Davis.

3-2 신생아 사정

모아간호

학습목표

인지적 영역

1. 출생 직후 호흡노력이 보이지 않는 신생아에게 필요한 간호사정을 결정하고, 자료와 현장자원에 기반하여 우선순위 요구에 맞는 간호사정을 수행한다.
   - 분만력을 신생아의 생리적 상태에 영향을 미칠 수 있는 의미 있는 요인들로 해석한다.
   - 신생아 분만 관련 물품과 장비를 확인한다.
   - 신생아 호흡, 순환, 피부색, 긴장도 등에 대한 신속한 사정을 수행한다.
2. 간호사정 자료를 분석하고, 신생아의 생리적 상태와 현장자원에 특화된 우선순위를 수행할 수 있는 적절한 간호중재를 확인한다.
3. 필요한 경우 의도적이며 효율적인 정보교환과 간호중재 및 평가계획에 참여한다.

정신운동적 영역

1. 산소화와 수화 및 피부통합성을 증진하기 위해 건강양상에 특화된 시의적절하고 효율적으로 통합된 신생아 간호중재를 수행한다.
   - 신생아를 건조시키고 자극하며 바르게 자세를 취해준다.
   - 산소공급을 한다: 적절한 산소공급 기구, 속도
   - APGAR 점수를 배정한다.
   - 신생아 체온조절 요구를 관리한다.
   - 신생아가 안정되었을 때 투약을 시행한다(AquaMEPHYTON과 erythromycin 안약).
2. 신생아 가족의 교육에 대한 준비 정도와 문화, 연령, 교육 수준에 맞는 의사소통과 교육전략을 통해 가족을 안내하고 지지한다. 다음에 대해 가족에게 설명한다.
   - 산소공급
   - 신생아의 체온조절 요구
   - 투약
3. 간호의 연속성과 환자결과를 위해 기록하고 간호를 평가한다.

정서적 영역

1. 변화하는 환자상황과 현장자원에 맞추어 간호계획을 조정하는 간호 틀을 사용하여 개인적 활동을 평가한다.
2. 호흡노력이 보이지 않는 신생아 시뮬레이션 시 수행한 것을 되돌아본다.
3. 호흡노력이 보이지 않는 신생아를 돌보는 팀 구성원으로서 수행하는 것에 관한 느낌을 토의한다.
4. 시뮬레이션 동안 효과적이었던 요소를 확인한다.
5. 시뮬레이션 동안 개선이 필요한 요소를 확인한다.

의사소통

1. 의료팀과 의사소통 시 SBAR(situation, back ground, assessment, recommendation) 형식을 사용한다.
   - 환아 상태에 대해 동료와 교수, 책임간호사 등과 대화한다.
2. 출생 직후 신생아 간호 시 가족과 효과적으로 의사소통한다.
3. 문제해결을 위해 Transparent Thinking(생각나는 대로 의견 말하기)을 수행한다.
4. 업무를 위임할 때는 직접적인 의사소통 방법을 사용한다.
5. 의사소통을 위해 Closed Loop Communication(상대방의 메시지와 상황을 인식했음을 알림)을 사용한다.

안전

환자와 건강관리제공자의 안전을 위해 안전관리중재를 적용하고 유지한다.

1. 신체역학, 발생 가능한 위험, 장비 문제 등에 관해 건강관리제공자, 방문객과 환자에게 안전한 환경을 제공한다.
2. 환자 안전을 목표로 환자확인규정, 건강관리제공자 간의 효과적인 의사소통과 안전한 투약 등에 주의를 기울인다.
3. 손씻기, 감염예방법과 개인보호장비 사용 등 표준주의지침을 지킨다.

리더십과 관리/위임

1. 출생 직후 신생아 간호 시 합법적이고 윤리적이며 안전하게 간호보조인력에게 위임할 수 있는 업무를 확인한다.
2. 출생 직후 신생아 간호 시 간호 요구를 확인하고 우선순위를 정한다.

사전학습

출생 직후 신생아 간호관리

출생 직후 신생아의 효과적인 간호관리는 숙련된 간호사정 기술에 달려 있다. 간호사는 단순히 신생아만 검사하는 것이 아니라 신생아 건강상태에 영향을 미칠 수 있는 진통과 분만을 포함한 어머니 건강력에서 자료를 수집하기도 한다.

사정

객관적 자료

- 기도: 비인두와 구인두 점액
- APGAR 점수
- 제대혈관의 수
- 태변과 소변 배출
- 일반적인 신체 소견/상태
  - 호흡부전 징후
  - 피부상태
  - 울음
  - 출생 시 손상 징후
  - 일반적인 조사: 신체 대칭성, 기형
  - 재태연령 요인
- 고위험신생아를 확인한다.

진단검사

- 혈액형과 RH
- Coombs test
- 제대혈 가스검사
- 혈당

간호관리

- 기도개방 확보
- 체온 유지
- 신생아 확인
- 눈감염 예방
- 잠재적 합병증 파악과 치료를 촉진

평가/결과 기준

자궁 밖 생활로 성공적인 전환:

- 사정결과가 정상 범위 내에 있다.
- 부모와의 결속과정에 반응한다.

복습 문제

1. 분만력과 입원 시 임상검사결과를 검토한다. 출생 직후 신생아가 호흡억제 위험이 있음을 알려줄 수 있는 정보는?
   답:

2. 출생 직후 신생아 간호에서 우선순위는?
   답:

3. 출생 직후 신생아를 건조시킨 후 젖은 천을 제거하고 따뜻한 담요로 감싸거나 온열기 아래 놓아둔다. 이 절차를 시행하는 이유는?
   답:

4. 출생 직후 신생아의 저체온증을 예방하는 것이 중요한 이유는? 저체온증으로 인해 어떤 대사 요구 및 생리적 요구가 발생하는가?
   답:

5. 만삭아의 정상적인 활력징후는?
   답:

6. 신생아 호흡부전 징후를 5가지 기술하시오.
   답:

7. 신생아의 APGAR 점수를 평가할 때 이루어지는 생리학적 사정은?
   답:

8. APGAR 점수 0~3점이 의미하는 것은?
   답:

관련된 근거중심간호 가이드라인

American Academy of Pediatrics. Summary of Major Changes to the 2005 AAP/AHA Emergency Cardiovascular Care Guidelines for Neonatal Resuscitation. Retrieved July 2007, from www.C2005.org

National Guideline Clearing House. Neonatal Resuscitation: 2005 International Consensus Conference on Cardiopulmonary Resuscitation and Emergency Cardiovascular Care Science with Treatment Recommendations. Retrieved July 2007, from www.guideline.gov

The Joint Commission National Patient Safety Goals Hospital Program. Retrieved from http://www.jointcommission.org/GenealPublic/NPSG/10

SBAR technique for communication: A situational briefing model. The Institute for Health Care Improvement. Retrieved December 19, 2008, from http://www.ihi.org/IHI/Topics/PatientSafety/SafetyGeneral/Tools/SBARTechniqueforCommunicationASituationalBriefingModel.htm

시뮬레이션 시작 전 확인 내용

- 정상 신생아의 생리적 전환
- 신생아 사정 및 간호
- 의료인을 위한 CPR
- 약리학과 약물투약(모든 경로)

시뮬레이션

환자 배경

김OO 씨의 아기는 방금 제태기간 39주 5일 만에 태어났다. 김OO 씨는 28세로 G3P3(with this birth)이다. 이전에 임신한 적은 없으며, 임신 12주에 산전관리를 시작하였다. 임신 기간 동안 비타민과 등 아래쪽 통증때문에 간간히 타이레놀을 복용하였다. 김OO 씨는 4시간 전에 진통으로 입원하였다. 입원 당시 CBC와 metabolic profile 검사결과는 정상 범위였고, SVE(sterile vaginal exam)는 3cm/70% effaced/−2 station였다. 진통이 있는 동안 심호흡, 기포가 나오는 욕조 안에서 birth ball과 마사지 같은 비약물요법으로 통증을 관리하였다. 남편 이OO 씨는 진통하는 동안 옆에서 함께 지지하고 있었다. 양수는 출산 20분 전에 자연스럽게 터졌고, 양수는 투명하였다. 양수가 터진 후 SVE는 6~7cm/100% effaced/0 station으로 기록되었다. 김OO 씨는 진통제를 요구했고(치골부위 통증이 10/10), Stadol(butorphanol) 2mg이 IV로 투여되자 통증이 3/10으로 감소하였다. Stadol이 투여되고 5분 내 push가 수행되었다. FHTs가 110, minimal long-term variability 가변성(LTV)이 조기 감축과 함께 나타났다. 자궁수축이 2분마다 있고 60초 동안 진행되며 촉진 시 단단하였다. SVE 검사는 다음과 같다: Complete/100% effaced/+1 station. 분만을 시행하기 위해 Dr. 박OO을 호출하였다.

입원기록지(엄마)

이름:	김OO
나이:	28세
성별:	여성
결혼 상태:	기혼
교육 수준:	대학교 졸업
직업:	주부

병원
처방

환자 이름: 김OO 씨 아기
알레르기: 없음

진단명: 신생아(Term newborn)

날짜	시간	처방	서명
		정상 신생아 간호	
		의사 처방기록과 간호사 프로토콜	
		입원: 프로토콜에 따라 혈당체크, 대사 검사, 듣기 검사	

진단명: 신생아(Term new born) (계속)

날짜	시간	처방	서명
		24% sucrose via pacifier prn painful procedures	
		Call office or exchange for low-risk infant	
		Call attending physician immediately for the following: Sick infant, Infant less than 35 5/7 weeks gestation or less than 2,000 g (andadmittonursery), Infant at increased risk of sepsis Infant's mother received intrapartum antibiotics, Infant's mother received group B streptococcus (GBS) prophylaxis less than 4 hr before delivery,	
		심폐소생: 신생아 심폐소생 Programguidelinesforresuscitation	
		If infant required positive-pressure ventilation (PPV) for depressed respiratory effort or has a 5 min APGAR of less than 7: Obtain cord arterial and venous blood gases	
		Obtain a capillary blood glucose per unit protocol	
		Medications: Weight: ___ g AquaMephyton 1 mg IM by 1 hr of age Erythromycin ophthalmic ointment 0.5% to both eyes by 1 hr of age Zinc oxide 10% prn diaper rash	
		식이: Breast-feeding and supplementation per protocol	
		호흡: 만약 청색증이 있으면 산소포화도가 92~98%를 유지하도록 산소공급 만약 15분 이상 길게 산소가 공급되면 의사에게 보고하세요.	Dr. 박OO

간호기록

시뮬레이션 시작 시 SBAR 형식으로 보고한다. 학생들에게 시간이 21:47이라 말하고 신생아 출산을 위해 대기하고 있다. 간호사 1의 역할은 "baby nurse"이다(간호사 1은 재빠르게 출생 후 신생아를 사정하고, 심폐소생술을 적용하며 제대간호와 APGAR 점수를 측정하는 책임이 있다).

상황: 김OO 씨의 아기는 곧 태어날 것이다. 김OO 씨는 의사가 도착하길 기다리는 동안 pushing을 참느라 호흡이 힘들다.

배경: 김OO 씨는 28세로 G3P2이다. 양수는 출산 20분 전에 자연스럽게 터졌고 양수는 투명하였다. 양수가 터진 후 그녀의 통증은 10/10이었고, 자궁경관은 6~7cm/100% effaced/0 station이었으며 진통제를 요구하였다. 15분 전에 Stadol 2mg이 IV로 투여되었다.

사정: minimal long-term variability와 함께 FHTs가 110이었다. 조기 감축이 있다. 양수는 투명하다. 통증 수준은 현재 3/10이다. 환자는 점점 더 힘들어 한다. 수축이 2분마다 60초 동안 진행되며, 촉진 시 단단하다.

권고: 간호사는 이미 신생아를 받기 위한 기구(흡입과 산소)를 준비하였으며 약물과 방 안에 카트도 준비하였다. Stadol로 인해 아기에게 예측되는 상황에 대비하여 산소와 Narcan을 준비한다.

학생 시뮬레이션 준비 과제

1. 신생아 사정을 위해 필요한 물품과 사용목적을 기술하시오.

물품	목적
Resuscitation bag and mask	
Oxygen source	
Suction catheter and suction source	
Radiant warmer	
청진기	
Medications and supplies	

2. 신생아 사정을 위한 팀 구성원과 역할을 기술하시오.

팀 구성원	역할
간호사 1	
간호사 2	
책임간호사	
의사	

3. 관련 자료 연습문제: 아래 빈칸을 채우시오.

기록에서 도출한 관련자료	그 밖에 다른 출처에서 도출한 관련자료	누락된 자료	누락된 자료의 출처	추후검사가 필요한 자료

4. 사정

환자의 배경과 간호기록을 검토한 후, 환자 현재 상태를 사정할 준비를 한다. 각각의 항목에 따라 사정을 어떻게 할 것이며, 분만 후 신생아에게 나타날 것이라 예상되는 것은 무엇인지 확인하시오.

과거력

만삭아, 단태아, 검사결과 감염이나 빈혈은 없으며 양수는 투명함. 엄마에게 Stadol 2mg 투여한 것을 제외하고 정상 신생아가 분만될 것을 예측함.

추가 자료를 얻기 위해 환자와 가족에게 해야 할 질문은 무엇인가?

신체검진

- 전반적 외모:
- 피부계:
- 머리, 귀, 눈, 코, 목:
- 호흡기계:
- 심혈관계:
- 유방:
- 복부:
- 근골격계:
- 신경계:
- 생식기계:

- 신장계:
- 비뇨생식기계:

- 발달적 검사

신생아의 발달 단계를 고려한 간호는 무엇인가?

답:

5. 진단검사

신생아의 상태를 고려하여 확인이 필요한 산모의 진단검사 결과는 무엇인가?

Van Leeuwen et al, Davis's Comprehensive Handbook of Laboratory and Diagnostic Testing with Nursing Implications 4e, 또는 다른 진단검사관련 참고문헌을 이용하여 아래 표를 완성하시오.

산모 검사 결과

진단검사	엄마 입원 검사	검사 이유
CBC		
Electrolytes		

6. 처치

출생 직후 시기에 신생아에 사용하는 약물에 대하여 확인하시오.

Deglin et al, Davis's Drug Guide for Nurses 12e 또는 약물과 관련된 다른 참고문헌을 참조하여 아래 표를 완성하시오.

약물	용량, 경로, 빈도	적응증	부작용	간호중재
Narcan(naloxone)	0.1 mg/kg IM or SQ As needed for neonatal respiratory depression following maternal narcotic administration			

약물	용량, 경로, 빈도	적응증	부작용	간호중재
AquaMephyton (phytonadione)	0.5–10 mg IM within 1 hr of birth			
Erythromycin eye ointment	0.5% both eyes within hr of birth (IV 0.2 mg/kg/dose)			

7. 간호문제/진단

3가지 우선순위 간호문제/진단을 확인하시오.

사정자료	우선순위 문제	중재	기대되는 결과	간호보조인력에게 위임할 수 있는 중재는 어떤 것인가?
1.				
2.				
3.				

참고문헌

American Academy of Pediatrics. Summary of Major Changes to the 2005 AAP/AHA. Emergencycardiovascularcareguidelinesfornonatalresuscitation.RetrievedJuly2007.fromwww.C2005.org

Deglin, J. H., Vallerand, A. H. (2010). Davis'sdrugguidefornurses(12thed.).Philadelphia:F.A.Davis.

Dillon, P. (2007). Nursinghealthassessment:Acriticalthinkingandcasestudiesapproach(2nded.).Philadelphia:F.A.Davis.

Erikson, E. H. (1950). Childhoodandsociety.NewYork:Norton.

Lagerquist, S. (2006). NCLEX-RNforsuccess.Philadelphia:F.A.Davis.

National Guideline Clearing House. Neonatalresuscitation:2005InternationalConsensusConferenceonCardiopulmonaryResuscitationandEmergencyCardiovascularCareSciencewithTreatmentRecommendations.RetrievedJuly2007.fromwww.guideline.gov

Olds, S., London, M., Ladewig, P., & Davidson, M. (2007). Maternal-newbornnursingandwomen'shealthcare(7thed.).RedwoodCity,CA:Addison-Wesley.

Van Leeuwen, A. M., Poelhuis-Leth, D. J., & Bladh, M. L. (2011). Davis'scomprehensivehandbookoflaboratoryanddiagnostictestswithnursingimplications(4thed.).Philadelphia:F.A.Davis.

3-3 체온조절과 저혈당증

모성, 신생아

학습목표

인지적 영역

1. 저체온증과 저혈당증의 증상과 징후를 확인한다.
2. 저체온증과 저혈당증의 증상과 징후를 패혈증, 뇌막염, 미숙, 당뇨병 어머니의 아기, 선천성 대사이상, 한랭 스트레스에 제한되지 않는 가능한 진단의 병태생리와 연관시킨다.
3. 저체온증과 저혈당증의 위험을 높이는 신생아의 과거력 요인을 확인한다.
4. 저체온증과 저혈당증의 위험을 높이는 신생아의 현재 상태 요인을 확인한다.
5. 저혈당증과 저체온증이 있는 신생아를 위한 적절한 간호중재를 확인한다.
6. 저혈당증과 저체온증이 있는 신생아 간호에 대해 팀 구성원의 역할을 구분한다.

정신운동적 영역

1. 저혈당증과 저체온증이 있는 영아에게 적절한 사정을 수행한다.
2. 저혈당증과 저체온증이 있는 영아에게 초기 환자 사정, 활력징후, 집중적 건강력, 혈당 확인과 해석, 구강 영양 시도 또는 정맥 포도당, 환경적 보온, 환자 재사정 등의 적절한 중재를 시작한다.
3. 저혈당증과 저체온증이 있는 영아를 간호하는 의료팀의 일원으로서 협력한다.

정서적 영역

1. 저혈당증과 저체온증 영아의 간호 시 수행한 것을 되돌아본다.
2. 저혈당증과 저체온증 영아 간호에 대한 대한 전반적인 느낌을 되돌아본다.
3. 저혈당증과 저체온증 영아를 간호하는 데 팀 구성원으로서 수행하는 것에 관한 느낌을 토의한다.
4. 저혈당증과 저체온증 영아 간호 시뮬레이션 동안 효과적이었던 요소를 확인한다.
5. 저혈당증과 저체온증 영아 간호 시뮬레이션 동안 개선이 필요한 요소를 확인한다.
6. 저혈당증과 저체온 영아 간호에 대한 자신감을 갖는다.

의사소통

1. 저혈당증과 저체온증의 영아 간호 시 의료팀과 효과적으로 의사소통한다.
2. 저혈당증과 저체온증의 영아 간호 시 환자 및 가족과 효과적으로 의사소통한다.
3. 저혈당증과 저체온증의 영아 간호 시 의료팀과 의사소통에 SBAR(situation, back ground, assessment, recommendation) 형식을 사용한다.
4. 문제해결을 위해 Transparent Thinking(생각나는 대로 의견 말하기)을 수행한다.
5. 업무를 위임할 때는 직접적인 의사소통 방법을 사용한다.
6. 의사소통을 위해 Closed Loop Communication(상대방의 메시지와 상황을 인식했음을 알림)을 사용한다.

안전

환자와 건강관리제공자의 안전을 위해 안전관리중재를 적용하고 유지한다.

1. 신체역학, 발생 가능한 위험, 장비 문제 등에 관해 건강관리제공자, 방문객과 환자에게 안전한 환경을 제공한다.
2. 환자 안전을 목표로 환자확인규정, 건강관리제공자 간의 효과적인 의사소통과 안전한 투약 등에 주의를 기울인다.
3. 손씻기, 감염예방법과 개인보호장비 사용 등 표준주의지침을 지킨다.

리더십과 관리/위임

1. 저혈당증과 저체온증 영아 간호에 있어서 구성원에게 그 환경을 알려주고 유용한 자원을 확인한다.
2. 저혈당증과 저체온증의 영아 간호 시 합법적이고 윤리적이며 안전하게 간호보조인력에게 위임할 수 있는 업무를 확인한다.
3. 영아의 간호 요구를 확인하고 우선순위를 정한다.

사전학습

정의

신생아 간호는 주로 일상적이고 특별한 것이 없다. 이런 상황으로 질병 또는 신체적 합병증으로 인한 미묘한 증상을 늦게 인식하는 경우가 발생할 수 있다. 체온 조절과 혈당 대사는 잠재적이거나 시기적절한 중재가 필요하며, 심각한 합병증의 초기 지표로서 신생아 간호의 중요한 영역이다.

체온 조절

정의

신생아는 비효율적인 체온 조절 위험이 있다.

병태생리

급성 한랭 스트레스는 저혈당증을 발생시키고, 산소 요구를 증가시키며 무호흡을 유발할 수 있다.

위험 요인

- 미숙한 체온 조절
- 피하지방 감소
- 오한 반응이 없음
- 미성숙

사정

신생아의 직장 체온 정상 범위는 36.5~37.5℃이고, 액와 체온은 36~36.5℃이다. 미숙아의 직장 체온 정상 범위는 36.5~ 37.2℃이고, 액와 체온은 36.5~37.3℃이다.

주관적 자료

- 신생아에게는 해당되지 않음

객관적 자료

- 36.5℃ 이하의 체온, 차가운 눈물, 말단청색증 악화
- 남아의 고환거고근 반사
- 반점, 청색증
- 저혈당증

처치

간호관리

목적: 체온 안정화와 유지

- 오한감 피하기
- 건조, 싸기, 모자 씌우기, 따뜻한 요람에 두기
- 수시로 활력징후 관찰

평가/결과 기준

출산 8~10시간 이내 체온이 36.5~37.5℃가 된다.

저혈당

정의

혈청 글루코오스 수치가 40~45 mg/dL보다 낮다.

병태생리

낮은 혈청 글루코오스는 세포 대사 변화, 대뇌 흥분, 심폐계 문제를 일으킬 수 있다.

위험 요인

- 출산 시 모체 글루코오스 중단
- 정상 생리적 활동을 위한 에너지 요구 증가(호흡, 체온 조절, 근육 운동), 아미노산을 전환시키는 간기능 감소
- 당뇨병이 있는 어머니의 아기(IDM)에게 더욱 흔함; SGA 아기, LGA 아기; 쌍둥이 중 더 작은 아기, 자간전증이 있는 어머니의 아기, 출산 시 asphyxia; 아기의 고혈당증을 유발하는 급성 한랭 스트레스; 장관영양 시작의 지연; 유전적 단백질과 탄수화물 대사장애

사정

객관적 자료

- 안절부절못함
- 진전
- 발작
- 기면
- 근육긴장 저하
- 발한
- 불안정한 체온
- 빈호흡
- 간헐적 무호흡
- 청색증
- 고음의 날카로운 울음
- 수유 곤란

진단검사

혈청 글루코오스 수치가 40~45mg/dL보다 낮다.

처치: 글루코오스 제공

간호관리

목적: 합병증 예방

- 중재: 수유반사 사정, 혈당을 정상 범위로 유지하기 위해 초기에 처방된 중재는 즉각적인 장관영양과 1~2mL/kg (0.1~0.2g/kg)의 D10W 정맥 주입이다. 호흡이 60회 이상의 경우 구강 영양을 하지 않는다. 처방된 구강 또는 IV 칼슘을 제공한다. 황달, 과불안정, 출산 외상, 뇌압 상승, 출혈 등의 증상이 발견될 시에 의사에게 즉시 알린다.

평가/결과 기준

- 신생아가 성공적으로 자궁 밖의 삶에 적응한다.
- 신생아가 의료 처치와 간호관리에 반응한다.
- 신생아가 정상 신경계와 심폐계 기능을 보인다.

복습 문제

1. 신생아 소생 프로그램 가이드라인에 따라 간호제공자가 출산에 참여할 때 질문해야 할 4가지는?
   답:

2. 저혈당을 나타내는 혈청 글루코오스 수치는?
   답:

3. 신생아가 저체온이 되는 4가지 요인은?
   답:

4. 신생아 저혈당을 치료하기 위한 첫 번째 약물 사용법은(권장한 용량을 포함하여)?
   답:

5. 출산 후 신생아의 체온 손실을 예방하기 위해 해야 할 첫 번째 중재는?
   답:

관련된 근거중심간호 가이드라인

American Heart Association. Neonatal resuscitation guidelines(Part 13). Retrieved December 17, 2008, from http://circ.ahajournals.org/cgi/content/full/112/24_suppl/IV-188

Guidelines for glucose monitoring and treatment of hypoglycemia in breastfed neonates. Retrieved from http://www.guideline.gov/summary/summary.aspx?doc_id=11218&nbr=005865&string=neonatal+AND+hypoglycemia

The Joint Commission National Patient Safety Goals Hospital Program. Retrieved from http://www.jointcommission.org/GeneralPublic/NPSG/10

SBAR technique for communication: A situational briefing model. The Institute for Healthcare Improvement. Retrieved December 19, 2008, from http://www.ihi.org/IHI/Topics/PatientSafety/SafetyGeneral/Tools/SBARTechniqueforCommunicationASituationalBriefingModel.htm

Wight,N., Marinelli, K.A. (2006). Academy of Breastfeeding Medicine Protocol Committee. ABM clinical protocol #1: Guidelines for glucose monitoring and treatment of hypoglycemia in breastfed neonates. Academy of Breastfeeding Medicine, 1(3), 178~184.

시뮬레이션 시작 전 확인 내용

영아 사정

- 출산 후 첫 주 동안 신생아 간호
- 체온조절
- 신생아 영양: 탄수화물 대사
- 신생아 저혈당증과 저체온증의 위험 집단 식별
- 신생아 소생 프로그램 고찰

시뮬레이션

환자 배경

개인정보

- 나이: ~15분
- 성별: 여
- 신장: 51cm
- 체중: 3.9kg
- 머리둘레: 37cm

인구학적 정보(어머니)

- 결혼 상태: 기혼
- 교육 수준: 대학교 졸업
- 종교: 가톨릭
- 직업: 교사

현재 건강상태

- 15분 전에 태어났고, 포에 싸여 있으며, 조용하고, 신체 중앙의 피부는 분홍색이며 호흡을 잘하고 있음. 산전관리를 잘 받았고 임신 중 특별한 일이 없었던 산과력 G1P1이고 24세인 어머니의 만삭 여아이다. 산전 혈액검사에서 비정상 소견이 없었다. 어머니의 과거력은 2.5년간의 임신 지연, 약간의 천식, 조개류에 알레르기가 있다. 아기는 3시간 15분의 분만시간을 거쳐 경막외마취하에 질식 분만으로 탄생하였다. 제대는 문제 없이 빠져나왔다. 아프가 점수는 7~8점 사이였다. 아버지/가족 구성원은 온열기 근처 침상에 아기를 눕혀 놓았다.

배경

- 사회심리적 배경: NA
  - 사회적 지지: 부부 모두 직장에서 4주의 유급 출산휴가를 받았다. 안정된 주택과 친척의 지지
- 과거력
  - 내과적: 분만시간 지연과 목의 탯줄 1회
  - 외과적: NA
- 가족력: 외할아버지의 고혈압, 심혈관질환, 중풍, 당뇨병

입원기록지

이름:	박OO 씨 아기
나이:	15분
성별:	여아
결혼 상태:	해당 없음
교육 수준:	해당 없음
종교:	부모가 가톨릭
직업:	해당 없음

병원
처방

환자 이름: 박OO 씨 아기
알레르기: 없음

진단:

날짜	시간	처방	서명
		활력징후: 체온, 심음, 호흡은 안정될 때까지 30분마다, 그 후 교대 시마다, 이후 prn	
		체중: 매일 측정	
		식이: 가능한 한 모유수유	
		활동: 가능한 대로	
		약물: Vitamin K 1 mg IM within 1 hr of birth Erythromycin ointment 1-2 cm to lower conjunctival sac to each eye 1 at birth Hepatitis B vaccine prior to discharge Sucrose 24% solution give 1-2 mL to top of tongue 2 min prior to painful procedure plus pacifier dipped in sucrose solution. May repeat q 6 hr prn	Dr. 이OO

간호기록

신규 간호사에게 인계를 받고 있다.: 아기에게 흡인 처치를 한 후에 포로 싸서 어머니의 곁에 두었다. 아기는 잘 먹지 않고 졸린 것 같다. 아기의 아프가 점수는 7~8점 사이였다. 아기의 몸무게는 3.9kg이고 처음 심음은 136, 호흡은 40이었다. 아기의 이름이 팔찌에 적혀 있다. 아기 키와 활력징후를 재야 한다.

학생 시뮬레이션 준비 과제

1. 저혈당증과 저체온증 신생아 환자 간호를 위해 필요한 물품과 사용목적을 기술하시오.

물품	목적
혈당측정기	
온열기	
신생아 소생술 시 관련 물품	
신생아에게 흔히 사용하는 약물	

2. 저혈당증과 저체온증 신생아 환자 간호를 위한 팀 구성원과 역할을 기술하시오.

팀 구성원	역할
인턴/레지던트/신생아 전문간호사	
간호사 1	
아버지/가족구성원	
문서기록자	
간호사 2	

3. 관련 자료 연습문제: 아래 빈칸을 채우시오.

기록에서 도출한 관련자료	그 밖에 다른 출처에서 도출한 관련자료	누락된 자료	누락된 자료의 출처	추후검사가 필요한 자료

4. 사정

신생아의 배경과 간호기록을 검토한 후, 신생아의 현재 상태를 사정할 준비를 한다. 각각의 항목에 따라 사정을 어떻게 할 것이며, 저체온증과 저혈당증을 진단받은 신생아에게 나타날 것으로 예상되는 것은 무엇인지 확인하시오.

과거력

추가 자료를 얻기 위해 가족에게 해야 할 질문은 무엇인가?

신체검진

- 전반적 외모:
- 피부계:
- 머리, 귀, 눈, 코, 목:
- 호흡기계:
- 심혈관계:
- 유방:
- 복부:
- 신경계:
- 근골격계:
- 비뇨생식기계:
- 추가 검진:
- 발달적 검사

신생아의 발달 단계를 고려한 간호는 무엇인가?

답:

5. 진단검사

환자 간호를 계획하는 데 필요한 환자의 주호소와 관련된 진단검사 결과는 무엇인가?

Davis's Comprehensive Handbook of Laboratory and Diagnostic Testing with Nursing Implication 4e 또는 다른 진단검사 관련 참고문헌을 이용하여 아래 표를 완성하시오.

진단검사	검사 이유
Blood glucose	

6. 처치

저혈당증 진단을 받은 환자에게 사용하는 약물에 대하여 확인하시오.

Deglin et al, Davis's Drug Guide for Nurses 12e 또는 약물과 관련된 다른 참고문헌을 참조하여 아래 표를 완성하시오.

약물	용량, 경로, 빈도	적응증	부작용	간호중재
D10W	2 mL/kg IV over 15 min now Follow with maintenance D10W infusion at 4–6 mg/kg/min			
Glucagon	0.3 mg/kg/dose IV (preferred), IM, SC q 4 hr as needed (max dose 1 mg/dose)			
Sucrose 24% 용액	1–2 mL to tongue 2 min prior to painful procedure. May offer pacifier dipped in 24% sucrose solution. May repeat q 6 hr			

7. 간호문제/진단

3가지 우선순위 간호문제/진단을 확인하시오.

사정자료	우선순위 문제	중재	기대되는 결과	간호보조인력에게 위임할 수 있는 중재는 어떤 것인가?
1.				
2.				
3.				

참고문헌

Blackburn, S.T., Mercia, Loper, D. (2004). Thermoregulation. In Maternal, fetal & neonatal physiology:A clinical perspective. St. Louis: Saunders.

Circulation 2005; 112, IV-188-IV-195; originally published online Nov 28, 2005; Part 13; Neonatal Resuscitation Guideline. American Heart Association. Retrieved December 17, 2008, from http://circ.ahajournals.org/cgi/content/full/112/24_suppl/IV-188

Deglin, J. H., Vallerand, A. H. (2010). Davis"s drug guide for nurses(12th ed.). Philadelphia: F. A. Davis.

Dillon, P. (2007). Nursing health assessment: A critical thinking and case studies approach (2nd ed.). Philadelphia: F. A. Davis.

Erikson, E. H. (1950). Childhood and society. New York: Norton. Institute for Healthcare Improvement. SBAR: Technique for communication: A situational briefing model. Retrieved December 18, 2008, from http://www.ihi.org/IHI/Topics/PatientSafety/SafetyGeneral/Tools/SBARTechniqueforCommunicationASituationalBriefingModel.htm

Lagerquist, S. (2006). NCLEX-RN for success. Philadelphia: F. A. Davis.

Liang, I. (2005). General care. In M. G. MacDonald, M. D. Mullett, & M. M. K. Seshia (Eds.). Avery"s neonatology: Pathophysiology & management of the newborn (6th ed.) (pp. 353?357). Philadelphia: Lippincott Williams & Wilkins.

Ogata, E. S. (2005). Carbohydrate homeostasis. In M. G. MacDonald, M. D. Mullett, & M. M. K. Seshia (Eds.). Avery"s neonatology: Pathophysiology & management of the newborn (6th ed.) (pp. 876?879). Philadelphia: Lippincott Williams & Wilkins.

Van Leeuwen, A. M., Poelhuis-Leth, D. J., & Bladh, M. L. (2011). Davis"s comprehensive handbook of laboratory and diagnostic tests with nursing implications. (4th ed.). Philadelphia: F. A. Davis.

Wight, N., & Marinelli, K. A. (2005).Academy of Breastfeeding Medicine Protocol Committee. ABM clinical protocol #1: Guidelines for glucose monitoring and treatment of hypoglycemia in breastfed neonates. Breastfeed medicine, 1(3), 178-184.

Zenk, K. E., Sills, J. H., & Koeppel, R. M. (2003). Neonatal medications & nutrition: A comprehensive guide (3rd ed.). Santa Rosa, CA: NICU INK.

3-4 제왕절개 수술 후

모성-아동

학습목표

인지적 영역

1. 산과 수술 후 환자를 위한 필수 사정내용을 결정하고, 자료와 병동 자원에 근거하여 협동적이고 시기적절한 방법으로 환자의 우선적 요구에 맞는 사정을 정확하게 수행한다.
   - 수술 후 사정에 중점을 둔다: 신경계, 심혈관계, 호흡기계, 운동성
   - 통증을 포함한 활력징후
   - 섭취량와 배설량
   - 드레싱
   - 자궁저부
   - 산후 질분비물
2. 산과 수술 후 환자의 사정 자료를 분석하고, 환자의 신체상태, 나이, 문화, 병동 자원에 초점을 두며 우선적이고 적절한 중재를 확인한다.
3. 필요시 목적이 있고 효율적인 정보 공유, 중재와 평가를 계획한다.

정신운동적 영역

1. 산소화, 수화상태, 운동성, 배출, 피부통합성 증진에 중점을 두어 효율적으로 수술 후 간호중재를 수행한다.
   - 환자의 유발폐활량 측정(IS)과 체위변경, 기침과 심호흡(TCBD)을 돕는다.
   - 수액 균형 관찰: 수액명과 주입 속도를 체크하고, 소변 배설량과 산후 질분비물(색, 양, 냄새)을 관찰한다.
   - 국가환자안전협회의 기준에 맞추어 약물을 적용한다: 진통제
2. 산모와 가족의 학습의욕, 문화, 나이, 교육 수준에 따른 의사소통과 학습전략으로 산모와 가족을 안내하고 지지한다. 산모에게 다음의 설명을 한다.
   - 약물
   - TCBD와 IS
   - 산후 질분비물과 자궁퇴축
   - 예상하지 않은 제왕절개 분만으로 인한 잠재적 신체장애

정서적 영역

1. 산모의 상황 변화와 병동 자원을 적용한 간호계획 틀을 사용하여 개인의 활동을 평가한다.
2. 제왕절개 분만 환자 간호 시 수행한 것을 되돌아본다.
3. 제왕절개 분만 환자 간호에 대한 전반적인 느낌을 되돌아본다.
4. 팀 구성원으로서 수행하는 것에 관한 느낌을 토의한다.
5. 시뮬레이션 동안 효과적이었던 요소를 확인한다.
6. 시뮬레이션 동안 개선이 필요한 요소를 확인한다.

의사소통

1. 의료팀과 의사소통 시 SBAR(situation, back ground, assessment, recommendation) 형식을 사용한다.
2. 동료, 의사, 직원, 책임 간호사와 환자 상태에 대해 대화한다.
3. 수술 후 환자 간호에 대해 환자와 효과적으로 의사소통한다.
4. 문제해결을 위해 Transparent Thinking(생각나는 대로 의견 말하기)을 수행한다.
5. 업무를 위임할 때는 직접적인 의사소통 방법을 사용한다.
6. 의사소통을 위해 Closed Loop Communication(상대방의 메시지와 상황을 인식했음을 알림)을 사용한다.

안전

환자와 건강관리제공자의 안전을 위해 안전관리중재를 적용하고 유지한다.

1. 신체역학, 발생 가능한 위험, 장비 문제 등에 관해 건강관리제공자, 방문객과 환자에게 안전한 환경을 제공한다.
2. 환자 안전을 목표로 환자확인규정, 건강관리제공자 간의 효과적인 의사소통과 안전한 투약 등에 주의를 기울인다.
3. 손씻기, 감염예방법과 개인보호장비 사용 등 표준주의지침을 지킨다.

리더십과 관리/위임

1. 합법적이고 윤리적이며 안전하게 간호보조인력에게 위임할 수 있는 업무를 확인한다.
2. 간호 요구를 확인하고 우선순위를 정한다.

사전학습

정의

제왕절개술은 출산을 위해 복벽과 자궁을 절개하는 것이다.
적응증은 태아측 요인과 모체측 요인이 있다.

- 태아:
  - 태아의 고통
  - 태아의 의학적 문제: RH 또는 ABO 부적합증
  - 태아의 비정상적인 태향 또는 비정상적인 선진부
- 모체:
  - 자궁기능부전: 자궁파열
  - 태반질환
  - 심한 자간전증, 자간증
  - 아두골반불균형
  - 갑작스러운 모성 사망
  - 유도분만 실패

방법

자궁하부 절개는 선택적 방법이다.

사정

주관적 자료

- 모성의 정서적 반응
- 모성의 수술 절차와 영향에 대한 이해
- 기타, 복부 수술에 대한 것

객관적 자료

- 모성의 신체상태: 활력징후, 진통 상태, 자궁수축, 양막 상태, 출혈
- 태아 상태: 태아심박동 양상, 양수(색, 양), 생물리학 계수, 제태연령, 폐성숙, 태아 크기, 태아 선진부, 태향

진단검사

- 복부 수술을 위한 검사
- 추가: Rh 형태, Coombs, 풍진, GBS 배양, RPR 또는 VDRL

간호관리

수술 전

목적: 태아 안녕 상태 보호

- FHR 양상 관찰한다.
- 의심되는 합병증을 위해 NICU, 신생아실에 보고한다.

목적: 건강교육 제공

- 수술 전과 수술 절차 및 근거를 설명한다.
- 기타, 복부 수술에 대해 설명한다.
- 수술 분만을 위한 준비를 한다.

수술 후

- 복부 수술과 같음
- 산후 간호와 같음

평가/결과 기준

- 제왕절개 분만의 적응증에 대해 이해한 것을 표현한다.
- 성공적인 건강한 아기의 출산을 설명한다.
- 외과적 합병증이나 출산 합병증이 없다.
- 신생아 애착 장애가 없다.
- 만족스러운 출산 경험을 표현한다.

복습 문제

1. 수술 후 환자 사정의 우선순위는?
   답:

2. 산과 수술 후 환자의 주요 합병증은?
   답:

3. 산과 수술 후 환자는 수액과 전해질 불균형의 위험이 있다. 수액과 전해질을 관찰 시 중요하게 사정할 것은?
   답:

4. 수술 후 2시간 동안 환자의 시간당 소변량은 60mL였다. 이 소변량은 적절한가? 환자의 수분 균형을 평가하기 위해 사정할 다른 내용은?
   답:

5. 심부정맥혈전증(DVT)은 수술 후 합병증이다. DVT를 예방하기 위한 중재를 기술하시오.
답:

관련된 근거중심간호 가이드라인

National Guideline Clearing House. Postoperative management in adults. A practical guide to postoperative care for clinical staff. Retrieved July 2007, from www.guideline.gov

Smith, S. (2006) Sandra Smith"s review for NCLEX-RN(11th ed.). Los Altos, CA: National Nursing Review.

Smith, S., Duell, D., & Martin, B. (2008). Clinical nursing skills. Upper Saddle River, NJ: Pearson Education.

The Joint Commission National Patient Safety Goals Hospital Program. Retrieved from http://www.jointcommission.org/GeneralPublic/NPSG/10

SBAR technique for communication: A situational briefing model. The Institute for Healthcare Improvement retrieved December 19, 2008, from http://www.ihi.org/IHI/Topics/PatientSafety/SafetyGeneral/Tools/SBARTechniqueforCommunicationASituationalBriefingModel.htm

시뮬레이션 시작 전 확인 내용

- 복부 수술 후 간호: 사정, 예상되는 중재, 기대되는 결과

산후 간호

- 제왕절개술: 복부 수술과 관련된 병태생리, 잠재적 합병증, 연관된 산과적 문제
- 무기폐: 병태생리와 예상되는 중재
- 약물: 용량, 경로, 약물 투여 전 중요한 사정, 환자 교육, 적합성

시뮬레이션

환자 배경

이OO 씨는 24세이며, 키 162cm, 몸무게 72.6kg인 여성이다. 그녀는 고등학교 수학교사이다. 흡연, 마약, 약물남용의 과거력은 없다. 수술 또는 입원경력도 없다. 환자는 기혼이고 산과력은 G1P1, 임신 40주 3일째이다. 혈액형 O+, 풍진 면역력이 있고, B형간염(-), GBS(-), HIV(-)이다. 그녀는 오늘 새벽 2시 30분에 맑고 냄새 없는 양수양상을 띠는 자연양막파열(SROM)과 진통으로 새벽 3시에 입원하였고 내진을 한 결과 4cm/80% effaced/-3 station 상태였다. SROM은 FERN 검사로 확증되었고 나이트라진 검사 결과 양성이었다. 오후 1시에 경막외마취를 받았고, 질 내진 결과 5cm/90% effaced/-3 station 상태였다. 경막외마취는 통증완화에 효과적이었다. 경막외마취 전에 통증 정도는 10점 중에 10점이었고, 경막외마취 후에는 10점 중에 1점이었다. 오후 1시 50분에 질 내진 결과는 변함이 없었다. 정확한 자궁수축 정도를 알기 위해 200Montevideo units(MVUs)로 자궁내압을 측정하였다. 오후 3시에 질 내진 결과 변함이 없어, 진행 부진으로 제왕절개 분만에 대해 논의하였고 동의서를 받았다. 오후 4시 12분 4.58kg의 남아를 분만하였다. 회복을 위해 산과 병동으로 이송되었다. 현재 수술 후 8시간째로 특별한 이상은 없다.

개인정보

- 나이: 24세
- 성별: 여성
- 신장: 162cm
- 체중: 72.6kg

인구학적 정보

- 결혼 상태: 기혼
- 교육 수준: 대학교 졸업
- 종교: 가톨릭
- 직업: 고등학교 수학교사

현재 건강 상태

- 분만 진행 부진으로 제왕절개

배경

- 사회심리적 배경
  - 사회적 지지: 남편
  - 흡연, 음주, 마약 경력 없음
- 과거력
  - 내과적: 이전 입원 경력 없음
  - 외과적: 이전 수술 경력 없음
- 가족력: 의미 있는 자료 없음

입원기록지	
이름:	이OO
나이:	24세
성별:	여성
결혼 상태:	기혼
교육 수준:	대학교 졸업
종교:	가톨릭
직업:	고등학교 수학교사
검사 결과:	입원 시

진단검사	정상 범위	결과
CBC	WBC 5,000~10,000 Neutrophils 1,935~7,942 RBC 4.5~5.3 mL Hgb 13 to 18g/100 mL Hct 37~49 % Platelet 150,000~400,000/mm^3	WBC 12,000 Neutrophils 7,000 RBC 5mL Hgb 14 g/100 mL Hct 39 % Platelets 250,000/mm^3
Electrolytes	Na 136~145 mEq/L K 3.5~5.1 mEq/L Cl 98~107 mEq/L Ca 8.6~10.2 mg/dL	Na 138 mEq/L K 5.0 mEq/L Cl 100 mEq/L Ca 9.0 mg/dL

병원 처방

환자 이름: 이OO
알레르기: 없음

진단: 제왕절개술(cesarean section)

날짜	시간	처방	서명
		산과병동으로 입원: 제왕절개술 후 상태	
		활력징후: 4시간마다, 맥박산소 측정과 함께	
		식이: 미음, 이후 가능한 식이로 진행	
		활동: 2시간마다 체위변경	
		수액요법: LR with 20 units Pitocin at 150 mL/hr 1 then LR 100 mL/hr	
		투약: Medications: Dermoplast spray to perineum prn Tucks pads (witch hazel) to perineum/hemorrhoids prn Hemabate 250 mcg IM as needed for excessive bleeding; can be repeated at intervals of 15–90 min per provider's order, not to exceed 2 mg (8 doses) Morphine sulfate 5 mg IV push q 2–4 hr prn for breakthrough pain	

진단: 제왕절개술(cesarean section) (계속)

날짜	시간	처방	서명
		Tylenol 1,000 mg po q 8 hr prn mild pain Toradol 10 mg IV q 6 hr 8 doses for maintenance pain control	
		May remove Foley when U/O greater than 80 mL/hr 6 hr	
		Incentive spirometer at bedside: TCDB (turn, cough, deep breathe) q 2 hr while awake	
		Oxygen 2-4 L prn via NC to keep O2 sats >90%	Dr. 박OO

의사처방기록지

이름:	이OO
출생일:	1989년 4월 6일
알레르기:	약물 알레르기 없음
진단:	제왕절개술
주치의:	Dr. 박OO
의견:	
투약 기간:	

약물	시작	중단	교대근무 1 06:00~13:59	교대근무 2 14:00~21:59	교대근무 3 22:00~05:59
Toradol 10mg IV q 6hr X 8 doses	오늘	8회 후	06:00 12:00	18:00	24:00(1회)
Dermoplast spray prn to perineum					
Hemabate 250 mcg IM prn excessive bleeding	오늘				
Tucks pads prn to perineum or hemorrhoids	오늘				
Tylenol 1,000 mg po q 8 hr prn	오늘				
Morphine sulfate 5 mg IV q 2~4hr prn, severe pain	오늘			(16:50) 회복실에서 5 mg KKS (22:20) 5 mg KKS (KKS는 간호사 이니셜)	

주사 부위	이름 이니셜	서명	이름 이니셜	서명	이름 첫자	서명
Ⅰ. 오른쪽 어깨세모근 부위	KKS	RN, 김OO				
Ⅱ. 왼쪽 어깨세모근 부위						
Ⅲ. 오른쪽 둔부						
Ⅳ. 왼쪽 둔부						
Ⅴ. 오른쪽 복부						
Ⅵ. 왼쪽 복부						
Ⅶ. 오른쪽 대퇴부위						
Ⅷ. 왼쪽 대퇴부위						

간호기록

현재 시각 23시이고 밤근무번이 시작되었다.

상황: 이OO 씨는 산과력 G1P1인 산모로 16시 12분에 4.58kg의 남아를 제왕절개술로 분만하였다. 수술 후 8시간째이고, 주호소는 통증 완화이다. 절개 부위에 10점 중 8점의 통증을 호소하였고, 통증 조절을 위해 morphine 5 mg을 IV로 투여받았으며, 통증이 4점으로 감소하였다. 환자는 타는 듯한 통증을 호소하였고, 체위변경, 기침, 심호흡 시 통증이 더 심해진다고 하였다.

배경: 혈액형은 O+, 풍진 면역력이 있고, B형간염(−), GBS(−)이다. 분만 14시간 전에 양막이 파열되었다. 산모는 모유수유를 하고 있고 남편의 지지를 받고 있다.

사정: 양쪽 폐 하부 엽에 맑은 마찰음이 있었고, 기침과 유발폐활량 측정기를 사용했을 때 맑은 소리였다. 심장박동은 정상이었고, 열은 없으며, 드레싱은 깨끗하고 건조한 상태였다. IV로 2시간 전에 morphine 5mg을 투여받았고 이로 인해 통증이 10점 중에 8점에서 4점으로 감소하였다. IV로 옥시토신이 혼합된 LR을 150mL/hr로 투여받고 있다. 아직 가스 배출이 되지 않았다. 유발폐활량측정기는 침상 옆에 있고 간호사는 환자에게 이것을 사용하도록 격려하고 있다. 소변량은 60mL/hr이다.

권장: 근무교대 시 사정을 한다. 환자의 통증 수준을 두 번 확인한다. Toradol과 morphine에 대한 환자 반응을 비교하여 확인한다. 간호사는 PCA 처방을 요청할 수 있다.

학생 시뮬레이션 준비 과제

1. 제왕절개술을 받은 환자 간호를 위해 필요한 물품과 사용목적을 기술하시오.

물품	목적
혈압 커프, 청진기, 체온기	
초침 있는 시계	
고글	
청진기	
맥박산소측정기	
IV 치료 장비	
약물	

2. 제왕절개술을 받은 환자 간호를 위한 팀 구성원과 역할을 기술하시오.

팀 구성원	역할
간호사	
책임 간호사	
간호보조인력	
의사	
약사	

3. 관련 자료 연습문제: 아래 빈칸을 채우시오.

기록에서 도출한 관련자료	그 밖에 다른 출처에서 도출한 관련자료	누락된 자료	누락된 자료의 출처	추후검사가 필요한 자료

4. 사정

환자의 배경과 간호기록을 검토한 후, 환자 현재 상태를 사정할 준비를 한다. 각각의 항목에 따라 사정을 어떻게 할 것이며, 제왕절개술을 받은 환자에게 나타날 것으로 예상되는 것은 무엇인지 확인하시오.

과거력

추가 자료를 얻기 위해 환자나 가족에게 해야 할 질문은 무엇인가?

신체검진

- 전반적 외모:
- 피부계:
- 머리, 귀, 눈, 코, 목:
- 호흡기계:
- 심혈관계:
- 유방:
- 복부:
- 신경계:
- 근골격계:
- 생식기계:
- 추가 검진:
- 발달적 검사

  환자의 발달 상태를 고려한 간호는 무엇인가?

  답:

5. 진단검사

간호를 계획하는 데 필요한 환자의 주호소와 관련된 진단검사 결과는 무엇인가?

Davis's Comprehensive Handbook of Laboratory and Diagnostic Testing with Nursing Implication 4e 또는 다른 진단검사 관련 참고문헌을 이용하여 아래 표를 완성하시오.

진단검사	검사 이유
CBC	
Electrolytes	

6. 처치

제왕절개술을 받은 환자에게 사용하는 약물에 대하여 확인하시오.

Deglin et al, Davis's Drug Guide for Nurses 12e 또는 약물과 관련된 다른 참고문헌을 참조하여 아래 표를 완성하시오.

약물	용량, 경로, 빈도	적응증	부작용	간호중재
Morphine	5 mg IV push q 2~4 hr			
Tylenol	1,000 mg po q 8 hr prn			
Hemabate	250 mcg IM, as needed			
Toradol	10 mg IV q 6 hr×8 doses			
Dermoplast spray	Apply a thin layer by holding the can 6-12 in from affected area. Use 4-6 times/day			
Tucks pads	Apply one pad to affected area 4-6 times/day			

7. 간호문제/진단

3가지 우선순위 간호문제/진단을 확인하시오.

사정자료	우선순위 문제	중재	기대되는 결과	간호보조인력에게 위임할 수 있는 중재는 어떤 것인가?
1.				

사정자료	우선순위 문제	중재	기대되는 결과	간호보조인력에게 위임할 수 있는 중재는 어떤 것인가?
2.				
3.				

참고문헌

Deglin, J. H., Vallerand, A. H. (2009). Davis"s drug guide for nurses (11th ed.). Philadelphia: F. A. Davis.

Dillon, P. (2007). Nursing health assessment: A critical thinking and case studies approach (2nd ed.). Philadelphia: F. A. Davis.

Drugs.com. Anesthetics (Topical). Retrieved August 3, 2008, from http://www.drugs.com/cons/dermoplast-topical.html#GXX02

Erikson, E. H. (1950). Childhood and society. New York: Norton.

Lagerquist, S. (2006). NCLEX-RN success. Philadelphia: F. A. Davis.

National Guideline Clearing House. Postoperative management in adults. A practical guide to postoperative care for clinical staff. Retrieved July 2007, from www.guideline.gov

Smith, S. (2006) Sandra Smith"s review for NCLEX-RN (11th ed.). Los Altos, CA: National Nursing Review.

Smith, S., Duell, D., & Martin, B. (2008). Clinical nursing skills. Upper Saddle River, NJ: Pearson Education.

Van Leeuwen, A. M., Poelhuis-Leth, D. J., & Bladh, M. L. (2011). Davis"s comprehensive handbook of laboratory and diagnostic tests with nursing implications. (4th ed.). Philadelphia: F. A. Davis.

아동 간호 Pediatric Nursing

4

4-1 소아 천식

응급 간호/급성 간호/일반 소아과

학습목표

인지적 영역

1. 호흡부전 상태에 있는 아동의 증상과 징후를 확인한다.
2. 천식악화 상태의 환아에게 적합한 중재를 확인한다.
3. 천식의 생리적 과정(염증과 기관지수축)을 기술한다.
4. 천식 환아의 체중에 근거해 투약용량을 계산한다.
5. 다른 간호사에게 SBAR 형식을 사용하여 정확하게 인계를 한다.

정신운동적 영역

1. 호흡부전을 보이는 환아에게 적절한 간호사정을 수행한다.
2. 정맥주사요법을 시작하고 유지하는 것과 같은 적절한 중재를 시작하고 활력징후를 파악하며, 적절한 투약방법을 적용한다.
3. 호흡부전 환아에게 흡입요법 간호중재를 수행한다.
4. 최대 호기량측정기를 사용하는 방법을 환아에게 보여주고 교육한다.

정서적 영역

1. 급성 호흡부전/천식 악화 환아 간호 시뮬레이션 동안 수행한 것을 되돌아본다.
2. 시뮬레이션 동안 효과적이었던 요소를 확인한다.
3. 시뮬레이션 동안 개선이 필요한 요소를 확인한다.
4. 시뮬레이션에 대한 전반적인 느낌을 되돌아본다.
5. 팀 구성원으로서 수행하는 것에 관한 느낌을 토의한다.
6. 호흡부전 환아의 간호에 대한 자신감을 갖는다.
7. 자기성찰적 평가를 수행한다.

의사소통

1. 급성 호흡부전 환아 간호 시 의료팀과 효과적으로 의사소통한다.
2. 호흡부전 환아 간호 시 환아 및 가족구성원과 효과적으로 의사소통한다.
3. 의료팀과 의사소통 시 SBAR(situation, back ground, assessment, recommendation) 형식을 사용한다.
4. 의료팀의 일원으로서 협력한다.
5. 간호사정, 중재, 평가를 정확하게 기록한다.
6. 문제해결을 위해 Transparent Thinking(생각나는 대로 의견 말하기)을 수행한다.
7. 업무를 위임할 때는 직접적인 의사소통 방법을 사용한다.
8. 의사소통을 위해 Closed Loop Communication(상대방의 메시지와 상황을 인식했음을 알림)을 사용한다.

안전

환자와 건강관리제공자의 안전을 위해 안전관리중재를 적용하고 유지한다.

1. 신체역학, 발생 가능한 위험, 장비 문제 등에 관해 건강관리제공자, 방문객과 환자에게 안전한 환경을 제공한다.
2. 환자 안전을 목표로 환자확인규정, 건강관리제공자 간의 효과적인 의사소통과 안전한 투약 등에 주의를 기울인다.
3. 손씻기, 감염예방법과 개인보호장비 사용 등 표준주의지침을 지킨다.

리더십과 관리/위임

1. 천식 환아 간호 시 합법적이고 윤리적이며 안전하게 간호보조인력에게 위임할 수 있는 업무를 확인한다.
2. 환자 간호 요구를 확인하고 우선순위를 정한다.

사전학습

정의

천식은 반응성 기도질환으로 기도점막 손상을 일으킬 수 있는 복합적인 염증 과정이다. 천식은 기도염증과 알레르기원과 추위, 먼지, 연기, 운동, 약물, 식품첨가제 등과 같은 다양한 자극에 대한 과다반응이 특징이다.

병태생리

천식 유발요인이 히스타민과 같은 염증성 매개물질의 배출을 유도하고, 매개물질은 기관지 평활근 수축과 미세혈관 누수, 점액성 막힘 현상과 종창 등을 통해 기도폐쇄를 유발한다. 알레르기나 항원성 자극이 염증을 유발하는 물질을 배출하기 위해 면역체계에 신호를 보내는 염증세포(mast)를 활성화시킨다. 염증세포가 염증이 생긴 기도 부위로 이동한다. 염증을 유발하는 매개물질이 이주세포를 활성화시켜서 조직손상을 유발한다. 천식 지속상태는 천식의 표준처치에 반응하지 않는 생명을 위협하는 천식발작으로, 응급상태이다.

천식의 유형

- 면역학적 또는 알레르기 천식: 아토피성(과민성 상태는 선천적 영향일 수도 있다); 보통 면역글로불린 E가 상승되어 있음
- 비면역학적 또는 비알레르기 천식: 반복적인 호흡기 감염; 보통 35세 이상임
- 혼합형: 면역학적 천식과 비면역학적 천식의 혼합 유형

위험 요인

- 계절성이거나 환경성 알레르기 병력
- 재발되는 호흡기 감염
- 가족력

사정

주관적 자료

- 건강력: 상기도 감염, 알레르기, 천식의 가족력
- 흉부압박감, 호흡곤란
- 불안, 안절부절못함
- 기침

객관적 자료

- 최대 호기량 급락
- 호흡수 증가
- 숨가쁨
- 흡기성 천명음, 악설음
- 타진 시 과공명음
- 흉부견축
- 호흡부속근 사용
- 빈맥, 빈호흡
- 마른, 발작적인, 지속적인 기침, 특히 야간 시
- 외모
- 창백
- 청색증
- 발한
- 술통형 흉곽
- 경정맥 확장
- 기좌호흡
- 짙은 점액성 객담
- 불안
- 중증 혼미나 혼수 등의 의식수준 변화

진단검사

- 노력성 폐활량 감소
- 노력성 호기량(1초) 감소
- 최대 호기량 감소
- 잔류량 증가

처치

- 처방에 따라 코티코스테로이드를 투약한다.
- 베타 아드레날린 항진제와 같은 기관지확장제를 투여한다.

유지

- Steroids
- Leukotriene 억제제/수용체 길항제
- Theophylline
- 베타 항진제
- 비만세포(mast cell) 억제제
- 처방에 따라 항생제를 투약한다: 감염이 흔한 유발요인이다.

간호관리

목표: 폐 환기 증진

- 중재: 폐확장을 증진하는 자세를 취한다(좌위, 앞으로 기대기)
- 구조: 처방에 따른 산소요법

- 호흡기 사정
- 휴식

목표: 기도분비물 배출 촉진

- 중재: 가습; 처방에 따른 수액을 공급한다.

목표: 불안 감소

- 중재: 저산소증을 해결한다, 아이와 함께 있는다, 지지를 한다, 처방에 따른 진정제를 투여한다, 부모가 아이와 함께 있도록 격려한다.

목표: 건강교육

- 질병관리: 평소 약복용을 검토한다, 호흡운동을 검토한다, 최대 호기량 측정기 사용 방법을 교육한다.
- 아동의 발달연령에 적합한 수준에서 아동 자신이 관리를 할 수 있도록 격려한다.

평가/결과 기준

- 산소공급이 적절하게 제공되었음을 분홍빛 손톱과 점막, 호흡이 편안하게 이루어지는 것을 근거로 확인한다.
- 불안이 해소된다.
- 아동이 질병을 관리하는 데 필요한 기술에 숙달됨과 자신감을 보인다.

복습 문제

1. 소아 천식 발작은 일반적으로 자극물질에 의해 유발된다. 세 가지 이상의 유발요인을 제시하시오.
   답:

2. 5세 아동이 쉽게 성취하는 발달과업을 세 가지 제시하시오.
   답:

3. 아동은 보통 비정형적인 천식 증상을 보일 수도 있다. 소아 천식 관련 증상을 세 가지 이상 제시하시오.
   답:

4. 천식을 조절하기 위해 사용되는 일반적인 약물 종류를 제시하시오.
   답:

5. 천식이 있는 아동이 경험할 수 있는 심리사회적 합병증을 세 가지 제시하시오.
   답:

관련된 근거중심간호 가이드라인

American Academy of Pediatrics. Summary of Major Changes to the 2005 AAP/AHA Emergency Cardiovascular Care Guidelines for Neonatal Resuscitation. Retrieved July 2007, from www.C2005.org

National Guideline Clearing House. Neonatal Resuscitation: 2005 International Consensus Conference on Cardiopulmonary Resuscitation and Emergency Cardiovascular Care Science with Treatment Recommendations. Retrieved July 2007, from www.guideline.gov

The Joint Commission National Patient Safety Goals Hospital Program. Retrieved from http://www.jointcommission.org/GenealPublic/NPSG/10

SBAR technique for communication: A situational briefing model. The Institute for HealthCare Improvement. Retrieved December 19, 2008, from http://www.ihi.org/IHI/Topics/PatientSafety/SafetyGeneral/Tools/SBARTechniqueforCommunicationASituationalBriefingModel.htm

시뮬레이션 시작 전 확인 내용

- 소아 호흡기 사정
- 흡입기 투약

시뮬레이션

환자 배경

5세의 김OO 환아는 생일파티에서 숨가쁨을 호소해서 어머니와 함께 응급실에 방문하였다. 환아의 어머니는 김OO이 친구집에서 생일파티를 하고 있었는데 그 집에 강아지가 있었다고 보고하였다. 김OO은 1달 전에도 친구집에서 애완동물과 같이 있은 후 응급실을 방문했었다고 하였다. 김OO은 지난 한 해 동안 천식악화로 응급실을 8회 방문하였고 입원한 적은 없었다. 김OO은 증상조절을 위해 albuterol을 사용하였고 다른 약물복용은 하지 않는다고 하였다.

개인정보

- 나이: 5세
- 성별: 여아
- 신장: 107cm
- 체중: 18kg

인구학적 정보

- 결혼 상태: 미혼

- 교육 수준: 유치원 재학 중
- 종교: 가톨릭
- 직업: 없음

현재 건강 상태

- 천식

배경

- 사회심리적 배경
  - 사회적 지지: 부모와 함께 살고 있음, 형제 없음, 주요 간호자: 어머니
- 과거력
  - 내과적: 지난 한 해 동안 천식 악화로 응급실 8회 방문했으나 입원한 적은 없음
  - 외과적: 없음
- 가족력: 없음

입원기록지(정보원: 부모)

이름:	김OO
연령:	5세
성별:	여아
결혼 상태:	미혼
교육 수준:	유치원 재학
종교:	가톨릭
직업:	해당 없음

병원 **환자이름: 김OO**
처방 **알레르기: 없음**

진단명: 천식(Asthma)

날짜	시간	처방	서명
2013/2/1	20:00	입원 시 진단: 호흡부전/천식 악화	
		활력징후: q 4 hr	
		식이: 일반식	
		활동: 침상안정	
		진단검사: 최대 호기량	
		투약: Albuterol 5 mg×3 Atrovent 0.5 mg neb×1 (산소투여 시) Prednisolone 1 mg/kg po	
		산소: NRB or NC 포화도 95% 유지	
		방사선 검사: 흉부	Dr. 박OO

간호기록

학생 시뮬레이션 준비 과제

1. 천식이 있는 환아 간호를 위해 필요한 물품과 사용목적을 기술하시오.

물품	목적
O_2 NRB 마스크, 캐뉼라, 흡입기, bag valve 마스크	
모니터	
최대 호기 측정기	

2. 천식 환아 간호를 위한 팀 구성원과 역할을 기술하시오.

팀 구성원	역할
의사	
간호사 1	
간호사 2	

3. 관련 자료 연습문제: 아래 빈칸을 채우시오.

기록에서 도출한 관련자료	그 밖에 다른 출처에서 도출한 관련자료	누락된 자료	누락된 자료의 출처	추후검사가 필요한 자료

4. 초기 사정

환자의 배경과 간호기록을 검토한 후, 환자 현재 상태를 사정할 준비를 한다. 각각의 항목에 따라 사정을 어떻게 할 것이며, 소아천식 환자에게 나타날 것으로 예상되는 것은 무엇인지 확인하시오.

과거력

추가 자료를 얻기 위해 부모나 가족에게 해야 할 질문은 무엇인가?

신체검진

- 일반적 외모:
- 피부계:
- 머리, 귀, 눈, 코, 목:
- 호흡기계:
- 심혈관계:
- 유방:
- 복부:
- 신경계:
- 근골격계:
- 비뇨생식기계:
- 신장계:
- 추가 검진:
- 발달적 검사

  환아의 발달 단계를 고려한 간호는 무엇인가?

  답:

5. 진단검사

환자 간호를 계획하는 데 필요한 환자의 주호소와 관련된 진단검사 결과는 무엇인가?

Davis's Comprehensive Handbook of Laboratory and Diagnostic Testing with Nursing Implication 4e 또는 다른 진단검사 관련 참고문헌을 이용하여 아래 표를 완성하시오.

진단검사	검사 이유
최대 호기량	

6. 처치

소아 천식이 있는 환자에게 사용하는 약물에 대하여 확인하시오.

Deglin et al, Davis's Drug Guide for Nurses 12e 또는 약물과 관련된 다른 참고문헌을 참조하여 아래 표를 완성하시오.

약물	용량, 경로, 빈도	적응증	부작용	간호중재
Albuterol	5 mg nebulized			
Atrovent	0.5 mg nebulized			

약물	용량, 경로, 빈도	적응증	부작용	간호중재
Prednisone	1 mg/kg			

7. 간호문제/진단

3가지 우선순위 간호문제/진단을 확인하시오.

사정자료	우선순위 문제	중재	기대되는 결과	간호보조인력에게 위임할 수 있는 중재는 어떤 것인가?
1.				
2.				
3.				

참고문헌

American Heart Association. (2006). Heartsaver first aid with CPR and AED. Dallas:AHA.

Deglin, J. H., & Vallerand,A. H. (2010). Davis's drug guide for nurses (12th ed.). Philadelphia: F.A. Davis.

Dillon, P. (2007). Nursing health assessment: A critical thinking case studies approach (2nd ed.). Philadelphia: F. A. Davis.

Erikson, E. H. (1950). Childhood and society. New York: Norton.

Lagerquist, S. L. (2006). Davis's NCLEX-RN for success (2nd ed.). Philadelphia: F .A. Davis.

Van Leeuwen, A. M., Poelhuis-Leth, D. J., & Bladh, M. L. (2011). Davis's comprehensive handbook of laboratory and diagnostic tests with nursing implications. (4th ed.). Philadelphia: F. A. Davis.

Wong, D., & Hockenberry-Eaton, M. (2001). Wong's essentials of pediatric nursing (6th ed.). St. Louis: Mosby.

4-2 두부손상

일반소아과

학습목표

인지적 영역

1. 경막외혈종의 증상과 징후를 기술한다.
2. 경막외혈종의 증상과 징후를 두개내압 증가의 병태생리와 연관하여 설명한다.
3. 경막외혈종과 경막하혈종의 징후와 증상에서의 차이를 확인한다.
4. 경막외혈종 환자에게 적절한 중재를 확인한다.
5. 경막외혈종 환자 간호에서 팀 구성원으로서의 역할을 구분한다.

정신운동적 영역

1. 경막외혈종 환자의 신경계 사정을 수행한다.
2. 경막외혈종 환자에게 적합한 중재를 시도한다. 정맥주사 시작, 투약, 수술준비
3. 경막외혈종 환자간호를 위한 의료팀의 일원으로서 협력한다.

정서적 영역

1. 경막외혈종 환자간호에서 수행한 것을 되돌아본다.
2. 경막외혈종 환자 간호에 대한 전반적인 느낌을 되돌아본다.
3. 경막외혈종 환자를 돌보는 팀 구성원으로서 수행하는 것에 관한 느낌을 토의한다.
4. 경막외혈종 환자 간호에 대한 자신감을 갖는다.
5. 경막외혈종 환자 시뮬레이션 동안 개선이 필요한 요소를 확인한다.

의사소통

1. 경막외혈종 환아 간호 시 의료팀과 효과적으로 의사소통한다.
2. 경막외혈종 환아 간호 시 환아 및 가족구성원과 효과적으로 의사소통한다.
3. 의료팀과 의사소통 시 SBAR(situation, back ground, assessment, recommendation) 형식을 사용한다.
4. 문제해결을 위해 Transparent Thinking(생각나는 대로 의견 말하기)을 수행한다.
5. 업무를 위임할 때는 직접적인 의사소통 방법을 사용한다.
6. 의사소통을 위해 Closed Loop Communication(상대방의 메시지와 상황을 인식했음을 알림)을 사용한다.

안전

환자와 건강관리제공자의 안전을 위해 안전관리중재를 적용하고 유지한다.

1. 신체역학, 발생 가능한 위험, 장비 문제 등에 관해 건강관리제공자, 방문객과 환자에게 안전한 환경을 제공한다.
2. 환자 안전을 목표로 환자확인규정, 건강관리제공자 간의 효과적인 의사소통과 안전한 투약 등에 주의를 기울인다.
3. 손씻기, 감염예방법과 개인보호장비 사용 등 표준주의지침을 지킨다.

리더십과 관리/위임

1. 경막외혈종 환아 간호 시 합법적이고 윤리적이며 안전하게 간호보조인력에게 위임할 수 있는 업무를 확인한다.
2. 경막외혈종 환아의 요구를 확인하고 우선순위를 정한다.

영적 부분

1. 환자와 가족의 영적요구를 확인한다.
2. 환자 간호 요구를 확인하고 우선순위를 정한다.

사전학습

정의

일차 두부손상의 4가지 유형

- 진탕(concussion): 뇌기능 마비로 일시적 의식소실을 초래하는 손상. 일반적으로 완전하게 회복된다.
- 좌상(contusion): 뇌조직의 타박상을 초래하는 손상
- 열상(laceration): 날카로운 뼈조각이나 물질, 힘에 의해 뇌조직이나 혈관이 찢어지는 손상
- 골절(fracture): 선상골절이나 함몰, 두개저 골절을 유발하는 손상: 선상골절은 경막외출혈을 일으킬 수도 있다; 함몰골절은 경막이 찢어질 수 있고 이로 인해 척수액 누출이 있을 수 있다; 두개하부 골절이 가장 나쁜 형태로 뇌수막염이나 뇌농양, 비출혈이나 이출혈, 뇌척수액 누출, Battle 징후(유양돌기상 타박상), 너구리눈(안와주위 반상출혈) 등을 유발할 수도 있다.

일차 손상에 대한 이차 두부손상

- 혈종
- 중경막동맥의 손상으로 두개골과 경막 사이의 경막(경막외) 출혈. 종종 손상으로 일시적인 의식소실이 있고 이어서 기면상태에서 혼수상태로 진행되는 과정에서 의식이 또렷한 기간이 있음. 안절부절못함, 두통, 구토를 보일 수도 있음. 외과적 응급은 치료받지 않으면 천공과 사망으로 이어진다.
- 정맥손상으로 인한 지주막과 경막 사이의 경막하출혈. 급성이나 아급성, 만성일 수 있음. 두통과 같은 두개내압 상승과 관련된 징후와 증상, 의식수준 변화:
  - 급성: 증상과 징후가 손상 후 48시간 이내에 나타남
  - 아급성: 증상과 징후가 손상 후 2~14일 내에 나타남
  - 만성: 경미한 손상 후에 몇 주나 몇 개월 내에 증상과 징후가 나타남
- 뇌내 출혈: 뇌조직 자체 내에서 출혈됨

병태생리

- 망상활성화계(RAS)에서 신경활동이 감소되어 의식수준 변화가 나타난다.
- 뇌간하부에서 신경활동이 감소하여 눈과 2, 3, 4, 6 뇌신경에 영향을 미친다.
- 호흡중추의 억압으로 호흡에 영향을 미치고, 이는 호흡정지를 초래할 수 있다.

위험 요인

- 손상/사고
- 학대: 망막출혈이 동반된 경막하혈종이 있는 아동: 영아흔들림 증후군을 의심한다.

사정

주관적 자료

- 두부손상력
- 의식소실
- 두통
- 시력 변화
- 오심
- 어지러움
- 균형장애

객관적 자료

- 명백한 열상이나 골절
- 귀나 코에서 나오는 분비물: 뇌척수액 검사(halo 징후나 반지징후: 황색원으로 둘러싸인 중심부 혈액부위)나 혈당검사 양성
- 투사성 구토, 토혈(아동이 두부손상 후에 세 번 이상의 구토를 할 경우 즉각적인 의료처치가 필요하다)
- 두개내압 상승과 관련된 활력징후
  - BP: 맥압상승이 있는지 사정한다.
  - 맥박: 서맥과 빈맥을 사정한다.
  - 호흡: 호흡양상의 변화를 사정한다(Cheyne-Stokes, Biot's), 깊은 호흡과 낭랑한 호흡, 딸꾹질
- 체온: 체온상승을 사정한다.
- 신경계 검사:
  - 정신상태 변화(두부손상 후 아동이 의식소실을 보일 경우 즉각적 의료처치가 필요하다)
  - Glasgow Coma Scale(GCS)을 사용한다: 일반적으로 점수가 낮을수록 예후가 좋지 않다.
  - 동공: 반응과 속도, 동등성 검사(무의식아동에서 양쪽이 동일하지 않거나 이완된 동공을 보일 경우 신경학적 응급 상태이다)
  - 사지: 감각 이상이나 마비
  - 반사: 과긴장/저긴장 상태
  - Babinski 반사, 구역반사, 각막반사를 확인한다.

진단검사

- CT 스캔
- 요추천자
- EEG
- 일반화학검사

처치

- 손상의 유형과 징후 및 증상에 따라 결정
- 적응증의 경우 개두술 시행

간호관리

- 목표: 생체기능을 유지하고 합병증을 최소화하거나 예방한다.

중재

- 기도: 기도개방성 유지; 적응증의 경우 기관내삽관; 산소공급(저산소증과 과탄산혈증은 두개뇌압을 상승시킬 수 있는 강력한 뇌혈관확장제임); 두개뇌압을 상승시킬 수 있기 때문에 과도한 흡인은 피한다.

- 척수손상이 의심되는 경우에는 두부와 목을 고정한다.
- 두부를 30° 정도로 올린 자세를 취한다; 앙와위는 두개내압을 상승시킬 수도 있다.
- 활력징후 감시:
  - 두개내압 상승 징후를 사정한다.
  - Cushing 3대 징후(맥압의 증가, 강하게 요동치는 맥박이 동반된 서맥, 불규칙적인 호흡)를 사정한다.
  - 체온하강요법: Tylenol이나 차가운 담요 등으로 체온상승을 처치한다; 열은 두개내압 상승을 유발한다.
- 신경계 사정:
  - 감각기능과 운동기능
  - 동공사정
  - 의식수준: GCS: 눈, 언어, 운동. GCS와 의식수준의 변화를 보고한다.
- 발작 예방
- 금식, 수분제한, I&O 엄격한 관리
- 수술준비(경막외혈종), 개두술
- 투약:
  - steroids
  - 고삼투성 이뇨제(mannitol, urea)
  - 제산제나 H_2 길항제: 스트레스성 궤양을 예방한다.
  - 항생제: 감염을 예방한다.
  - 항경련제(Dilantin, phenobarbitol)
  - 진통제/해열제(Tylenol-morphine 금지)
- 안절부절못하는 징후는 즉각적으로 보고한다.
- 식이: 금식, 일반화학검사 감시
- 목표: 안위와 정서적 지지를 제공한다.

중재

- 피부간호, 구강위생, 주름 없는 침대이불
- 눈을 매끄럽게 한다.
- 환자가 가능한 수준에서 ROM을 수행한다.
- 억제는 하지 않는다.
- 가족간 의사소통을 격려한다.

평가/결과 기준

- 각성 상태, 잔여효과 없이 지남력이 있다.
- 두개내압 상승징후가 없다.
- 운동기능과 감각기능이 회복된다.
- 자가간호 활동을 재개한다.

복습 문제

1. 경막외혈종과 경막하혈종을 구분하는 방법은?
   답:

2. 신경계 검진에 포함되는 세 가지 영역을 제시하시오.
   답:

3. 환자의 두개내압 상승을 감소시키거나 예방할 수 있는 간호중재를 세 가지 제시하시오.
   답:

4. 동공반사를 확인할 때 반드시 사정해야 할 다섯 가지 영역은 무엇인가?
   답:

5. 두부손상과 관련된 징후 및 증상을 세 가지 제시하시오.
   답:

관련된 근거중심간호 가이드라인

American Academy of Pediatrics. Summary of Major Changes to the 2005 AAP/AHA Emergency Cardiovascular Care Guidelines for Neonatal Resuscitation. Retrieved July 2007, from www.C2005.org

National Guideline Clearing House. Neonatal Resuscitation: 2005 International Consensus Conference on Cardiopulmonary Resuscitation and Emergency Cardiovascular Care Science with Treatment Recommendations. Retrieved July 2007, from www.guideline.gov

The Joint Commission National Patient Safety Goals Hospital Program. Retrieved from http://www.jointcommission.org/GenealPublic/NPSG/10

SBAR technique for communication: A situational briefing model. The Institute for Health Care Improvement. Retrieved December 19, 2008, from http://www.ihi.org/IHI/Topics/PatientSafety/SafetyGeneral/Tools/SBARTechniqueforCommunicationASituationalBriefingModel.htm

시뮬레이션 시작 전 확인 내용

- 신경계 사정
- 두부손상

시뮬레이션

환자 배경

개인정보

- 나이: 9세
- 성별: 여아
- 신장: 152cm
- 체중: 34kg

인구학적 정보

- 결혼 상태: 해당 없음
- 교육 수준: 초등학생
- 종교: 가톨릭
- 직업: 학생

현재 건강 상태

- 2시간 전에 자전거를 타다 넘어져서 머리를 부딪힘

배경

- 사회심리적 배경
  - 사회적 지지: 가족
- 과거력
  - 내과적: 의학적 문제가 없었음
  - 외과적: 수술한 적 없음
- 가족력: 해당사항 없음

입원기록지

이름:	김OO
나이:	9세
성별:	여아
결혼 상태:	해당 없음
교육 수준:	초등학생
종교:	가톨릭
직업:	학생

병원
처방

환자 이름: 김OO
알레르기: 없음

진단명: 두부손상(Head Trauma)

날짜	시간	처방	서명
2013/2/2	14:00	활력징후: q 1 hr with neuro check	
		식이: 금식	
		활동: 침상안정	
		수액요법: NSS KVO	
		투약: Mannitol 1 g/kg over 30min IV Dilantin 5 mg/kg tid IV Tylenol 10 mg/kg suppository Ancef 25 mg/kg qid IV Pepcid 0.5 mg/kg IV	
		진단검사: Head CT scan C-spine X-ray CBC, BMP, Serum osmolality, T&S, PT, PTT UA	
		처치: HOB 30° 상승 Oxygen 2 L via NC	
		Cardiac monitor	Dr. 박OO

간호기록

9세의 김OO는 어머니가 응급실에 데리고 내원하였다. 내원 당시 깨어 있었으나 졸린 상태였고, 울고 있었으며 두통을 호소하고, 어머니와 함께 걸어왔다. 아이의 어머니는 딸이 자전거를 타다가 떨어져서 머리를 부딪혔다고 말하였다.

학생 시뮬레이션 준비 과제

1. 두부손상이 있는 환아 간호를 위해 필요한 물품과 사용목적을 기술하시오.

물품	목적
IV with pump	
O2 cannula	
Monitor	

2. 두부손상이 있는 환아 간호를 위한 팀 구성원과 역할을 기술하시오.

팀 구성원	역할
의사	
간호사 1	
간호사 2	

3. 관련 자료 연습문제: 아래 빈칸을 채우시오.

기록에서 도출한 관련자료	그 밖에 다른 출처에서 도출한 관련자료	누락된 자료	누락된 자료의 출처	추후검사가 필요한 자료

4. 초기 사정

환아의 배경과 간호기록을 검토한 후, 환아 현재 상태를 사정할 준비를 한다. 각각의 항목에 따라 사정을 어떻게 할 것이며, 두부손상이 있는 환자에게 나타날 것으로 예상되는 것은 무엇인지 확인하시오.

과거력

추가 자료를 얻기 위해 부모나 가족에게 해야 할 질문은 무엇인가?

신체검진

- 전반적 외모:
- 피부계:
- 머리, 귀, 눈, 코, 목:
- 호흡기계:
- 심혈관계:
- 유방:
- 복부:

- 근골격계:
- 신경계:
- 비뇨생식기계:
- 발달적 검사

환아의 발달 단계를 고려한 간호는 무엇인가?

답:

5. 진단검사

환아 간호를 계획하는 데 필요한 환자의 주호소와 관련된 진단검사 결과는 무엇인가?

Davis's Comprehensive Handbook of Laboratory and Diagnostic Testing with Nursing Implication 4e 또는 다른 진단검사 관련 참고문헌을 이용하여 아래 표를 완성하시오.

진단검사	검사 이유
CT scan	
CBC	
PT, PTT	
T&S	
BMP	
UA	
Serum osmolality	

6. 처치

두부손상이 있는 환아에게 사용하는 약물에 대하여 확인하시오.

Deglin et al, Davis's Drug Guide for Nurses 12e 또는 약물과 관련된 다른 참고문헌을 참조하여 아래 표를 완성하시오.

약물	용량, 경로, 빈도	적응증	부작용	간호중재
Mannitol	1 g/kg			
Dilantin	5 mg/kg tid			
Tylenol	10 mg/kg			

약물	용량, 경로, 빈도	적응증	부작용	간호중재
Ancef	25 mg/kg qid			
Pepcid	0.5 mg/kg			

7. 간호문제/진단

3가지 우선순위 간호문제/진단을 확인하시오.

사정자료	우선순위 문제	중재	기대되는 결과	간호보조인력에게 위임할 수 있는 중재는 어떤 것인가?
1.				
2.				
3.				

참고문헌

Deglin, J. H., & Vallerand, A. H. (2010). Davis's drug guide for nurses(12th ed.). Philadelphia: F. A. Davis.

Dillon, P. (2007). Nursing health assessment: A critical thinking case studies approach (2nd ed.). Philadelphia: F. A. Davis.

Erikson, E. H. (1950). Childhood and society. New York: Norton.

Ignatavicius, D., & Workman, M. (2002). Medical-surgical nursing critical thinking for collaborative care (4th ed.). Philadelphia: Saunders.

Lagerquist, S. L. (2006). Davis's NCLEX-RN for success. Philadelphia: F. A. Davis.

Van Leeuwen, A. M., Poelhuis-Leth, D. J., & Bladh, M. L. (2011). Davis's comprehensive handbook of laboratory and diagnostic tests with nursing implications. (4th ed.). Philadelphia: F. A. Davis.

4-3 골절/아동학대

아동

학습목표

인지적 영역

1. 대퇴골절의 증상과 징후를 기술한다.
2. 신경혈관 문제의 병태생리와 관련하여 대퇴골절의 징후와 증상에 대해 인지한다.
3. 환아의 과거력(배경)에서 아동학대의 증가요인을 확인한다.
4. 환아의 현재 상태에서 신경혈관 문제의 증가 요인을 확인한다.
5. 대퇴골절이 있는 환자를 위한 적절한 중재를 확인한다.
6. 환아가 정형외과적 외상과 아동학대로 의심되는 외상인지 적절한 진단평가를 확인한다.
7. 환아의 정형외과적 외상과 아동학대로 의심되는 외상에 따라 팀 구성원의 역할을 구별한다.

정신운동적 영역

1. 의심되는 아동학대의 대퇴골절 환자에게 적절한 사정을 한다.
2. 대퇴골절 환자에게 적절한 중재를 한다.
   - 부동
   - 통증관리
   - 머리에서 발끝까지 사정, 다른 외상이 있는지 사정
   - 환아의 안전 유지
   - 의심되는 아동학대에서 부가적 진단검사
   - 전문 분야의 아동보호서비스 센터와 적절한 연결
   - 객관적 증거를 찾아냄
3. 아동학대로 인한 대퇴골절 환자의 간호를 건강간호팀의 여러 파트와 협력적으로 수행한다.

정서적 영역

1. 아동학대로 인한 대퇴골절 환자 간호 시 수행한 것을 되돌아본다.
2. 아동학대로 인한 대퇴골절 환자 간호에 대한 전반적인 느낌을 되돌아본다.
3. 팀 구성원으로서 수행하는 것에 관한 느낌을 토의한다.
4. 시뮬레이션 동안 효과적이었던 요소를 확인한다.
5. 시뮬레이션 동안 개선이 필요한 요소를 확인한다.
6. 아동학대로 인한 대퇴골절 환자 간호에 대한 자신감을 갖는다.

의사소통

1. 아동학대로 인한 대퇴골절 환자의 간호에서 의료팀과 효과적으로 의사소통한다.
2. 아동학대로 인한 대퇴골절 환자의 간호에서 환자와 효과적으로 의사소통한다.
3. 아동학대로 인한 대퇴골절 환자의 간호에 대해 의료팀과 의사소통 시 SBAR(situation, back ground, assessment, recommendation) 형식을 사용한다.
4. 아동학대로 인한 대퇴골절 환자를 사정에서 객관적 증거를 찾는다.
5. 문제해결을 위해 Transparent Thinking(생각나는 대로 의견 말하기)을 수행한다.
6. 업무를 위임할 때는 직접적인 의사소통 방법을 사용한다.
7. 의사소통을 위해 Closed Loop Communication(상대방의 메시지와 상황을 인식했음을 알림)을 사용한다.

안전

환아와 건강관리제공자의 안전을 위해 안전관리중재를 적용하고 유지한다.

1. 신체역학, 발생 가능한 위험, 장비 문제 등에 관해 건강관리제공자, 방문객과 환자에게 안전한 환경을 제공한다.
2. 환자 안전을 목표로 환자확인규정, 건강관리제공자 간의 효과적인 의사소통과 안전한 투약 등에 주의를 기울인다.
3. 손씻기, 감염예방법과 개인보호장비 사용 등 표준주의지침을 지킨다.

리더십과 관리/위임

1. 아동학대로 인한 대퇴골절 환자 간호에서 합법적이고 윤리적이며 안전하게 간호보조인력에게 위임할 수 있는 업무를 확인한다.
2. 아동학대로 인한 대퇴골절 환자 간호에서 환자 간호 요구를 확인하고 우선순위를 정한다.

간호결과

이 단원을 마치고 환자 간호결과의 중요성을 알 수 있다.

1. 아동의 퇴원 후 안전계획
2. 지역아동보호기관과 경찰에 아동학대에 대한 정확한 보고
3. 잠재적으로 학대 기질이 있는 아동의 발달적 고려

사전학습

두 가지 토의 주제; 아동학대와 완전 골절

아동학대

정의

아동학대는 신체적 · 심리적 · 성적 학대 혹은 방임이다. 추가정보를 위해서 다음 링크를 참고한다.

- CDC Child Maltreatment Surveillance at http://www.cdc.gov/ncipc/dvp/CMP/CMP-Surveillance.htm

의심되는 아동학대의 보고와 증거자료

의심되는 아동학대의 증거는 객관적이고 철저해야 한다. 보고된 과거력의 증거와 보이는 신체적인 증거는 중요한 법적 증거가 될 수 있다. 증거를 위해 사용되는 도구와 가이드라인은 다음 사이트에서 볼 수 있다.

- http://www.luhs.org/depts/emsc/Child%20Abuse.Neglect% 20Guideline.doc

위임된 보고자는 아동보호기관에 아동학대 사례를 보고해야 하는 법적 의무가 있다. 위임된 보고자는 보고를 위해 상태뿐 아니라 상황도 규명하여야 한다. 대부분 위임된 보고자는 의사, 간호사, 병원전 제공자, 사회복지사, 교사, 정신과 의사, 아동보호제공자, 법집행자이다. 자신의 상태에서 아동학대법의 이해는 매우 중요하다. 학대를 증명하는 것은 위임된 보고자의 책임이 아니나 학대가 의심되어 보고하는 것은 어느 정도 책임이 있다.

병태생리

- 특성: 피해자는 무기력하고 자신 스스로 비난한다. 학대자는 자주 피해자를 비난하고 충동에 대한 절제가 어렵고, 피해자를 협박하기 위해 힘을 이용한다.

위험 요인

이전의 가족 내에 학대 과거력이 있는 경우 학대를 배우게 된다. 어떤 아이도 피해자가 될 수 있다.

사정

주관적 자료

배경

- 의과적 치료 지연
- 서로 다른 설명들 간에 배경의 중요 차이
- 과거력과 관찰된 외상
- 과거력과 아동의 발달적 능력, 적응성
- 다양한 외상으로 여러 번 방문한 과거력

객관적 자료

신체검진

- 고립적, 내향적, 무표정, 울지 않음
- 편안함을 위해 보호자에게 돌아가지 않음
- 일반적이지 않는 공포 혹은 보호자의 기쁨을 위해 행동
- 비위생적, 영양 불량
- 신체적 외상의 의심되는 증거 존재
  - 다양한 멍
  - 채찍 자국
  - 찰과상, 두드러지는 집중적 주요 부위의 상처(둔부, 몸통)
  - 물린 자국
  - 화상 자국
  - 밧줄 자국
  - 손바닥 자국
  - 손톱 자국
  - 오래된 멍이나 다양한 치유 단계에서의 골절 (특히 3세 이하)
- 보호자의 행동: 과장된 염려, 걱정

만약 건강관리제공자가 가족의 인종과 건강관리에 대한 문화적 신념을 인식하지 않는다면 어떤 문화나 종교에서 건강행위가 아동학대로 오진할 수 있다. 예를 들어

- 부황: 아시아, 유럽, 러시아, 중동. 수증기가 포함된 가열된 컵을 신체의 특정 부위에 적용한다. 차가운 수증기, 진공은 피부에 반상 출혈을 원형으로 만들어낸다.
- 동전 모양, 동그란: 베트남, 오일을 바른 피부에 동전을 되풀이하여 길게, 세로로 문지른다. 이는 채찍 자국처럼 흔적을 만든다.
- 화상: 동남아시아, 피부의 작은 부위를 다양한 질병을 치료하기 위해 태운다.
- 뜸: 동남아시아. 쑥을 태우는 막대기, 향 혹은 실은 신체의 질환 부분에 놓는다. 담뱃불로 지진 것과 같은 흔적이 남으면, 보통 피라미드 모양이다.

- 마늘요법: 예맨, 유태인. 으깬 마늘을 손목에 바르는데, 이는 물집이나 마늘 화상의 결과를 초래할 수 있다.
- 납을 포함한 약물: 멕시코, 동남아시아, 인도

소수민족에서 다양한 정상 피부 색소침착에 추가된, 확실히 보이는 의학 상태는 아동학대로 오진할 수 있다. 예를 들어

- 멍과 빈번하게 혼동되는 몽고반점
- 다양한 홍반
- 특발성 혈소판 감소 자반증
- 백혈병
- 혈우병
- 불완전 골형성증

간호관리

중재

- 안전한 환경 제공
- 개별 상담 태도: 만약 의심되면 아동과 보호자를 분리한다.
- 신체적 외상 치료
- 신체적 외상 기록
- 개인적 판단에 접근하지 않도록 지지
- 의무적 보고
- 개인과 가족 치료 격려

평가/결과 기준

- 신체적 외상이 치료되었다.
- 추후의 외상을 막기 위해 안전과 보호에 기반한 계획 세우기
- 학대자가 도움을 찾겠다고 합의한다.

완전 골절

정의

완전 골절의 두 가지 형태

- 폐쇄성: 뼈가 피부 아래에 부서진 상태
- 개방성: 뼈가 부러져 피부 표면 밖으로 나온 것으로 감염의 위험이 높음

사정

주관적 자료

- 욱신거리고 쑤심
- 마비
- 오심
- 통증과 부종
- 외상의 배경
- 근육경련

객관적 자료

- 기능의 변화
- 기형
- 반상출혈
- 집중된 부종
- 마찰음

진단검사

- X-ray

치료

- 부동
- 관절 위와 골절 아래를 포함한 석고붕대

간호관리

목적: 치유 증진과 합병증 예방

중재

- 적절한 식이와 치료를 증진시키는 수액공급과 변비 및 신결석 예방
- 지각 감각 박탈을 줄이기 위해 적절한 활동

목적: 추후 손상과 외상 예방

중재

- 올바른 선열 유지
- 피부통합 유지
- 신경혈관기능 사정-(통증, 마비, 감각이상, 맥박, 창백), 온도 변화, 가능한 이동 유지, 석고붕대 관리

목적: 보조장치의 사용과 관련하여 간호제공

- 목발사용의 목적 교육

목적: 안전기구의 제공

- 혈전정맥염, 지방색전증, 신경 압박, 혈관괴사, 감염, 유착지연, 피부쇠약, 십이지장 문제와 같은 합병증의 징후를 관찰한다(with spica cast).

목적: 건강교육

- 석고붕대의 목적 설명
- 합병증의 징후와 증상
- 등척운동
- 목발 사용의 안전

평가/결과 기준

- 부동과 관련하여 더 이상 외상이나 합병증이 없음
- 뼈의 선열이 유지되고 치유됨
- 부종이 완화되어 손발이 올라감
- 잠재적 합병증의 예방이 이해
- 영향 받은 손발 사용
- 이동을 위해 올바른 방법을 보여줌

복습 문제

1. 위임된 보고자에게 상황을 규명하고 아동학대의 의심사례를 보고할 법적 의무가 있다.
   a) 참
   b) 거짓
   답:

2. 아동학대의 4가지 분류를 쓰시오.
   답:

3. 어떤 의학적 상태는 아동학대로 잘못 인식될 수 있다. 잘못된 인식을 3가지 쓰시오.
   답:

4. 최근 석고붕대를 한 팔 골절이 있는 아동을 간호하고 있는 간호사는 일반 사정에서 환자의 손가락이 부어 있고 모세혈관이 다시 채워지는 것이 느린 것을 발견했다. 간호사가 처음 해야 할 행동은?
   답:

5. 완전 골절을 가진 환자의 신경혈관적 상태를 평가하기 위해 사용되는 5가지 Ps를 쓰시오.
   답:

관련된 근거중심간호 가이드라인

Cincinnati Children's Hospital Medical Center. (2006, December). Evidence-based care guideline for femoral shaft fractures. Cincinnati: Author. Guidelines. Retrieved from http://www.guideline.gov

The Joint Commission National Patient Safety Goals Hospital Program. Retrieved from http://www.jointcommission.org/generalpublic/npsg/10_npsgs.htm

Kellogg, N. D. (2007). American Academy of Pediatrics Committee on Child Abuse and Neglect. Evaluation of suspectedchildphysicalabuse. Pediatrics, 119(6), 1232?1241.

SBAR technique for communication: A situational briefing model. The Institute for Healthcare Improvement. Retrieved December 19, 2008, from http://www.ihi.org/IHI/

Topics/PatientSafety/SafetyGeneral/Tools/SBARTechniqueforCommunicationASituationalBriefingModel.htm

시뮬레이션 시작 전 확인 내용

- 완전골절에서 신경혈관 사정
- 의심되는 아동학대의 확인, 증거와 보고

시뮬레이션

환아 배경

개인정보

- 나이: 3세
- 성별: 여아
- 신장: 96cm
- 몸무게: 15kg

현재 건강 상태

- 대퇴골절

배경

- 사회심리적 배경
  - 사회적 지지: 아버지가 현재 같이 있고 엄마는 두 동생과 함께 집에 있음
- 과거력
  - 내과적: 없음
  - 외과적 :없음
- 가족력: 없음

입원기록지

이름:	김OO
나이:	3세
성별:	여아

병원 처방		**환자 이름: 김OO 알레르기: 없음**	
진단: 오른쪽 대퇴 골절(Right femur fracture)			
날짜	**시간**	**처방**	**서명**
		활력징후: q 4 hr	
		Neurovascular checks to RLE q 4 hr	
		식이: NPO	
		활동: 침상안정	
		수액요법: NSS 50 mL/hr	
		투약: Morphine 1.5 mg IV q 4 hr prn severe pain(IV 0.1 mg/kg/dose) Acetaminophen 225 mg po q 6 hr prn pain(po 15 mg/kg/dose) Diazepam 3 mg IV q 2~4 hr prn muscle spasm right leg (IV 0.2 mg/kg/dose)	
		진단검사: Right femur x-ray Skeletal survey CBC, BMP, PT/PTT	
		처치: Splint to right leg, elevation	
		정형외과적 의뢰	
		사례관리 의뢰	
			Dr. 이OO

간호기록

3세인 여자아이 김OO는 아버지와 함께 ED로 왔다. 이 여아는 매우 조용했으며 의료인과 눈을 맞추지 못하였다. 아버지는 처음에 초진 간호사에게 2일 전 아이가 뛰다가 넘어졌으며 지금은 걸을 수 없다고 하였다. 그러나 의사가 질문했을 때는 아이가 계단에서 떨어졌다고 하였다. 아이는 청결해보이고 날씨에 적절하게 옷을 입고 있었다. 눈은 아래를 향해 있고 아버지를 잡고 있었으나 그에게 애정이 있어 보이지 않았다. 아버지의 팔을 잡고 있는 동안 다리를 촉진해 보았을 때, 아이는 오른쪽 대퇴 촉진 시 위축되었다. 오른쪽 다리의 무게가 참기 어려울 만큼 대퇴가 부어 있음.

학생 시뮬레이션 준비 과제

1. 대퇴골절 진단을 받은 환아 간호를 위해 필요한 물품과 사용목적을 기술하시오.

물품	목적
IV with pump	
정형외과적 부목/베개	

2. 아동학대로 의심되는 대퇴골절 환아 간호를 위한 팀 구성원과 역할을 기술하시오.

팀 구성원	역할
초진 간호사	
응급실 간호사	
응급실 의사	
Admitting physician	
사례관리자	
아동보호서비스 (Child Protection Services, CPS)	

3. 관련자료 연습문제: 아래 빈칸을 채우시오.

기록에서 도출한 관련자료	그 밖에 다른 출처에서 도출한 관련자료	누락된 자료	누락된 자료의 출처	추후검사가 필요한 자료

4. 사정

환아의 배경과 간호기록을 검토한 후, 환아 현재 상태를 사정할 준비를 한다. 각각의 항목에 따라 사정을 어떻게 할 것이며, 아동학대가 의심되는 대퇴골절 환자에게 나타날 것으로 예상되는 것은 무엇인지 확인하시오.

과거력

추가 자료를 얻기 위해 환자와 가족에게 해야 할 질문은 무엇인가?

신체검진

- 전반적 외모:
- 피부계:
- 머리, 귀, 눈, 코, 목:
- 호흡기계:
- 심혈관계:
- 유방:
- 복부:
- 신경계:
- 근골격계:
- 비뇨생식기계:
- 추가 검진:
- 발달적 검사
  환자의 발달 단계를 고려한 간호는 무엇인가?
  답:

5. 진단검사

환아 간호를 계획하는 데 필요한 환자의 주호소와 관련된 진단검사 결과는 무엇인가?

Deglin et al. Davis's Drug Guide for Nurses 12e. 또는 다른 진단검사관련 참고문헌을 이용하여 아래 표를 완성하시오.

진단검사	검사 이유
CBC	
BMP	
PT/PTT	
Right femur X-ray	
Skeletal survey	

6. 처치

대퇴골절 진단을 받은 환아에게 사용하는 약물에 대하여 확인하시오.

Van Leeuwen et al. Davis's Comprehensive Handbook of Laboratory and Diagnostic Testing with Nursing Implications 4e 또는 약물과 관련된 다른 참고문헌을 참조하여 아래 표를 완성하시오.

약물	용량, 경로, 빈도	적응증	부작용	간호중재
Morphine	1.5 mg IV q 4 hr prn severe pain (IV 0.1 mg/kg/dose)			
Acetaminophen	225mg po q 6 hr prn pain (po 15 mg/kg/dose)			
Diazepam	3 mg IV q 2-4 hr prn muscle spasm right leg (IV 0.2 mg/kg/dose)			

7. 간호문제/진단

3가지 우선순위 간호문제/진단을 확인하시오.

사정자료	우선순위 간호문제	중재	기대되는 결과	간호보조인력에게 위임할 수 있는 중재는 어떤 것인가?
1.				
2.				
3.				

참고문헌

American College of Surgeons Committee on Trauma (2008). Advanced trauma life:Support for doctors,Student course manual (8th ed.). Chicago:ACS.

Deglin, J. H., & Vallerand, A. H. (2010). Davis's drug guide for nurses (12th ed.). Philadelphia: F. A. Davis.

Dillon, P. (2007). Nursing health assessment: A critical thinking and case studies approach (2nd ed.). Philadelphia: F. A. Davis.

Emergency Nurses Association (2004). Emergency nursing pediatric course (3rd ed.). Des Plaines, IL: ENA.

Erikson, E. H. (1950). Childhood and society. New York: Norton.

Van Leeuwen, A. M., Poelhuis-Leth, D. J., & Bladh, M. L. (2011). Davis's comprehensive handbook of laboratory and diagnostic tests with nursing implications. (4th ed.). Philadelphia: F. A. Davis.

Pdfs for Hip spica teaching Retrieved from Cincinnati Childrens Hospital

http://www.cincinnatichildrens.org/health/info/orthopaedics/home/hip-spica.htm

Vanderbilt Childrens Hospital

www.vanderbiltchildrens.com/uploads/documents/ortho-hc0425.pdf

Seattle Childrens Hospital

www.seattlechildrens.org/child_health_safety/pdf/flyers/PE005.pdf

Phoenix Childrens Hospital

www.phoenixchildrens.com/emily-center/child-health-topics/handouts/Spica-Care-788.pdf

Neurovascular assessment. Retrieved from http://www.snjourney.com/ClinicalInfo/Systems/PDF/NeuroVas%20 Assessment.pdf

IV therapy. Retrieved from http://www.rch.org.au/clinicalguide/cpg.cfm?doc_id=5203

4-4 뇌막염(Meningitis)

아동

학습목표

인지적 영역

1. 뇌막염 환자와 관련된 환자 과거력 질문을 확인한다.
2. 바이러스성 뇌막염과 세균성 뇌막염을 구별한다.
3. 뇌막염의 위험요인을 확인한다.
4. 뇌막염의 징후와 증상에 관련하여 병태생리를 연관시킨다.
5. 뇌막염 환자에게 적절한 진단검사를 확인한다.
6. 뇌막염 환자를 위한 적절한 치료를 기술한다.

정신운동적 영역

1. 뇌막염 환자로부터 환자의 건강 과거력을 확인한다.
2. 뇌막염 환자에게 적절한 사정을 수행한다.
3. 뇌막염 환자를 위해 환자 안전 기준을 시행한다.

정서적 영역

1. 뇌막염 환자에 수행한 것을 되돌아본다.
2. 시뮬레이션 동안 효과적이었던 요소를 확인한다.
3. 시뮬레이션 동안 개선이 필요한 요소를 확인한다.
4. 뇌막염 환자 간호에 대한 자신감을 갖는다.

의사소통

1. 뇌막염 환자와 효과적으로 의사소통한다.
2. 의료팀과 의사소통 시 SBAR(situation, back ground, assessment, recommendation) 형식을 사용한다.
3. 사정 결과를 정확하고 간결하게 기록한다.
4. 문제해결을 위해 Transparent Thinking(생각나는 대로 의견 말하기)을 수행한다.
5. 업무를 위임할 때는 직접적인 의사소통 방법을 사용한다.
6. 의사소통을 위해 Closed Loop Communication(상대방의 메시지와 상황을 인식했음을 알림)을 사용한다.

안전

환자와 건강관리제공자의 안전을 위해 안전관리중재를 적용하고 유지한다.

1. 신체역학, 발생 가능한 위험, 장비 문제 등에 관해 건강관리제공자, 방문객과 환자에게 안전한 환경을 제공한다.
2. 환자 안전을 목표로 환자확인규정, 건강관리제공자 간의 효과적인 의사소통과 안전한 투약 등에 주의를 기울인다.
3. 손씻기, 감염예방법과 개인보호장비 사용 등 표준주의지침을 지킨다.

리더십과 관리/위임

1. 뇌막염 환자 간호 요구를 확인하고 우선순위를 정한다.
2. 합법적이고 윤리적이며 안전하게 간호보조인력에게 위임할 수 있는 업무를 확인한다.
3. 뇌막염 환자와 가족을 위한 교육계획을 개발한다.
4. 뇌막염 환자를 위해 적절한 도움을 줄 수 있는 전문가에게 의뢰한다.

사전학습

정의

뇌막염은 척수의 염증 혹은 감염원에 의한 뇌막의 일반적 감염이다.

병태생리

감염성 뇌막염은 의료적 응급이다.

원인

- 박테리아: *Streptococcus pneumoniae and Neiserria meningitidis* 대부분 일반적 세균성 원인
- 바이러스성: 일반적으로 자가면역, 생명을 위협할 정도의 심각하지 않은 뇌막염
- 그 밖에: Mycobacteria, fungal, amebas, noninfectious

예방

- *Haemophilus influenzae* 백신
- 동료학생을 위한 Menomune vaccine
- 친밀한 접촉 예방
- 격리

위험 요인

- 상부호흡기 감염
- 중이염
- 부비강염
- 폐렴
- 빈혈
- 외상
- 외과적 처치
- 면역반응 장애
- 만성질환

사정

주관적 자료

- 최근 URI의 과거력 혹은 급성 중이염
- 두통, 목 통증, 목덜미 강직, 등 통증, 수막염성 안절부절못함
- 광선공포증
- 오심, 구토
- 여러 발진: Streptococcal, flat red macular/papule rash; *Neiserria*, red flat patches

객관적 자료

- 급성 발병, 경련과 같은 초기 징후
- 오한 열
- 의식의 단계 변화, 섬망, 무감각, ICP 증가
- 반궁긴장 자세, 머리 과신전, 영아는 천문 팽창, 뇌막염성 불안정
- 과반사 CNS 불안정
- Kernig's sign(with knee flexed, extensions of knee causes pain in hamstrings)
- Brudzinski's sign(when patient flexes head to chest causes hips to flex)
- 뇌신경 VIII, 청각에 영향
- 뇌신경 III, IV, VI, EOM에 영향
- 뇌신경 VII, 얼굴 근육에 영향
- 유두부종으로 인한 ICP 증가
- 합병증: 경련, 편측마비, SIADH, 산재성 혈관 내 응고증후군(DIC), 죽음

진단검사

- CBC
- Lumbar puncture: CSF for Gram stain, C&S provides definitive diagnosis
- 현재 신경학 문제 존재 시 CT scan

치료

- 세균성 수막염 시 항생제
- 지지적 간호

간호관리

목적: 감염의 전파 방지

- 표준화된 예방조치
- 엄격한 손 위생
- 최소 항생제 투여 시작 후 24시간 호흡기계 격리
- 격리 방법 중 방문자 관리
- 위험성 있는 환자와의 접촉 확인
- 예방 항생제: 항생제는 즉각적으로 시작하고 10~14일 동안 계속적으로 적용(환자가 CSF가 음성이거나 임상적으로 향상되기 전까지)
- 수액적용을 보호하기 위해 필요하면 억제를 적용한다.

목적: 안전과 합병증 예방 증진

- 정맥염 예방을 위해 수액을 묽게 천천히 IV한다.
- 스테로이드
- 두개내압의 증가를 막기 위해 30° 정도 올리는 HOB 자세, 반궁긴장, 옆으로 눕이기: 두개내압 증가를 막기 위해 압박, 기침 억제를 위한 자세
- 조용한 환경, 자극의 최소화, 방문객 제한, 광선공포증으로 밝은 빛을 피하기
- 통증을 위한 진통제
- 열을 위한 해열제
- 정맥주사나 구강 수액으로 수화 유지, I&O 모니터

- 경련 예방 유지 처방이 있을 시 항경련제 투여(경련을 위해 Dilantin and lorazepam을 적용할 수 있음)
- 신경사정 모니터(Glasgow Coma Scale), 활력징후

목적: 영양과 수액의 균형 유지

- 금식일 경우 정맥 치료
- 나이를 고려한 식이
- I&O 모니터, 매일 체중 확인

평가/결과 기준

- 감염이 전파되지 않음
- 안전한 환경 유지
- 수액 충족과 영양적 섭취 유지
- 아동은 영구적인 신경 손상 없이 회복

복습 문제

1. 세균성 뇌막염일 때 CSF의 C&S에서 무엇이 발견되는가?
   답:

2. 뇌척수압의 증가는 무엇의 징후와 증상인가?
   답:

3. 뇌막염의 징후와 증상과 관련하여 mechanism 결과를 기술하시오. 목강직, 두통, 광선공포증, 경련, 유두부종.
   답:

4. ICP를 강하하기 위한 치료로 적용하는 간호중재는?
   답:

5. 뇌막염 종류 중 평생 치료로 고려해야 하는 것은? (bacterial or viral)
   답:

관련된 근거중심간호 가이드라인

Search The National Guideline Clearinghouse at http:// www.guideline.gov meningitis

The Joint Commission National Patient Safety Goals Hospital Program. Retrieved from http://www.jointcommission.org/generalpublic/npsg/10_npsgs.htm

SBAR technique for communication: A situational briefingmodel.

The Institute for Healthcare Improvement. Retrieved December 19, 2008, from http://www.ihi.org/IHI/Topics/PatientSafety/SafetyGeneral/Tools/

SBAR Technique for Communication A Situational Briefing Model.htm

시뮬레이션 시작 전 확인 내용

- 건강사정/신경계
- 감염성 질환/격리

시뮬레이션

환자 배경

개인정보

- 나이: 19세
- 성별: 여성
- 신장: 159cm
- 몸무게: 47.6kg

인구학적 정보

- 결혼 상태: 미혼
- 교육 수준: 대학생
- 종교: 가톨릭
- 직업: 학생

현재 건강 상태

- c/o 두통, 등 통증, 오심과 구토

배경

- 사회심리적 배경
  - 사회적 지지: 가족
- 과거력
  - 내과적: 없음
  - 외과적: 없음
- 가족력: 해당사항 없음

입원기록지

이름:	박OO
나이:	19세
성별:	여성
결혼 상태:	미혼
교육 수준:	대학생
종교:	가톨릭
직업:	학생

병원 처방

환자 이름: 박OO
알레르기: 없음

진단: R/O 뇌막염(R/O meningitis)

날짜	시간	처방	서명
		ICU 입원	
		호흡기계 격리	
		활력징후: q 1 hr 신경 체크	
		식이: NPO for 24 hr then advance to clear liquids as tolerated	
		활동: 침상안정	
		정맥요법: 1,000 mL LR q 8 hr	
		Insert Foley catheter	
		투약: Rocephin 2 g IV daily Vancomycin 1 g IV daily Decadron 0.15 mg/kg IV q 6 hr Tylenol 650 mg po/suppository Q 4 hr prn pain or fever Dilaudid 1 mg IV push q 4 hr prn pain Compazine 5 mg IV q 6 hr prn nausea and vomiting Regular Humilin insulin coverage sliding scale <150 no coverage 150~200 2 units Regular Humilin insulin 200~250 4 units Regular Humilin insulin 250~300 6 units Regular Humilin insulin >300 call physician	
		진단검사: LP done in ER	

진단명: R/O 뇌막염(R/O meningitis) (계속)

날짜	시간	의사처방	서명
		CT scan head Repeat CBC, BMP, in am Routine UA Viral studies Preg test	
		처치: Oxygen 2 L via NC	
		Cardiac monitor	Dr. 이OO

간호기록

19세인 박OO는 여대생으로 부모와 함께 ED에 방문했으며, 주호소는 두통, 등 통증, 오심과 구토이다. 엄마는 딸이 OO대학교 학생이라고 하였다. 가을 학기에 학교를 다니는 동안 발진과 열이 3차례 있었다. 두 번째 문제가 있을 때 건강관리에서 그녀의 증상이 치유가 되었고 바이러스성으로 예상되었다. 학기를 쉬고 집에서 있는 동안 열과 붉은 발진은 전체적으로 흉부, 복부, 다리에 다시 퍼졌다.

검사에서 다음과 같이 확인하였다. PCP, labs drawn: CBC, sed rate, Epstein-Barr virus, Mono Spot, parvovirus. 주호소는 두통, 등 통증, 오심, 다음날 아침 구토를 호소하였다. 환자는 바로 ED로 갔다.

검사결과: WBC 26,000 with increase in neutrophils, elevated sed rate, negative Epstein-Barr virus, Mono Spot, and parvovirus

학생 시뮬레이션 준비 과제

1. 뇌막염 진단을 받은 환자 간호를 위해 필요한 물품과 사용목적을 기술하시오.

물품	목적
IV 펌프, IV 항생제	
O_2 캐뉼라	
모니터	
장갑	
BP커프, 온도계	
펜라이트	
격리준비	
LP 기구	

2. 뇌막염 환자 간호를 위한 팀 구성원과 역할을 기술하시오.

팀 구성원	역할
간호사 1	
의사	
간호사 2	

3. 관련 자료 연습문제: 아래 빈칸을 채우시오.

기록에서 도출한 관련자료	그 밖에 다른 출처에서 도출한 관련자료	누락된 자료	누락된 자료의 출처	추후검사가 필요한 자료

4. 사정

환자의 배경과 간호기록을 검토한 후, 환자 현재 상태를 사정할 준비를 한다. 각각의 항목에 따라 사정을 어떻게 할 것이며, 뇌막염 환자에게 나타날 것으로 예상되는 것은 무엇인지 확인하시오.

과거력

추가 자료를 얻기 위해 환자와 가족에게 해야 할 질문은 무엇인가?

신체검진

- 전반적 외모:
- 피부계:
- 머리, 귀, 눈, 코, 목:
- 호흡기계:
- 심혈관계:
- 유방:
- 복부:
- 신경계:
- 근골격계:
- 비뇨생식기계:
- 추가 검진:
- 발달적 검사

환자의 발달 단계를 고려한 간호는 무엇인가?

답:

5. 진단검사

환자 간호를 계획하는 데 필요한 환자의 주호소와 관련된 진단검사 결과는 무엇인가?

Van Leeuwen et al, Davis's Comprehensive Handbook of Laboratory and Diagnostic Testing with Nursing Implications 4e, 또는 다른 진단검사관련 참고문헌을 이용하여 아래 표를 완성하시오.

진단검사	검사 이유
CT scan	
CBC	
BMP Glucose Electrolytes BUN Creatinine	
CSF for C&S	
UA	
Pregnancy test	

6. 처치

뇌막염 진단을 받은 환자에게 사용하는 약물에 대하여 확인하시오.

Deglin et al, Davis's Drug Guide for Nurses 12e, 또는 약물과 관련된 다른 참고문헌을 참조하여 아래 표를 완성하시오.

약물	용량, 경로, 빈도	적응증	부작용	간호중재
Rocephin	2 g IV daily			
Vancomycin	1 g IV daily			
Decadron	0.15 mg/kg IV q 6 hr			

약물	용량, 경로, 빈도	적응증	부작용	간호중재
Tylenol	650 mg po/suppository q 4 hr prn pain/fever			
Dilaudid	1 mg IV q 4 hr prn severe pain			
Compazine	5 mg IV q 6 hr prn nausea and vomiting			
Regular Humalin insulin	As per sliding scale			

7. 간호문제/진단

3가지 우선순위 간호문제/진단을 확인하시오.

사정자료	우선순위 문제	중재	기대되는 결과	간호보조인력에게에게 위임할 수 있는 중재는 어떤 것인가?
1.				

사정자료	우선순위 문제	중재	기대되는 결과	간호보조인력에게 위임할 수 있는 중재는 어떤 것인가?
2.				
3.				

참고문헌

Deglin, J. H., & Vallerand, A. H. (2010). Davis's drug guide for nurses (12th ed.). Philadelphia: F. A. Davis.

Dillon, P. (2007). Nursing health assessment: A critical thinking case studies approach (2nd ed.). Philadelphia: F. A. Davis.

Erikson, E. H. (1950). Childhood and society. New York: Norton.

Goroll, A., & Mulley Jr., A. (2000). Primary care medicine (4th ed.). Philadelphia: Lippincott Williams & Wilkins.

Lagerquist, S. L. (2006). Davis's NCLEX-RN for success (2nd ed.).Philadelphia: F. A. Davis.

Mattson Porth, C. (2005). Pathophysiology concepts of altered health states (7th ed.). Philadelphia: Lippincott Williams & Wilkins.

Van Leeuwen, A. M., Poelhuis-Leth, D. J., & Bladh, M. L. (2011). Davis's comprehensive handbook of laboratory and diagnostic tests with nursing implications. (4th ed.). Philadelphia: F. A. Davis.

성인건강 간호 Adult Health Nursing

5

5-1 조절되지 않는 심방세동

내과적-외과적

학습목표

인지적 영역

1. 조절되지 않는 심방세동이 미치는 영향을 기술한다.
2. 심방세동과 정상 동성리듬을 구별한다.
3. 조절된 심방세동과 조절되지 않는 심방세동을 구별한다.
4. 심방세동의 증상과 징후를 확인한다.
5. 병리학적으로 심방세동의 증상과 징후를 연관시킨다.
6. 심방세동의 적절한 치료를 확인한다.
7. 심전도 리듬을 해석한다.

정신운동적 영역

1. 조절되지 않는 심방세동 환자의 심장 사정을 수행한다.
2. IV, ECG, 투약 같은 적절한 중재를 시작한다.
3. 심장율동전환을 보조한다.

정서적 영역

1. 조절되지 않는 심방세동 환자 간호 시 수행한 것을 되돌아본다.
2. 시뮬레이션 동안 효과적이었던 요소를 확인한다.
3. 시뮬레이션 동안 개선이 필요한 요소를 확인한다.
4. 시나리오에 대한 전반적인 느낌을 되돌아본다.
5. 팀 구성원으로서 수행하는 것에 관한 느낌을 토의한다.
6. 심부정맥 환자 간호에 대한 자신감을 갖는다.

의사소통

1. 환자와 효과적으로 의사소통한다.
2. 의료팀과 효과적으로 의사소통한다.
3. 의료팀 구성원과 의사소통 시 SBAR(situation, back ground, assessment, recommendation) 형식을 사용한다.
4. 의료팀의 일원으로서 협력한다.
5. 사정, 중재, 치료에 대한 환자의 반응 등을 정확하고 명료하게 기록한다.
6. 문제해결을 위해 Transparent Thinking(생각나는 대로 의견 말하기)을 수행한다.
7. 업무를 위임할 때는 직접적인 의사소통 방법을 사용한다.
8. 의사소통을 위해 Closed Loop Communication(상대방의 메시지와 상황을 인식했음을 알림)을 사용한다.

안전

환자와 건강관리제공자의 안전을 위해 안전관리중재를 적용하고 유지한다.

1. 신체역학, 발생 가능한 위험, 장비 문제 등에 관해 건강관리제공자, 방문객과 환자에게 안전한 환경을 제공한다.
2. 환자 안전을 목표로 환자확인규정, 건강관리제공자 간의 효과적인 의사소통과 안전한 투약 등에 주의를 기울인다.
3. 손씻기, 감염예방법과 개인보호장비 사용 등 표준주의지침을 지킨다.

리더십과 관리/위임

1. 조절되지 않는 심방세동 환자 간호 시 합법적이고 윤리적이며 안전하게 간호보조인력에게 위임할 수 있는 업무를 확인한다.
2. 조절되지 않는 심방세동 환자 간호 요구를 확인하고 우선순위를 정한다.

사전학습

정의

부정맥은 심전도 파형의 정상 속도, 리듬, 형태의 어떤 변화를 말한다. 부정맥의 종류로는 동성, 심방성, 접합부성, 심실성, 차단성이 있다. 부정맥은 동방결절, 방실결절, 심방, 심실의 기능장애로 인해 발생하며, 계통적 문제로 인해 일차적 · 이차적으로 나타날 수도 있다.

병태생리

심방세동은 나이 든 성인의 부정맥으로 가장 흔하다. 심방세동의 특징은 불규칙한 심실 반응과 빠르고 불규칙적인 파동이다 (>350min). 치료하지 않으면 심실의 속도가 변하고 심박동수가 120~150/min으로 증가하게 된다. 합병증으로 심방의 혈전 생성을 촉진한다.

위험 요인

- 관상동맥질환
- 류마티스성 심질환
- 승모판 질환(협착)
- 고혈압
- 강심제 독성
- 갑상선기능항진증

사정

주관적 자료

- 혼돈
- 피로
- 심계항진

객관적 자료

- 맥박: 빈맥
- 맥박결손
- 심박출량 감소(속도가 빠르면)
- 호흡: 숨가쁨, 악설음(심부전 시)
- 경정맥 울혈
- 체온: 약간 상승
- 혈압: 저혈압성
- 피부: 창백, 차갑고 습함
- 의식 상태/신경학적: 허약, 혼돈, 실신

진단검사

- 심전도
- 식도심장초음파
- 응고검사

처치

- 심장율동전환술
- 근본적 원인 치료
- 강심제
- Cardizem(CCB)
- Amiodarone
- 항응고제

간호관리

- 심장율동전환술 준비
- 처방된 약물 투여
- 혈전색전 예방
- 신체적 · 정서적 요구 및 안전, 교육 요구 제공

평가/결과 기준

- 규칙적인 심장 리듬
- 요골맥박 모니터
- 합병증 없음
- 견딜만한 활동
- 불안의 감소
- 치료계획과 예방조치 이해

복습 문제

1. 조절되는 심방세동과 조절되지 않는 심방세동은 어떻게 다른가?
   답:

2. 다음 심전도 리듬을 해석하시오.

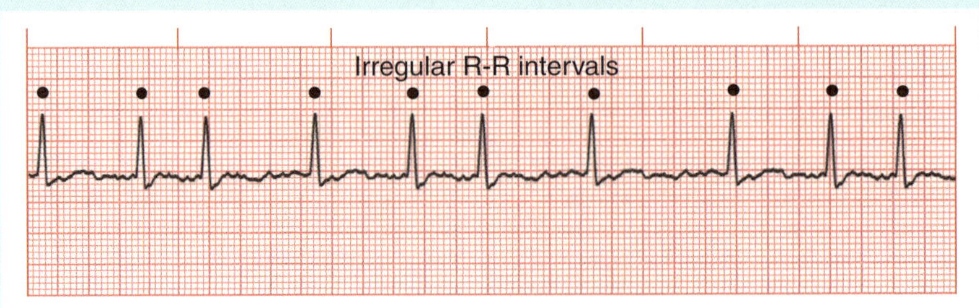

답:

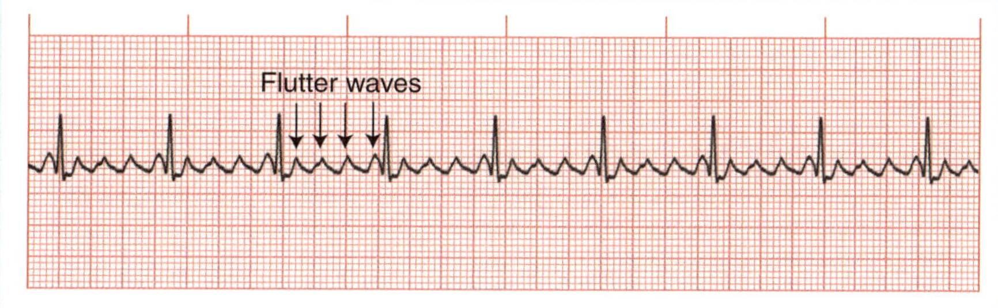

답:

3. 조절되지 않는 심방세동의 주요 합병증을 기술하고, 병태생리에 대해 설명하시오.
   답:

4. 심방세동 환자에게 뇌졸중 위험이 큰 이유는?
   답:

5. 심방세동이 심박출량에 미치는 영향은?
   답:

관련된 근거중심간호 가이드라인

http://www.guidelines.gov/search/search.aspx?term=atrial+fibrillation

The Joint Commission National Patient Safety Goals Hospital Program. Retrieved from http://www.jointcommission.org/GeneralPublic/NPSG/10_npsgs.htm

SBAR Technique for Communication: A situational briefing model published by The Institute for Healthcare Improvement was downloaded on December 19, 2008, from http://www.ihi.org/IHI/Topics/PatientSafety/Safety General/Tools/SBARTechniqueforCommunicationA SituationalBriefingModel.htm

시뮬레이션 시작 전 확인 내용

- 심부정맥
- 부정맥 치료의 약물 사용

시뮬레이션

환자 배경

개인정보

- 나이: 90세
- 성별: 여성
- 신장: 159cm
- 몸무게: 70kg

인구학적 정보

- 결혼 상태: 미혼
- 교육 수준: 고등학교 졸업
- 종교: 가톨릭
- 직업: 은퇴

현재 건강 상태

- 갑작스러운 숨가쁨

배경

- 사회심리적 배경
  - 사회적 지지: 장기요양시설에 살고 있으며, 여동생, 남자 조카, 여자 조카의 도움을 받음
- 과거력
  - 내과적: 퇴행성 관절질환, 만성 심부전, 갑상선기능저하증, 난소암
  - 외과적: 전체 자궁적출술
- 가족력: 심혈관질환, 난소암

입원기록지

이름:	김OO
나이:	90세
성별:	여성
결혼 상태:	미혼
교육 수준:	고등학교 졸업
종교:	가톨릭

병원
처방

환자 이름: 김OO
알레르기: 없음

진단명: 조절되지 않는 심방세동(Uncontrolled atrial firillation)

날짜	시간	처방	서명
2013/7/8	17:45	Admit to CCU	
		활력징후: q 15 min	
		식이: cardiac diet	
		활동: 침상안정	
		수액요법: 1,000 mL 5% D/0.45 NSS 100 mL/hr x 3	
		Cardizem 0.25 mg/kg IV push repeat in 15 min with cardizem gtt 0.35 mg/kg (if systolic BP>100 and HR>130)	
		진단검사: serum electrolytes, BUN, creatinine, CBC, PT, PPT, BNP, cardiac enzymes, troponin level repeat PTT q 4 hr ECG	
		처치: O_2 2 L via NC I&O monitor	Dr. 박OO

간호기록

김OO 씨는 90세 여성이다. 장기요양시설에 거주하고 있으며, 허약하지만 비교적 건강한 편이다. 퇴행성 관절질환, 만성 심부전, 갑상선기능저하증 및 난소암의 과거력이 있고, lasix, valium, inderal, synthyroid를 복약 중이다. 병동순회를 하는 동안, 김OO 씨가 화장실에 걸어가면서 매우 숨가빠하는 것을 보고, 침대로 돌아가는 것을 도와준다.

학생 시뮬레이션 준비 과제

1. 조절되지 않는 심방세동 진단을 받은 환자 간호를 위해 필요한 물품과 사용목적을 기술하시오.

물품	목적
IV with pump	
O2 cannula	
cardiac monitor	

2. 조절되지 않는 심방세동 진단을 받은 환자 간호를 위한 팀 구성원과 역할을 기술하시오.

팀 구성원	역할
간호사 1	
간호사 2	
의사	

3. 관련된 자료 과제: 아래칸을 채우시오.

기록에서 도출한 관련자료	그 밖에 다른 출처에서 도출한 관련자료	누락된 자료	누락된 자료의 출처	추후검사가 필요한 자료

4. 사정

환자의 배경과 간호기록을 검토한 후, 환자 현재 상태를 사정할 준비를 한다. 각각의 항목에 따라 사정을 어떻게 할 것이며, 조절되지 않는 심방세동 환자에게 나타날 것으로 예상되는 것은 무엇인지 확인하시오.

과거력

추가 자료를 얻기 위해 환자 또는 가족에게 해야 할 질문은 무엇인가?

신체검진

- 전반적 외모:
- 피부계:
- 머리, 귀, 눈, 코, 목:
- 호흡기계:
- 순환기계:
- 유방:
- 신경계:
- 근골격계:
- 생식기계:
- 추가 검진:
- 발달적 검사

  환자의 발달 단계를 고려한 간호는 무엇인가?

  답:

5. 진단검사

환자 간호를 계획하는 데 필요한 환자의 주호소와 관련된 진단검사 결과는 무엇인가?

Davis's Comprehensive Handbook of Laboratory and Diagnostic Testing with Nursing Implication 4e 또는 다른 진단검사 관련 참고문헌을 이용하여 아래 표를 완성하시오.

진단검사	검사 이유
CBC • RBC • Hematocrit • Hemoglobin • WBC • Platelets	
PT	
aPTT	
Electrolytes	
BUN and creatinine	
BNP	
CK-MB	
CRP	
Myoglobin	
Troponin	

6. 처치

조절되지 않는 심방세동으로 진단받은 환자에게 사용하는 약물에 대하여 확인하시오.

Deglin et al, Davis's Drug Guide for Nurses 12e 또는 약물과 관련된 다른 참고문헌을 참조하여 아래 표를 완성하시오.

약물	용량, 경로, 빈도	적응증	부작용	간호중재
Heparin	IV regular heparine drip @ 35-70U/kg 5,000U bolus then 15U/kg/hr			
Cardizem	IV 0.25mg/kg may repeat in 15 min 0.35mg/kg			

7. 간호문제/간호진단

3가지 우선순위 간호문제/진단을 확인하시오.

사정자료	우선순위 문제	중재	기대되는 결과	간호보조인력에게 위임할 수 있는 중재는 어떤 것인가?
1.				
2.				

3.				

참고문헌

Deglin, J. H., & Vallerand, A. H. (2010). Davis's drug guide for nurses(12th ed.). Philadelphia: F. A. Davis.

Dillon, P. (2007). Nursing health assessment: A critical thinking and case studies approach (2nd ed.). Philadelphia: F. A. Davis.

Erikson, E. H. (1950). Childhood and society. New York: Norton.

Lagerquist, S. L. (2006). Davis's NCLEX-RN success (2nd ed). Philadelphia:F. A. Davis.

Ouimet Perrin, K. (2009). Understanding the essentials of critical care nursing. Upper Saddle River, NJ: Pearson.

Van Leeuwen, A. M., Poelhuis-Leth, D. J., & Bladh, M. L. (2011). Davis's comprehensive handbook of laboratory and diagnostic tests with nursing implications. (4th ed.). Philadelphia: F. A. Davis.

5-2 심폐정지

내과적 - 외과적

학습목표

인지적 영역

1. 심폐정지 위험성이 높은 상태를 기술한다.
2. 심폐정지의 병태생리학적 영향을 설명한다.
3. 심폐정지 상태 환자에 대한 적절한 중재를 확인한다.
4. 응급의료팀(Code team)의 역할을 구별한다.

정신운동적 영역

1. 심폐정지 상태 환자에 대한 적절한 사정을 수행한다.
2. 심폐정지 환자에 대한 적절한 중재를 시작한다.
3. 의료팀의 일원으로서 협력한다.

정서적 영역

1. 응급 상황에서 수행한 것을 되돌아본다.
2. 응급 상황에 대한 전반적인 느낌을 되돌아본다.
3. 팀 구성원으로서 수행하는 것에 관한 느낌을 토의한다.
4. 시뮬레이션 동안 효과적이었던 요소를 확인한다.
5. 시뮬레이션 동안 개선이 필요한 요소를 확인한다.

의사소통

1. 의료팀과 효과적으로 의사소통한다.
2. 환자 및 가족구성원과 효과적으로 의사소통한다.
3. 문제해결을 위해 Transparent Thinking(생각나는 대로 의견 말하기)을 수행한다.
4. 업무를 위임할 때는 직접적인 의사소통 방법을 사용한다.
5. 의사소통을 위해 Closed Loop Communication(상대방의 메시지와 상황을 인식했음을 알림)을 사용한다.

안전

환자와 건강관리제공자의 안전을 위해 안전관리중재를 적용하고 유지한다.

1. 신체역학, 발생 가능한 위험, 장비 문제 등에 관해 건강관리제공자, 방문객과 환자에게 안전한 환경을 제공한다.
2. 환자 안전을 목표로 환자확인규정, 건강관리제공자 간의 효과적인 의사소통과 안전한 투약 등에 주의를 기울인다.
3. 손씻기, 감염예방법과 개인보호장비 사용 등 표준주의지침을 지킨다.

리더십과 관리/위임

1. 심폐정지 환자 간호 시 합법적이고 윤리적이며 안전하게 간호보조인력에게 위임할 수 있는 업무를 확인한다.
2. 심폐정지 환자 간호 요구를 확인하고 우선순위를 정한다.

사전학습

심근경색

정의

심근의 허혈과 괴사

병태생리

경색의 원인은 관상순환이 불충분하거나 막힌 것이다. 죽상동맥경화증은 동맥벽의 경화, 비후, 탄성의 손실을 초래한다. 관상동맥성 심장질환은 협심증과 심근경색증에 선행한다.

위험 요인

- 혈청 콜레스테롤 증가
- 고혈압
- 흡연
- 당뇨병
- 조기 관상동맥성 심장병의 가족력

사정

주관적 자료

- Nitroglycerin 투여 후에도 계속 가슴 통증 호소; 오심, 호흡장애가 있을 수 있다.

객관적 자료

- 피부: 잿빛, 축축함, 차가움
- 활력징후: 약하고 빠른 맥박; 호흡 증가, 혈압 감소
- 호흡: 양측 기저에서의 악설음(crackles)
- 심혈관계: S_3 또는 S_4 심음
- 신경계: 불안, 초조

진단검사

- 심전도: 조직 괴사와 관련된 Q파; 조직 상해와 관련된 ST분절 상승
- 상승된 CPK-MB, troponin

처치

- 심장 모니터
- 산소요법
- 필요시 응급 약물치료에 대한 정맥주사
- 통증 완화: nitroglycerin, morphine
- ASA(아스피린)
- 전해질, 효소, 처방에 따른 다른 검사
- 표준 12유도 심전도
- CCU로 전실

심장마비

정의

급속한 약물투여 또는 마취제나 마약성 진통제의 과다복용, 독소, 기도폐쇄(점액, 구토물, 이물질), 긴장성 기흉, 심장병(급성관동맥증후군, 심장압전), 탈수증 및 전해질 불균형, 쇼크, 전기충격이나 색전증 등에 의한 심정지 또는 심실세동

사정

주관적 자료

- 무반응

객관적 자료

- 피부: 차가움, 축축함, 청색증
- 호흡: 종말호흡 또는 무호흡
- 맥박: 약함, 약하고 빠름, 빠르거나 없음
- 신경계: 무반응, 발작, 연축, 이완
- 동공: 확대

처치

- 30회 가슴압박과 2회 인공호흡
- 무맥성 심실 빈맥 또는 심실세동 시 즉각적인 제세동
- 전문심장소생술(ACLS) 프로토콜

간호관리

목표

- 비가역적인 무산소성 뇌손상 예방
- 효과적인 순환과 호흡 유지

평가/결과 기준

- 경동맥의 맥박 존재
- 언어자극에 반응한다.
- 직접적이고 양측이 같은 동공 반응
- 충분한 환기를 가진 자발호흡의 재개

복습 문제

1. 심폐정지를 일으키는 상태를 다섯 가지 기술하시오.
   답:

2. 심폐정지 환자에게 사용하는 약물을 다섯 가지 기술하시오.
   답:

3. 응급카트에서 찾을 수 있는 것은 무엇인가? 다섯 가지를 나열하시오.
   답:

4. 응급의료팀(Code team)의 구성원(적어도 다섯 명)과 그들의 역할을 확인하시오.
   답:

5. 환자가 심폐정지 상태에 있다. 반응 없음을 확인하고 난 후 취해야 하는 조치는 무엇인가?
   답:

관련된 근거중심간호 가이드라인

AHA ACLS standard 2010

AHA BCLS 2010

The Joint Commission National Patient Safety Goals Hospital Program.→http://www.jointcommission.org/GeneralPublic/NPSG/10_npsgs.htm

National Guidelines Clearing House—Search Cardiac Arrest →http://www.guideline.gov/browse/browsecondition.aspx

SBAR Technique for Communication: http://ihi.org/IHI/Topics/PatientSafety/SafetyGeneral/Tools/SBARtechniqueforCommunicatonASituationalBriefingModel.htm

시뮬레이션 시작 전 확인내용

- 심폐정지
- 의료인을 위한 기본 심폐소생술
- 심폐정지 시 사용하는 약물

시뮬레이션

환자 배경

개인정보

- 나이: 65세
- 성별: 남성
- 신장: 183cm
- 체중: 116kg

인구학적 정보

- 결혼 상태: 기혼
- 교육 수준: 대학원 졸업
- 종교: 기독교
- 직업: 사업

현재 건강 상태

- 퇴행성 관절염, 오른쪽 슬관절 전치환술

배경

- 사회심리적 배경
  - 사회적 지지: 아내와 살고 있으며 자식은 모두 성장하였지만 근처에 거주함
- 과거력
  - 내과적: 고혈압
  - 외과적: 없음
- 가족력: 고혈압, 심혈관계 질환, 퇴행성 관절염

입원기록지

이름:	박OO
나이:	65세
성별:	남성
결혼 상태:	기혼
교육 수준:	대학원 졸업
종교:	기독교
직업:	사업

병원 **환자이름: 박OO**
처방 **알레르기: 없음**

진단명: 퇴행성 관절염, 오른쪽 슬관절 전치환술(DJD, total right knee replacement)

날짜	시간	의사처방	서명
		Admit: Dx total right knee replacement	
		활력징후: q 4 hr	
		식이: House diet	
		활동: OOB in AM PT in AM CPM(Continuous passive motion machine)	
		수액요법: 1,000 mL % 5 dextrose/1/2 NSS q 10 hr	
		PCA morphine as per protocol	

진단명: 퇴행성 관절염, 오른쪽 슬관절 전치환술(DJD, total right knee replacement) (계속)

날짜	시간	의사처방	서명
		투약: Percocet 2 tabs. Q 4 hr prn pain; start postoperative day 2 Lovenox 40 mg subq q 12 hr Colace 100 mg po daily Ancef 1 g IVPB q 6 hr x 4 doses $FeSO_4$ 325 mg po daily Cardizem SR 60 mg po bid	
		진단검사: Repeat CBC in AM	
		BMP in AM Telemetry Repeat ECG in AM	
			Dr. 김OO

간호기록

박OO 씨는 65세 환자로, 퇴행성 관절염 진단을 받고 어제 오른쪽 슬관절 전치환술을 시술하였다.

- 척수마취: duramorph
- 추정 실혈량: 1,000mL
- 정맥주사 수액 보충: 2,000mL
- 수술 후 H&H(Hemoglobin& Hematocrit) 8

회복실에서, 박OO 씨는 가슴 통증을 호소하였다. 모니터는 때때로 심실조기수축을 동반하는 정상 동성리듬을 보였다. 농축 적혈구(750mL) 2units를 수혈하였다. 심전도상에 허혈성 변화가 나타났고, 심장효소검사가 있을 예정이다. 밤에 잠을 설쳤고, 오른쪽 무릎에 통증을 8/10으로 호소하였으며, morphine 통증자가조절장치를 사용하여 4/10으로 경감되었다. 드레싱은 건조하고 양호하였다. 활력징후는 체온 37.7℃, 맥박 87회/분으로 규칙적이고, 모니터에 가끔씩 심실조기수축을 가진 정상 동성리듬이 나타났다. 가슴 통증은 없고, 호흡 24회, 오른손 pulse oxygen 93%, 혈압 130/88mmHg, 폐는 깨끗하고, 오른쪽 무릎의 드레싱은 건조하고 양호하였다. Hemovac에 피가 섞인 배액이 10mL 배출되었고, 혈액순환은 원활해 보이며, 발가락은 따뜻하고 움직일 수 있다. 감각이 있으며, 오른발에 약간 부종이 있다. c/o 오심, 장음 감소, 부드러운 복부, 압통 없음, 충분한 배뇨량(400mL).

학생 시뮬레이션 준비 과제

1. 심폐정지 환자 간호를 위해 필요한 물품과 사용목적을 기술하시오.

물품	목적
응급카트 심폐정지 관리를 위한 약물과 장비 • 기도/산소, 기관내삽관 튜브, 후두경, tubing, CO_2 탐지기 • 약물 • IVs, tubing, catheters • 제세동기 • 체외 심박조율기	

2. 환자 간호를 위한 팀 구성원과 역할을 기술하시오.

팀 구성원	역할
간호사 1	
간호사 2	
의사	
마취과 의사 또는 간호사	
투약 간호사/약사	
정맥주사 전담 간호사	
수련의/의대생	
기록간호사	
간호보조인력	
전문간호사	

3. 관련 자료 연습문제: 아래 빈칸을 채우시오.

기록에서 도출한 관련자료	그 밖에 다른 출처에서 도출한 관련자료	누락된 자료	누락된 자료의 출처	추후검사가 필요한 자료

4. 사정

환자의 배경과 간호기록을 검토한 후, 환자 현재 상태를 사정한다. 각각의 항목에 따라 사정을 어떻게 할 것이며, 오른쪽슬관절치환술 환자에게 나타날 것으로 예상되는 것은 무엇인지 확인하시오.

과거력

- 무반응
  추가 자료를 얻기 위해 환자나 가족에게 해야 할 질문은 무엇인가?

신체검진

- 전반적 외모:
- 피부계:
- 호흡기계:
- 순환기계:
- 정신과/신경계:
- 발달적 검사
  환자의 발달 단계를 고려한 간호는 무엇인가?
  답:

5. 진단검사

환자 간호를 계획하는 데 필요한 환자의 주호소와 관련된 진단검사 결과는 무엇인가?

Davis's Comprehensive Handbook of Laboratory and Diagnostic Testing with Nursing Implication 4e 또는 다른 진단검사 관련 참고문헌을 이용하여 아래 표를 완성하시오.

진단검사	검사 이유
CBC	
Cardiac enzymes	
Troponin level	
ECG	
BUN and creatinine	
Electrolytes	
ABG's	

6. 처치

심장마비 환자에게 사용하는 약물에 대하여 확인하시오.

Deglin et al, Davis's Drug Fuide for Nurses 12e, 또는 다른 참고문헌을 이용해 아래 표를 완성하시오.

약물	용량, 경로, 빈도	적응증	부작용	간호중재
vasopressin	40 U once			
Epinephrine	1 mg q 5 min			
Amiodarone	300 mg IV then 150 mg IV			
Percocet	2 tabs			
Lovenox	40 mg			
Colace	1 tab			
Ancef	1 g			

약물	용량, 경로, 빈도	적응증	부작용	간호중재
Feosol	1 tab			
Cardizem SR	60 mg			
Morphine	PCA			

7. 간호문제/진단

3가지 우선순위 간호문제/진단을 확인하시오.

사정자료	우선순위 문제	중재	기대되는 결과	간호보조인력에게 위임할 수 있는 중재는 어떤 것인가?
1.				
2.				
3.				

참고문헌

American Heart Association. (2010). BLS for healthcare providers. Dallas, TX: American heart association.org

American Heart Association. (2010). ACLS for healthcare providers. Dallas, TX: American heart association.org

Deglin, J. H., & Vallerand, A. H. (2010). Davis's drug guide for nurses(12th ed.). Philadelphia: F. A. Davis.

Dillon, P. (2007). Nursing health assessment:A critical thinking and case studies approach (2nd ed.). Philadelphia: F. A. Davis.

Erikson, E. H. (1950). Childhood and society. New York: Norton.

Lagerquist, S. L. (2006). Davis's NCLEX-RN success (2nd ed). Philadelphia: F. A. Davis.

Van Leeuwen, A. M. & Poelhuis-Leth, D. J., & Bladh, M. L. (2011). Davis's comprehensive handbook of laboratory and diagnostic tests with nursing implications (4th ed.). Philadelphia: F. A. Davis.

5-3 신속한 대응이 필요한 부정맥

내과적-외과적

학습목표

인지적 영역

1. 신속한 도움요청(rapid response call)의 근거가 되는 상태를 확인한다.
2. 빈맥성 부정맥을 구분한다.
3. 빈맥성 부정맥의 병태생리를 이해한다.
4. 빈맥성 부정맥의 증상과 징후를 서로 관련시킨다.
5. 빈맥성 부정맥 환자를 위한 적절한 중재를 확인한다.
6. 빈맥성 부정맥 환자에 대한 대응에 있어서 팀원의 역할을 구분한다.

정신운동적 영역

1. 빈맥성 부정맥 환자 사정을 수행한다.
2. 빈맥성 부정맥 환자를 위한 적절한 중재를 시작한다.
   - 신속한 도움요청(Call Rapid Response)
   - IV start
   - 의사 처방에 따른 투약
3. 빈맥성 부정맥 환자 간호 시 의료팀의 일원으로서 협력한다.

정서적 영역

1. 빈맥성 부정맥 환자 간호 시 수행한 것을 되돌아본다.
2. 빈맥성 부정맥 환자 간호를 대한 전반적인 느낌을 되돌아본다.
3. 빈맥성 부정맥 환자 간호에 있어서 팀 구성원으로서 수행하는 것에 관한 느낌을 토의한다.
4. 시뮬레이션 동안 효과적이었던 요소를 확인한다.
5. 시뮬레이션 동안 개선이 필요한 요소를 확인한다.
6. 빈맥성 부정맥 환자 간호에 대한 자신감을 갖는다.

의사소통

1. 빈맥성 부정맥 환자 간호 시 의료팀과 효과적으로 의사소통한다.
2. 빈맥성 부정맥 환자와 효과적으로 의사소통한다.
3. 의료팀과 의사소통 시 SBAR(situation, back ground, assessment, recommendation) 형식을 사용한다.
4. 문제해결을 위해 Transparent Thinking(생각나는 대로 의견 말하기)을 수행한다.
5. 업무를 위임할 때는 직접적인 의사소통 방법을 사용한다.
6. 의사소통을 위해 Closed Loop Communication(상대방의 메시지와 상황을 인식했음을 알림)을 사용한다.

안전

환자와 건강관리제공자의 안전을 위해 안전관리중재를 적용하고 유지한다.

1. 신체역학, 발생 가능한 위험, 장비 문제 등에 관해 건강관리제공자, 방문객과 환자에게 안전한 환경을 제공한다.
2. 환자 안전을 목표로 환자확인규정, 건강관리제공자 간의 효과적인 의사소통과 안전한 투약 등에 주의를 기울인다.
3. 손씻기, 감염예방법과 개인보호장비 사용 등 표준주의지침을 지킨다.

리더십과 관리/위임

1. 빈맥성 부정맥 환자 간호 시 합법적이고 윤리적이며 안전하게 간호보조인력에게 위임할 수 있는 업무를 확인한다.
2. 빈맥성 부정맥 환자 간호 요구를 확인하고 우선순위를 정한다.

사전학습

- 빈맥성 부정맥
- 신속한 반응
- 부정맥: 횟수, 리듬 또는 심전도 파형의 변화
- Sinus tachycardia 동성빈맥

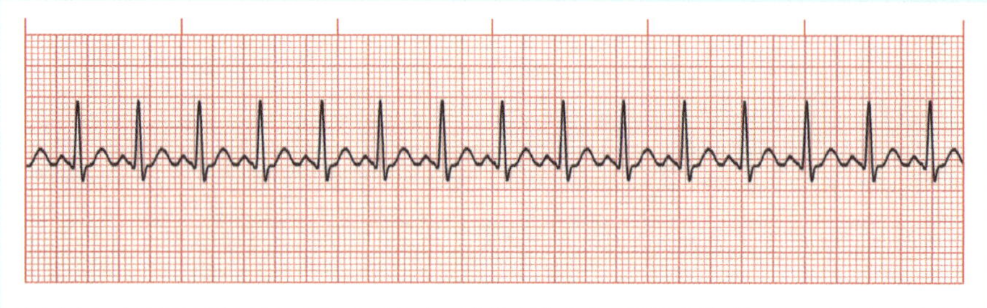

- Atrial tachycardia(PAT) 심방빈맥(발작성 심방빈맥)

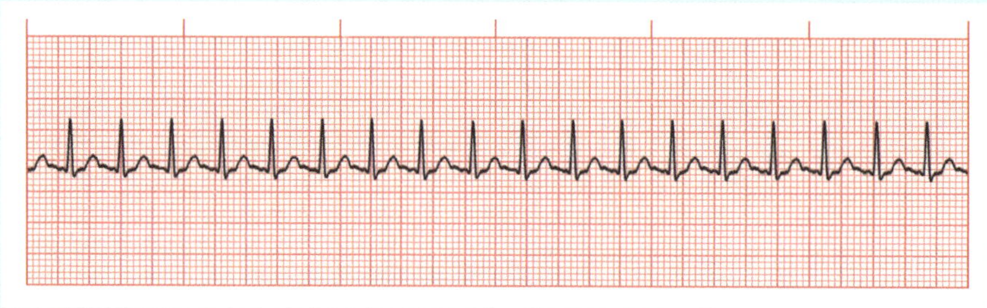

- Atrial fibrillation 심방세동

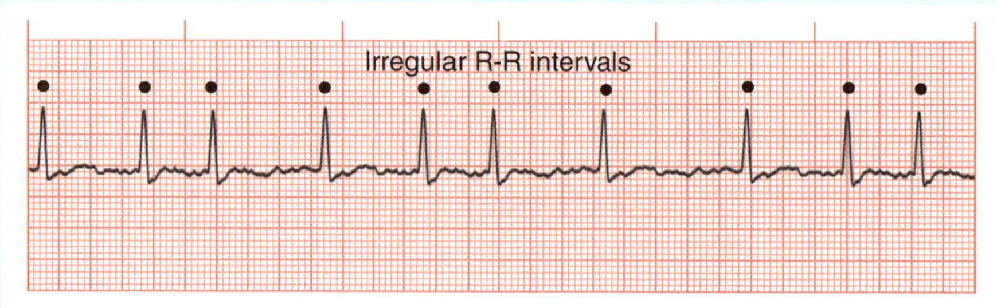

- Atrial flutter 심방조동

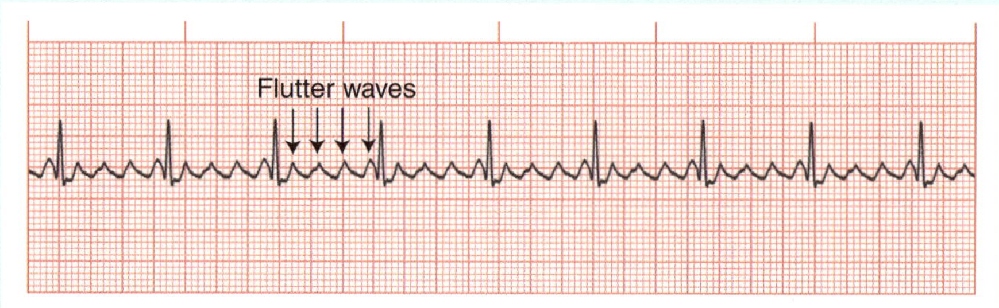

■ Multifocal atrial tachycardia 다원성 심방빈맥

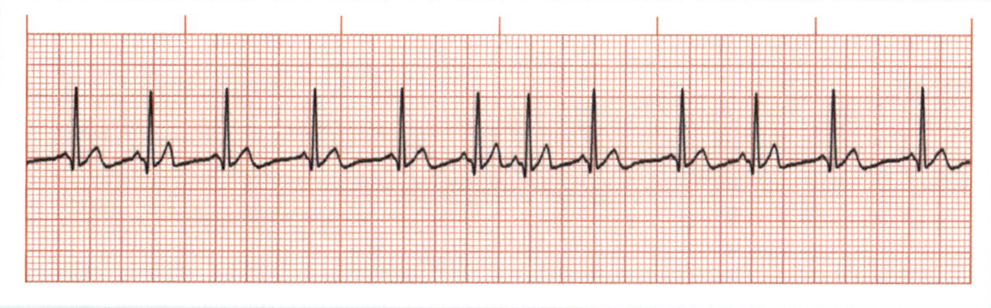

■ Junctional tachycardia 방실접합부 빈맥

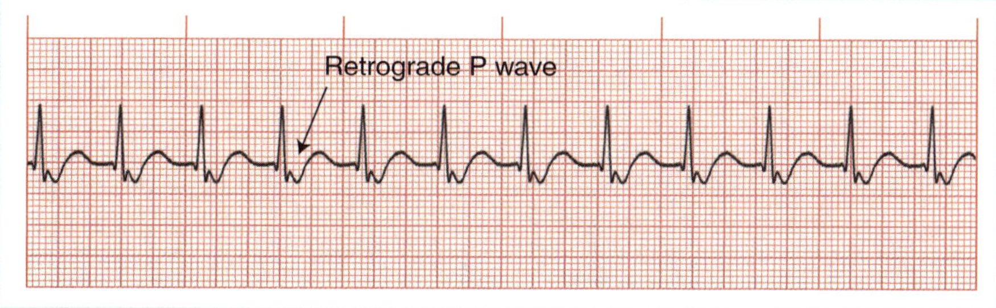

■ Superventricular tachycardia 심실상 빈맥

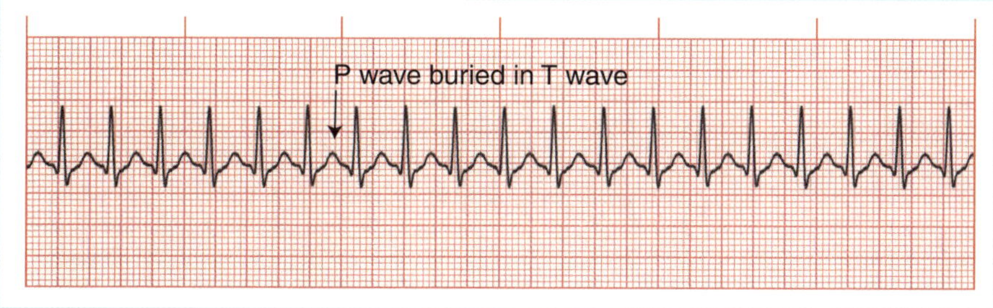

■ Ventricular tachycardia 심실빈맥

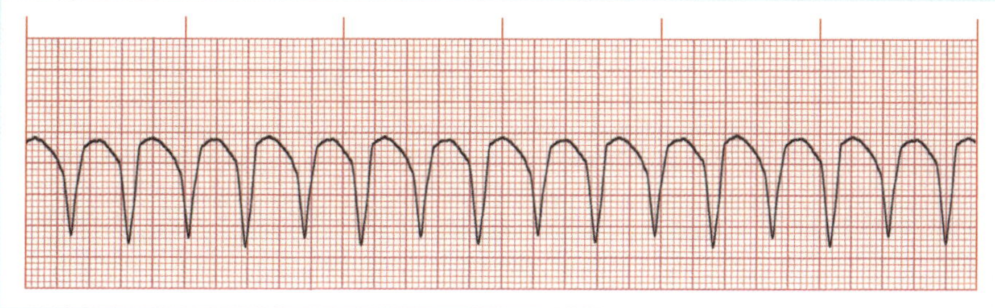

빈맥성 부정맥

빈맥성 부정맥	리듬	횟수	P파	PR 간격	QRS
동성빈맥	규칙	>100 100~160	정상	정상	정상
심방빈맥 (발작성 심방빈맥)	규칙	160~250	비정상	정상, T파에 묻히기도 함	정상
심방빈맥 (비발작성 심방빈맥)	규칙	>150	묻힌 T파	측정 어려움	정상
심방세동	불규칙	조절 <100 비조절 >100	P파 부재 F파	측정불가	정상
심방조동	심방: 규칙 심실: 의존적	심방 250~400	조동파	측정불가	정상

QT 간격	심박동기 위치	원인	임상증상/징후	치료
정상	동방결절	운동에 대한 정상 반응 열, 자극 약물	Benign	기저원인 치료
정상	심방	류마티스 심질환 관상동맥질환/심근경색 자극 회귀성 기전에 의함	갑작스러운 시작과 정지 감소된 심박출량으로 인한 의식상태 변화, 현기증, 실신, 호흡곤란 유발	Adenisine Verapamil Digoxin Beta blockers Diltiazem 심장율동전환
정상	심방	증가된 자동성에 의함 점진적 시작과 정지	심계항진 불안 저혈압	미주신경 자극 Verapamil Digitalis Beta blockers Calcium channel blockers
측정불가	심방	류마티스 심질환/승모판 협착 허혈성 심질환/심근경색 자극 스트레스	증상/징후와 관련된 감소된 심박출량 혈전	Diltiazem Beta blockers Verapamil Digoxin Procainamide or quinidine 항응고제 불안정한 환자는 심장율동전환
측정불가	심방	승모판/삼첨판 질환 관상동맥질환/심근경색 폐성심	증상/징후와 관련된 감소된 심박출량 1:1 조동 응급상황	Diltiazem Beta blockers Verapamil Digoxin Procainamide or quinidine 항응고제 불안정한 환자는 심장율동전환

빈맥성 부정맥	리듬	횟수	P 파	PR 간격	QRS
다원성 심방빈맥	불규칙	100~250	3개의 다른 P파	다양함	정상
심실상 빈맥	규칙	150~200	보기 힘듦	측정불가	좁음 ≤0.1
방실접합부 빈맥	규칙	>100	P파 부재 QRS 전, 후, 중간에 역전된 P파	PR간격 없음 p파가 QRS 앞에 선행되지 않으면 <0.12	정상
심실빈맥	규칙	110~250	없음	없음	넓음 >0.12

QT 간격	심박동기 위치	원인	임상증상/징후	치료
정상	심방의 이소성 부위	만성폐쇄성폐질환 digitalis중독증 저칼륨혈증	관상동맥질환 환자의 감소한 심박출량으로 인한 의식상태 변화, 현기증, 실신, 협심증, 심근경색과 울혈성 심부전 유발	원인치료 Verapamil
보통 정상	심실위	발작성 심방빈맥과 동일 심방빈맥	원인과 관련된 증상/징후	원인에 따른 치료
정상	방실결절	비발작성 방실접합부 빈맥: 늘어난 자동성 digitalis중독증 발작성 방실접합부 빈맥: 재진입 기전 증가한 교감신경성 자극	증상/징후와 관련된 감소된 심박출량 흉통, 호흡곤란 MI, CHF로 유도 가능	Adenosine Verapamil Digoxin Beta blockers Diltiazem 불안정한 환자는 심장율동전환
측정 불가	심방	AMI, CAD, digitalis 중독증, CHF, MVP	의식과 안정 또는 무의식과 무맥박	Amiodarone Lidocaine Procainamide 불안정, 맥박 없으면 세동제거

사전학습

정의

목적: 환자가 위기에 처하기 전 중재하기

역할:

- 사정
- 안정
- 교육과 지지
- 필요시 전실 보조

팀원:

- 간호사
- 레지던트, 의사

신속한 보고:

- 환자에 대한 걱정
- 급격한 심박수 변화 <40 or >130bpm
- 급격한 혈압변화 수축기혈압 <90mmHg
- 급격한 호흡수 변화 <8 or >28/min
- 급격한 산소포화도 변화 <90% despite O_2
- 급격한 의식상태 변화
- 급격한 소변배출량 변화 <50mL in 4hr

SBAR Communication

S = 상황(Situation)

B = 배경(Background)

A = 사정(Assessment)

R = 권고(Recommendation)

신속한 대응팀의 이점:

- 환자 결과 호전
- 관계성 향상
- 만족성 향상
    - 간호
    - 의사
    - 환자
- 간호유지에 대한 영향
- 재정적인 이점

복습 문제

1. 빈맥이 심박출량에 미치는 영향은?
   답:

2. 빈맥성 부정맥 환자에게서 기대되는 증상과 징후는 무엇인가?
   답:

3. 조절되지 않는 심방세동으로부터 양성 동성빈맥을 어떻게 판별하는가?
   답:

4. 조절되지 않는 심방세동과 조절된 심방세동을 어떻게 판별하는가?
   답:

5. 다음 리듬을 해석하시오.

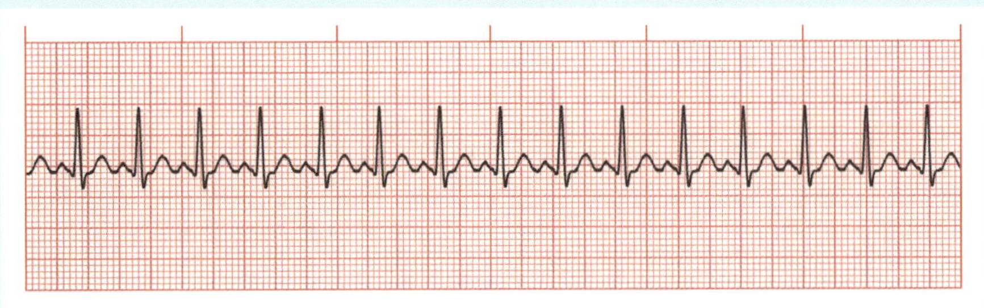

답:

6. 다음 리듬을 해석하시오.

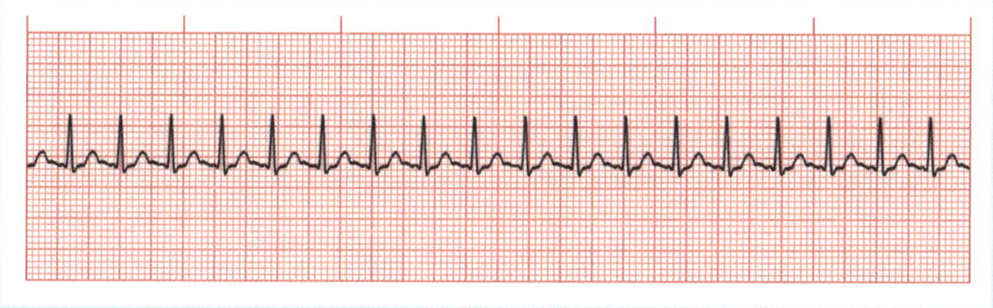

답:

7. 다음 리듬을 해석하시오.

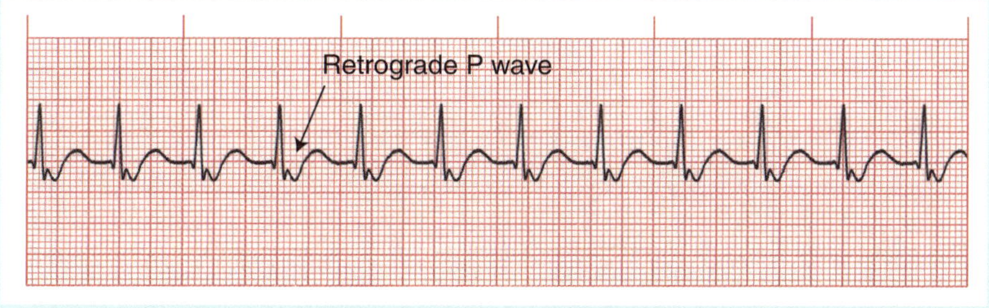

답:

8. 다음 리듬을 해석하시오.

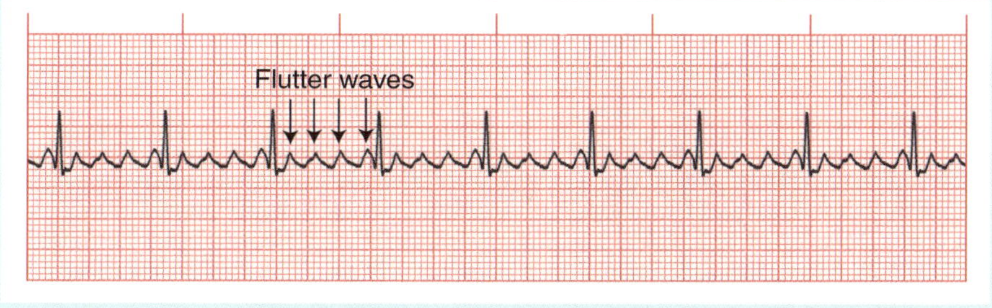

답:

9. 다음 리듬을 해석하시오.

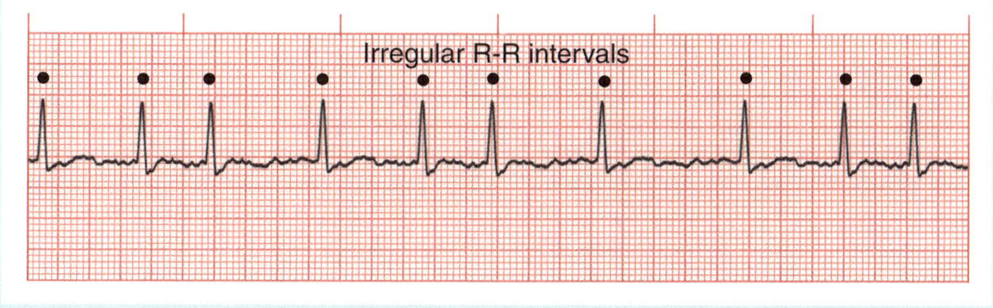

답:

10. 다음 리듬을 해석하시오.

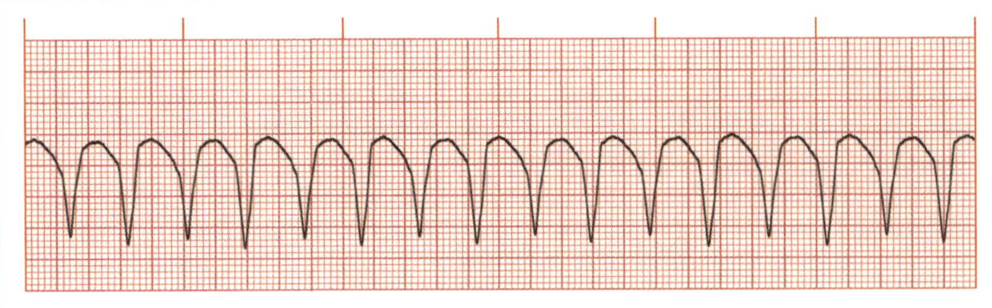

답:

관련된 근거기반 실습 가이드라인

Getting started Kit : Rapid Response Teams(RRT). http://www.100kliveswashington.org/resources/RRT-bibliography-050217.pdf

Institute for Healthcare Improvement, 100,000 Lives Campaign. http://www.ihi.org/IHI/Programs/Campaign/Campaign.htm

The Joint Commission National Patient Safety Goals Hospital Program. Retrieved from http://www.jointcommission.org/GeneralPulic/NPSG/10_npsgs.htm

SBAR Technique for Communication: A situational briefing model published by The Institute for Healthcare Improvement was downloaded on December 19, 2008, from http://www.ihi.org/IHI/Topics/PatientSafety/SafetyGeneral/Tools/SBARTechniqueforCommunicationsASituationalBriefingModel.htm

시뮬레이션 시작 전 확인 내용

- 심부정맥
- 만성폐쇄성폐질환
- 신속한 대응

시뮬레이션

환자 배경

개인정보

- 나이: 71세
- 성별: 남성
- 신장: 183cm
- 몸무게: 100kg

인구학적 정보

- 결혼 상태: 기혼
- 교육 수준: 고등학교와 직업학교 졸업
- 종교: 기독교
- 직업: 은퇴

현재 건강 상태

- 급성 악화된 COPD로 이차적인 폐렴

배경

- 사회심리적 배경
  - 사회적 지지: 가족
- 과거력
  - 내과적: 고혈압, 만성폐색성폐질환
  - 외과적: 없음
- 가족력: 뇌혈관질환, 만성폐색성폐질환, 당뇨병

입원기록지

이름:	이OO
나이:	71세
성별:	남성

입원기록지

결혼 상태:	기혼
교육 수준:	고등학교와 직업학교 졸업
종교:	기독교
직업:	은퇴

병원 **환자 이름: 이OO**
처방 **알레르기: 없음**

진단명:

날짜	시간	처방	서명
		Admit to Respiratory Unit Dx acute exacerbation COPD, pneumonia	
		활력징후: q 4 hr	
		식이: Regular NAS	
		활동: OOB	
		수액요법: INT with routine flush	
		투약: Atrovent inhaler 1 puff q 8 hr Lasix 40 mg po daily Lovenox 40 mg subq q 12 hr Protonix 40 mg po daily Rocephin 1 g IVPB daily Zithromax 500 mg IVPB daily SoluMedrol 40 mg IV push q 8 hr	
		진단검사: Repeat CXR in AM CBC, BMP	
		처치: Oxygen 2 L via NC Neb treatment q 6 h with ipratropium/albuterol 3 mL	Dr. 김OO

간호기록

이OO 씨는 71살된 남성으로 급성으로 악화된 COPD/pneumonia라는 진단을 받고 어제 입원했다. 고혈압이 있었으며, 잠을 잘 잤고, 새벽 4시에 분무기 치료를 했다. 활력증상은 BP 140/90mmHg, 맥박 90회/분, 호흡 24회/분, SpO_2 94%이었다. nasal cannula로 2L 유지하고 있으며, 폐음은 악설음(crakles)과, 가끔 호기 시에 천명음이 청진되었다. 젖은 기침, 노란 객담이 보였다. CXR, CBC는 재검사를 하고 BMP는 오늘 검사를 한다.

학생 시뮬레이션 준비 과제

1. 빈맥성 부정맥 환자 간호를 위해 필요한 물품과 사용목적을 기술하시오.

물품	목적
IV with pump	
O_2 cannula	
ECG	
Neb treatment	

2. 빈맥성 부정맥 환자 간호를 위한 팀 구성원과 역할을 기술하시오.

팀 구성원	역할
밤번 간호사	
간호사 1	
간호사 2	
의사	
전문간호사	

3. 관련된 자료 과제: 아래칸을 채우시오.

기록에서 도출한 관련자료	그 밖에 다른 출처에서 도출한 관련자료	누락된 자료	누락된 자료의 출처	추후검사가 필요한 자료

4. 사정

환자의 배경과 간호기록을 검토한 후, 환자 현재 상태를 사정할 준비를 한다. 각각의 항목에 따라 사정을 어떻게 할 것이며, 빈맥성 부정맥 환자에게 나타날 것으로 예상되는 것은 무엇인지 확인하시오.

과거력

추가 자료를 얻기 위해 환자나 가족에게 해야 할 질문은 무엇인가?

신체검진

- 전반적 외모:
- 피부계:
- 머리, 귀, 눈, 코, 목:
- 호흡기계:
- 순환기계:
- 유방:
- 복부:
- 신경계:
- 근골격계:
- 생식기계:
- 추가 검진:
- 발달적 검사

환자의 발달 단계를 고려한 간호는 무엇인가?

답:

5. 진단검사

환자 간호를 계획하는 데 필요한 환자의 주호소와 관련된 진단검사 결과는 무엇인가?

Davis's Comprehensive Handbook of Laboratory and Diagnostic Testing with Nursing Implication 4e 또는 다른 진단검사 관련 참고문헌을 이용하여 아래 표를 완성하시오.

진단검사	검사 이유
ABG	
CBC	
BMP	
CXR	

6. 처치

빈맥성 부정맥 진단을 받은 환자에게 사용하는 약물에 대하여 확인하시오.

Deglin et al, Davis's Drug Fuide for Nurses 12e, 또는 다른 참고문헌을 이용해 아래 표를 완성하시오.

약물	용량, 경로, 빈도	적응증	부작용	간호중재
Atrovent inhaler	1 puff q 8 hr			
Lasix	40 mg po daily			
Protonix	40 mg po daily			
SoluMedrol	40 mg IV q 8 hr			
Rocephin	1 g IVPB daily			
Zithromax	500 mg IVPB			

7. 간호문제/진단

3가지 우선순위 간호문제/진단을 확인하시오.

사정자료	우선순위 문제	중재	기대되는 결과	간호보조인력에게 위임할 수 있는 중재는 어떤 것인가?
1.				
2.				
3.				

참고문헌

Deglin, J. H., & Vallerand, A. H. (2010). Davis's drug guide for nurses(12th ed.). Philadelphia: F. A. Davis.

Dillon, P. (2007). Nursing health assessment: A critical thinking and case studies approach (2nd ed.). Philadelphia: F. A. Davis.

Erikson, E. H. (1950). Childhood and society. New York: Norton.

Jones, S. (2005). ECG notes. Philadelphia: F. A. Davis.

Lagerquist, S. L. (2006). Davis's NCLEX-RN success (2nd ed). Philadelphia: F. A. Davis.

Ouimet Perrin, K. (2009). Understanding the essentials of critical care nursing.

Upper Saddle River, NJ: Pearson Education.

Van Leeuwen, A. M. & Poelhuis-Leth, D. J., & Bladh, M. L. (2011). Davis's comprehensive handbook of laboratory and diagnostic tests with nursing implications (4th ed.). Philadelphia: F. A. Davis.

5-4 만성심부전/만성폐쇄성폐질환

내과적-외과적

학습목표

인지적 영역

1. COPD/CHF 환자의 배경 관련된 적절한 질문을 확인한다.
2. COPD/CHF의 증상과 징후를 구분한다.
3. COPD/CHF의 병태생리를 구분한다.
4. COPD/CHF 환자를 위한 적절한 진단검사를 확인한다.
5. COPD/CHF를 위한 적절한 처치를 기술한다.

정신운동적 영역

1. COPD/CHF 환자로부터 적절한 건강력을 수집한다.
2. COPD/CHF 환자를 위한 적절한 사정을 수행한다.
3. COPD/CHF 환자를 위한 환자 안전 표준을 수행한다.

정서적 영역

1. COPD/CHF 환자 간호 시 수행한 것을 되돌아본다.
2. 간호 시뮬레이션 동안 효과적이었던 요소를 확인한다.
3. COPD/CHF 환자의 간호 팀 구성원으로서 수행하는 것에 관한 느낌을 토의한다.
4. COPD/CHF 환자 간호에 대한 자신감을 갖는다.

의사소통

1. COPD/CHF 환자의 사정을 수행하는 동안 환자와 효과적으로 의사소통한다.
2. 의료팀과 의사소통 시 SBAR(situation, back ground, assessment, recommendation) 형식을 사용한다.
3. 사정결과를 정확하고 간결하게 기록한다.
4. 문제해결을 위해 Transparent Thinking(생각나는 대로 의견 말하기)을 수행한다.
5. 업무를 위임할 때는 직접적인 의사소통 방법을 사용한다.
6. 의사소통을 위해 Closed Loop Communication(상대방의 메시지와 상황을 인식했음을 알림)을 사용한다.

안전

환자와 건강관리제공자의 안전을 위해 안전관리중재를 적용하고 유지한다.

1. 신체역학, 발생 가능한 위험, 장비 문제 등에 관해 건강관리제공자, 방문객과 환자에게 안전한 환경을 제공한다.
2. 환자 안전을 목표로 환자확인규정, 건강관리제공자 간의 효과적인 의사소통과 안전한 투약 등에 주의를 기울인다.
3. 손씻기, 감염예방법과 개인보호장비 사용 등 표준주의지침을 지킨다.

리더십과 관리/위임

1. COPD/CHF 환자 간호에 있어 합법적이고 윤리적이며 안전하게 간호보조인력에게 위임할 수 있는 업무를 확인한다.
2. COPD/CHF 환자 간호 요구를 확인하고 우선순위를 정한다.

교육

1. 환자를 위한 퇴원계획을 개발한다.
2. 환자를 위한 교육계획을 개발한다.
3. 환자를 위한 알맞은 의뢰체계를 만든다.
4. 환자를 위한 효과적인 교육계획을 수행한다.
5. 환자를 위한 퇴원계획과 교육계획을 평가한다.

사전학습

COPD/CHF

COPD

정의

- 폐기종(Emphysema): 기도저항의 증가와 확산능력의 저하가 특징인 세기관지, 폐포관, 폐포의 근위부부터 원위부에 이르는 기체 공간이 과도하게 팽창하는 만성질환
- 만성 기관지염(Chronic Bronchitis): 점액의 과도분비와 1년간 3개월 이상의 기침이 2년 연속되는 것이 특징인 기관지의 만성 염증. COPD에 폐기종과 만성 기관지염이 동반된다.

병태생리

- 폐기종: 폐조직을 파괴하는 단백분해효소와 조직파괴를 방해하는 항단백 분해효소의 불균형. 호기 동안의 기도저항 증가로 공기가 갇히고 과다 팽창되어 결과적으로 잔기량이 증가한다. 사강의 증가는 환기의 불균형을 초래하여 폐포 확산을 저하시켜 결과적으로 저산소증과 이산화탄소 정체(고탄산혈증)를 유발한다. 만성 고탄산혈증은 호흡중추의 민감성을 감소시킨다. 대동맥궁과 경동맥동의 화학수용체는(저산소증에 반응하여) 호흡을 주도하는 주요 조절기관이 된다.
- 만성 기관지염: 기관지벽은 림프구와 대식구로 채워져 있다; 관강은 섬모운동의 감소와 기관지 경련의 반복으로 점차 폐쇄된다. 폐포강의 과환기가 발생한다. 만성인 경우 호흡성 산증, 폐렴, 폐기종, 폐성심 등이 나타난다.

위험요인

- 흡연
- 공기오염
- 항단백 분해효소(Alpha-antitrypsin) 부족
- 폐실질의 파괴
- 가족력과 고령
- 반복적인 호흡기계 감염

사정

주관적 자료

- **폐기종**
  - 허약, 무기력
  - 호흡곤란
  - 반복적인 호흡기계 감염력
  - 장기간의 흡연
  - 흥분
  - 운동 시 호흡곤란(DOE)
- **기관지염**
  - 호흡곤란
  - 반복적인 객담을 동반한 기침
  - 식욕부진

객관적 자료

- **폐기종**
  - 혈압과 맥박 증가
  - 코 벌렁거림
  - 마른 기침
  - 천명음, 수포음
  - 흉곽 전후경 증가(술통형 가슴)
  - 운동 감소
  - 부속근육 사용
  - tripod 체위, 기좌호흡
  - 입술 오므리는 호흡
  - 불그스레한 피부 혹은 청색증
  - 고상지두
- **기관지염**
  - 부속근육 사용
  - 거무스레한 피부, 청색증
  - 객담을 동반한 기침
  - 천명음, 건성 수포음
  - 체중 감소
  - 발열

진단검사

- **폐기종**
  - 흉부 방사선촬영으로 과팽창과 편평해진 횡격막을 볼 수 있다.
  - 폐 스캔은 환기와 관류를 구분한다.
  - 폐기능검사
    - 빠른, 강제 호기의 지연
    - 폐활량(<4,000mL) 강제폐활량 감소
    - 잔기량(200%가량), 전폐용량 증가
    - ABG pH <7.35, PaO_2 <80mmHg, $PaCO_2$ >45mmHg
- **기관지염**
  - 폐기능검사
    - 강제호기량 감소
    - ABG PaO_2, >90mmHg, $PaCO_2$ >40mmHg
    - RBC 상승(적혈구증가증)
    - WBC 상승

처치

- 가습된 산소 공급: 2L 미만의 저유량
- Nebulizer 처치
- 투약
  - 기관지 확장제
  - 항균제

- 스테로이드
- 거담제
- 기관지 세정제
- 면역치료: 독감과 폐렴 백신

간호관리

목표: 환기 개선
- 파울러 체위 혹은 앞으로 기대는 체위
- 흉부 물리요법, 체위배액
- 처방된 산소와 약물 적용

목표: 안위증진과 신체체계 지원
- 구강위생
- 피부간호
- 능동/수동 ROM

목표: 영양 개선
- 고단백, 고칼로리
- 소량씩 잦은 식사
- 수분

목표: 기관지 자극원 최소화
- 흡연과 같은 자극 피하기
- 냉난방

목표: 가족 지지
- 불안 확인과 감소를 위한 조치
- 가족 대처 보조

목표: 건강 교육
- 호흡 운동
- 스트레스 관리
- 금연
- 호흡기계 감염 방지
- 약물의 기대효과와 부작용
- 기관지 위생요법
- 휴식과 활동
- 영양과 수분
- 외래 진료

평가/결과 기준

- 처방약물 복용
- 휴식/활동 일정 참여
- 영양과 수분 섭취 증가
- 합병증 없음
- 호흡기계 감염 없음
- 산염기 균형 유지

합병증

- 초기-호흡성 알칼리증; 후기-호흡성 산증
- 폐성심, 폐동맥압 증가로 인한 급성 우심부전
- 호흡부전

CHF

정의

심장이 신체의 말초순환 요구를 충족하지 못하는 상태, 우심과 좌심 부전이 복합된 심장의 대사기능장애

병태생리

심장의 작업부하 증가나 심근의 효과적 수축력 감소가 심장 박출량을 감소시킨다(forward effects). 좌심부전은 폐울혈을 나타내고 우심부전은 전신 울혈과 말초 부종을 나타낸다(backward effects). 심부전의 보상기전에는 빈맥, 심실확대와 비대 등이 있다.

위험 요인

- 수축력 감소
- 작업부하 증가

사정

주관적 자료

- 호흡곤란
- 기좌호흡
- 운동 시 호흡곤란
- 발작야간호흡곤란(PND)
- 불안
- 피로
- 붓는 느낌

객관적 자료

- 활력징후:
  - 수축기압 감소와 맥압 감소
  - 교대맥박
  - 체인스토크호흡
- 좌심부전:
  - 수포음
  - 빈맥
  - 제3심음
  - 심잡음
  - 제2심음의 모순 분열
- 우심부전:
  - 경정맥 팽창
  - 말초 부종
  - 복수
  - 간경정맥 역류
  - 울혈성 간비대

진단검사

- 흉부방사선 촬영:
  - 심비대
  - 폐혈관 확장

- 광범위 간질성 폐부종
- Labs:
  - CBC
  - CK, MB, troponin
  - BUN, creatinine
  - Electrolytes
  - PT/INR
  - B-type natriuretic peptide(BNP)
- ECG

처치

투약

- 디지탈리스
- ACE 억제제
- 수축촉진제
- 이뇨제
- 안정제
- 혈관확장제

간호관리

목표: 휴식 증진과 자극 감소

- 체위: 반좌위
- 휴식기간 계획
- 처방된 진정제 복용
- 불안 감소를 위한 조치
- 가족 지지

목표: 호흡곤란 예방과 치료

- 산소
- 침상머리 상승

목표: 안전 증진

- 피부간호
- ROM
- 저산소증으로 혼돈 시에는 침대난간
- 활력징후 감시
- TEDS

목표: 수분/전해질 균형과 영양 유지

- 소변 배출량 감시
- BUN 전해질 확인
- 매일 체중 측정
- 저염식이
- 소량의 잦은 식사

목표: 건강교육

- 식사 준비
- 활동 제한
- 투약
- 지역사회자원

평가/결과 기준

- 피로 감소, 활동 내구성 증가
- 합병증 없음
- 부종 감소

복습 문제

1. CHF와 COPD의 증상과 징후를 구분하시오.
   답:

2. COPD 환자는 심장문제가 있을 수 있다. 심장이 주로 영향을 받는 쪽은?
   답:

3. 우심부전과 좌심부전을 구분하시오.
   답:

4. 만성 기관지염과 폐기종은 COPD로 분류한다. 만성 기관지염과 폐기종을 구분하시오.
   답:

5. COPD와 CHF 환자를 위한 건강 교육계획에는 어떤 내용을 포함시켜야 하는가?
   답:

관련 근거중심 실무 지침

Search http://www.guideline.gov CHF and COPD

The Joint Commission National Patient Safety goals hospital Program. Retrieved from http://www.jointcommission.org/GeneralPublic/NPSG/10_npsgs.htm

SBAR Technique for Communication: A situational briefing model published by The Institute for Healthcare Improvement was downloaded on December 19, 2008, from http://www.ihi.org/IHI/Topics/PatientSafety/SafetyGeneral/Tools/SBARTechniqueforCommunicationASituationalBriefingModel.htm

시뮬레이션 시작 전 확인 내용

- 건강사정: 순환기계, 호흡기계
- COPD/CHF/폐부종

시뮬레이션

환자 배경

개인정보

- 나이: 64세
- 성별: 남성
- 신장: 157.5cm
- 체중: 85.7kg

인구학적 정보

- 결혼 상태: 기혼
- 교육 수준: 전문대 졸업
- 종교: 천주교
- 직업: 건설 노동자

현재 건강 상태

- 피로 증가, 발과 발목의 부종

배경

- 과거력
  - COPD stage II 병력
  - 수술력: T&A, 탈장수술
- 사회심리적 배경
  - 사회적 지지: 가족
  - 흡연력: 20년
- 가족력: + CVD, HTN, COPD

입원기록지

이름:	김OO
나이:	64세
성별:	남성
결혼 상태:	기혼
교육 수준:	전문대 졸업
종교:	천주교
직업:	건설 노동자

병원 처방 | **환자 이름: 김OO** | **알레르기: 없음**

진단: 만성폐쇄성폐질환/만성심부전 악화(Exacerbation COPD/CHF)

날짜	시간	처방	서명
		심장내과 병동 입원	
		심장 모니터	
		활력징후: q 4 hr	
		식이: 저염, 심장 식이	
		활동: 침상안정(화장실 출입가능)	
		수액요법: 간헐적 주입기, flush q shift with 3 mL NSS	
		TEDS, pneumatic stockings	

진단: 만성폐쇄성폐질환/만성심부전 악화(Exacerbation COPD/CHF) (계속)

날짜	시간	처방	서명
		투약: Lasix 40 mg IVP x 1 dose stat Vasotec 3 mg po daily Aspirin 81 mg po daily Singulair 10 mg po daily Advair 1 disk bid Zithromax 500 mg IV daily Lovenox 40 mg subq daily Protonix 40 mg IVP daily Tylenol 650 mg po q 4 hr prn for pain or fever Nebulizer 처치: Ventolin 2.5/Atrovent 0.5 q 4 hr	
		진단검사: ECG Pulmonary functions Repeat CBC, BMP, BNP in AM Routine UA ABGs x 1 stat	
		처치: Oxygen 2 L via NC	
		Strict I&O	Dr. 김OO

간호기록

김OO 씨, 연령 64세, 주치의: Dr. 김OO, CHF와 COPD stage II 악화되어 1일 전 입원. 수년간의 COPD 병력이 있었으며, 최근 CHF로 진단됨. 점차적으로 허약해지고 피로해짐. 발목에 부종 있음. 환자가 더 이상 신발을 신지 못할 정도가 되자 딸이 병원에 모시고 옴. VS: T 37.2℃, P 95회 규칙적, R 26, 산소 2L 공급 중으로 산소포화도 93%, 운동 시 호흡곤란, BP 154/90. 폐기저부 호흡음 감소, 천명음과 수포음 부분적으로 들림, 녹색의 객담 섞인 기침(+). 규칙적 심박동과 리듬, 이상 심음 없음, 정상 심전도, 족저맥박(+1), 족저부종(+2), 복부 둥글고 큼, 장음(+), 부드러우며 딱딱하지 않음, 정상 배설, 양손의 악력이 약하고 하지의 힘이 감소됨.

학생 시뮬레이션 준비 과제

1. COPD/CHF 환자 간호를 위해 필요한 물품과 사용목적을 기술하시오.

물품	목적
IV pump	
O_2 cannula	
Monitor	
Nebulizer	

2. COPD/CHF 환자 간호를 위한 팀 구성원과 역할을 기술하시오.

팀 구성원	역할
간호사 1	
의사	
간호사 2	

3. 관련 자료 연습문제: 아래 빈칸을 채우시오.

기록에서 도출한 관련자료	그 밖에 다른 출처에서 도출한 관련자료	누락된 자료	누락된 자료의 출처	추후검사가 필요한 자료

4. 사정

환자의 배경과 간호기록을 검토한 후, 환자 현재 상태를 사정할 준비를 한다. 각각의 항목에 따라 사정을 어떻게 할 것이며, COPD/CHF 환자에게 나타날 것으로 예상되는 것은 무엇인지 확인하시오.

과거력

추가 자료를 얻기 위해 환자나 가족에게 해야 할 질문은 무엇인가?

신체검진

- 전반적 외모:
- 피부계:
- 머리, 귀, 눈, 코, 목:
- 호흡기계:
- 심혈관계:
- 유방:
- 복부:
- 신경계:
- 근골격계:
- 생식기계:
- 추가 검진:
- 발달적 검사

환자의 발달 단계를 고려한 간호는 무엇인가?

답:

5. 진단검사

환자 간호를 계획하는 데 필요한 환자의 주호소와 관련된 진단검사 결과는 무엇인가?

Davis's Comprehensive Handbook of Laboratory and Diagnostic Testing with Nursing Implication 4e 또는 다른 진단검사 관련 참고문헌을 이용하여 아래 표를 완성하시오.

진단검사	검사 이유
ECG	
CBC	
BMP • Glucose • Lytes • BUN • Creatinine	
UA	
BNP	
폐기능검사	
ABGs	
CXR	

6. 처치

COPD/CHF 진단을 받은 환자에게 사용하는 약물에 대하여 확인하시오.

Deglin et al, Davis's Drug Guide for Nurses 12e, 또는 약물과 관련된 다른 참고문헌을 참조하여 아래 표를 완성하시오.

약물	용량, 경로, 빈도	적응증	부작용	간호중재
Vasotec	5 mg daily			
Aspirin	81 mg daily			
Singulair	10 mg daily			
Protonix	40 mg IVP daily			
Tylenol	2 tabs q 4 hr prn pain or fever			
Advair	1 disk			

약물	용량, 경로, 빈도	적응증	부작용	간호중재
Zithromax	500 mg, IVPB			
Lovenox	40 mg, subq, daily			
Lasix	40 mg IV stat			

7. 간호문제/간호진단

3가지 우선순위 간호문제/진단을 확인하시오.

사정자료	우선순위 문제	중재	기대되는 결과	간호보조인력에게 위임할 수 있는 중재는 어떤 것인가?
1.				
2.				
3.				

참고문헌

Deglin, J. H., & Vallerand, A. H. (2010). Davis's drug guide for nurses(12th ed.). Philadelphia: F. A. Davis.

Dillon, P. (2007). Nursing health assessment: A critical thinking and case studies approach (2nd ed.). Philadelphia: F. A. Davis.

Erikson, E. H. (1950). Childhood and society. New York: Norton.

Lagerquist, S. L. (2006). Davis's NCLEX-RN success (2nd ed.). Philadelphia: F. A. Davis.

Ouimet Perrin, K. (2009). Understanding the essentials of critical care nursing. Upper Saddle River, NJ: Pearson Education.

Van Leeuwen, A. M., Poelhuis-Leth, D. J., & Bladh, M. L. (2011). Davis's comprehensive handbook of laboratory and diagnostic tests with nursing implications (4th ed.). Philadelphia: F. A. Davis.

5-5 심도자술 합병증

심장 간호

학습목표

인지적 영역

1. 심도자술 후 안전에 대한 기본 사정을 기술한다.
2. 후복막 출혈의 증상과 징후를 기술한다.
3. 후복막 출혈의 증상과 징후를 과다 항응고의 병태생리와 침습적 혈관 도자술에 관련시킨다.
4. 응고 지연과 혈관 파열의 위험을 높이는 환자의 배경 요인을 확인한다.
5. 응고 지연과 혈관 파열의 위험을 높이는 환자의 현 상태 요인을 확인한다.
6. 고혈압, 당뇨, 죽상동맥경화증을 동반한 환자의 적절한 간호중재를 확인한다.
7. 응급 출혈과 저혈압 환자에 대처하는 팀구성원의 역할을 구분한다.

정신운동적 영역

1. 심도자술 후 기본 사정을 수행한다.
2. 동반상병(multiple comorbidities), 혈액역동학적 상태 저하, 호흡기계 상태 저하, 의식 상태 저하, 통증 등이 있는 환자에게 적절한 사정을 수행한다.
3. 통증, 빈호흡, 빈맥, 고혈압, 저혈압, 핍뇨, 지남력장애, 불안 등이 있는 환자에게 기본심폐소생술(BCLS), 산소 적용, IV 확보와 수액주입, 수혈, 응급 진단검사와 응급 수술 준비 등을 포함하는 적절한 중재를 시작한다.
4. 침습적 시술 후 항상성이 급격히 저하되는 환자 간호에 보건의료팀의 구성원으로서 상호협력한다.

정서적 영역

1. 동반상병, 혈액역동학적 상태 저하, 호흡기계 상태 저하, 의식 상태 저하, 통증 등이 있는 심도자술 후 환자 간호 시 수행한 것을 되돌아본다.
2. 복합 기저질환과 응급 간호 요구가 있는 환자 간호를 개선하기 위한 지식 요구에 대하여 되돌아본다.
3. 항상성이 급격히 저하하여 사망 가능성이 있는 환자의 간호제공에 대한 전반적인 느낌을 되돌아본다.
4. 항상성이 급격히 저하하여 사망 가능성이 있는 환자의 간호에 팀 구성원으로서 수행하는 것에 관한 느낌을 토의한다.
5. 복합 기저질환과 응급 간호 요구가 있는 환자 간호 시뮬레이션 동안 효과적이었던 요소를 확인한다.
6. 복합 기저질환과 응급 간호 요구가 있는 환자 간호 시뮬레이션 동안 개선이 필요한 요소를 확인한다.
7. 복합 기저질환과 응급 간호 요구가 있는 환자 간호에 대한 자신감을 갖는다.

의사소통

1. 동반상병, 혈액역동학적 상태 저하, 호흡기계 상태 저하, 의식 상태 저하, 통증 등이 있는 환자 간호에서 의료팀과 효과적으로 의사소통한다.
2. 항상성이 급격히 저하하여 사망 가능성이 있는 환자 간호에서 환자, 가족과 효과적으로 의사소통한다.
3. 항상성이 급격히 저하하여 사망 가능성이 있는 환자 간호에서 의료팀과 의사소통 시 SBAR(situation, back ground, assessment, recommendation) 형식을 사용한다.
4. 문제해결을 위해 Transparent Thinking(생각나는 대로 의견 말하기)을 수행한다.
5. 업무를 위임할 때는 직접적인 의사소통 방법을 사용한다.
6. 의사소통을 위해 Closed Loop Communication(상대방의 메시지와 상황을 인식했음을 알림)을 사용한다.

안전

환자와 건강관리제공자의 안전을 위해 안전관리중재를 적용하고 유지한다.

1. 신체역학, 발생 가능한 위험, 장비 문제 등에 관해 건강관리제공자, 방문객과 대상자에게 안전한 환경을 제공한다.
2. 환자 안전을 목표로 환자확인규정, 건강관리제공자 간의 효과적인 의사소통과 안전한 투약 등에 주의를 기울인다.
3. 손씻기, 감염예방법과 개인보호장비 사용 등 표준주의지침을 지킨다.

리더십과 관리/위임

1. 합법적이고 윤리적이며 안전하게 간호보조인력에게 위임할 수 있는 업무를 확인한다.
2. 환자 간호 요구를 확인하고 우선순위를 정한다.
3. 학생간호사의 업무영역을 벗어난 환자 간호를 확인한다.
4. 간호사의 업무영역을 벗어난 환자 간호를 확인한다.
5. 환자의 직접간호에 보건의료 구성원 중 누가 가장 적임자인지를 확인한다.

영적인 부분

1. 환자의 상태가 저하되는 동안 가족의 역할에 대하여 토의한다.
2. 영적지지(무력감 위엄성, 예견되는 슬픔, 공포)가 요구되는 간호 진단의 특징을 확인한다.

사전학습

심도자술

정의

심장의 상태를 평가하기 위한 진단검사. 심장혈관으로 카테터를 삽입하고; 혈액 샘플을 분석한다.

사정

주관적 자료

- 알레르기
  - 요오드
  - 해산물

객관적 자료

- 활력징후, 기본 자료
- 원위 맥박
- 도자술 후 확인 표시

간호 관리

목표: 안전과 안위 제공

- 동의서 서명 확인
- NPO
- 검사실 가기 전 배뇨
- 처방된 진정제 투여

목표: 건강교육

- 검사 소요시간, 기대결과, 감각 등 설명
- 비정상적 감각에 대해 주치의에게 보고

도자술 후(Postcathertization)

사정

주관적 자료

- 천자 부위: 통증 증가, 압통
- 심계항진
- 검사받은 사지: 저린감, 무감각, 혈종이나 신경손상으로 인한 통증
- 어지러움, 허약감, 전반적인 불안, 요통

객관적 자료

- 활력징후: 쇼크, 호흡부전(폐색전증, 알레르기 반응)
- 의식 수준, 지남력
- 천자 부위: 출혈, 혈종
- ECG: 부정맥, 심근경색 징후
- 검사받은 사지: 색깔, 온도, 말초맥박
- 복부: 중등도 팽만, 회색 Turner 징후, 잡음, 둔탁음 타진, 옆구리 통증

진단검사

- 진단적 혈액검사: HGB, HCT, PTT, PT, Chem 7, 혈당검사, 수혈대비 혈액검사
- 산염기 불균형을 확인하게 위한 ABGA
- 응급 진단검사: 초음파검사, CT

처치

저혈량증(Hypovolemia)

- 산소 적용
- IV 확보와 수액 공급
- 수혈
- 진통제
- 통증, 빈호흡, 빈맥, 고혈압, 저혈압, 핍뇨, 지남력장애, 불안 등이 있는 환자의 응급 진단검사와 응급 수술 준비

BLS 처치

- 환자 자세 유지
- 기도유지

응급처치

- 혼돈/의식수준 악화 시 산소 적용
- 대구경 IV angio-카테터 삽입

- 0.9% sodium chloride 투여
- 수혈: PRBC, platelets, fresh frozen plasma
- 소변량을 측정하기 위한 유치도뇨관 삽입

약물

- 진통제: IV morphine
- 혈관수축제: Dopamine (Intropin), Norepinephrine (Levophed) and epinephrine (adrenalin), Vasopressin (Pitressin)

간호 관리

목표: 합병증 예방

- 침상안정
- 활력징후
- 천자 부위 관찰
- ECG: 리듬 모니터와 기록
- 처방된 약물 투여

목표: 정서적 지지 제공

- 간략하고 정확한 설명
- 지정된 의뢰

목표: 안전과 안위 제공

- 동의서 서명 확인
- NPO
- 검사실에 가기 전 배뇨
- 처방된 진정제 투여

목표: 건강교육

- 가능한 합병증
- 필요시 수술 준비
- 추후 외래검진
- 활동 제한
- 검사 소요시간, 기대결과, 감각 등을 설명
- 비정상적 감각에 대해 주치의에게 보고

평가/결과 기준

- 합병증 없음

복습 문제

1. 심도자술시 영상을 정확히 보기 위해 방사선 조영제를 사용/미사용하여 시행할 수 있다. 다음 중 조영제 사용에 있어 주요한 고려점은 무엇인가?

A. 조영제로 인한 신부전 가능성

B. 조영제로 인한 정맥 상처 가능성

C. 조영제로 인한 간부전 가능성

D. 조영제로 인한 푸르스름한 변색 가능성

답:

2. 심도자술은 보통 우측 대퇴동맥을 통해 수행한다. 도자술 후 기본적인 맥박사정을 시행한다. 어느 부위의 맥박을 주로 확인하는가?

A. 우측 슬와동맥과 우측 대퇴동맥

B. 우측과 좌측 슬와동맥

C. 우측 족배동맥과 좌측 후경골동맥

D. 우측과 좌측 족배동맥과 후경골동맥

답:

3. 심도자술이 예정된 환자가 있다. 심도자술 전 활력징후는: T 37℃, P 80, R 20, 산소포화도 94%(산소공급없음), BP 130/70. 심도자술 후 활력징후는: T 36.4℃, P 115, R 24, 산소포화도 90%(산소공급 없음), BP 90/50이었다. 이 결과가 의미하는 것은?

A. 정상

B. 저혈량증

C. 통증

D. 심부정맥혈전증

답:

4. 일부 수혈제제는 20G 혹은 그 이상의 구경의 카테터로 공급해야 한다. 이에 대한 근거는?

A. 적혈구의 크기

B. 동결 혈장이 따뜻한 혈액과 섞일 수 있도록

C. 수혈은 정맥의 탄성을 저하시키므로

D. 헤파린 요구량을 줄이기 위하여

답:

5. 학생 간호사는 대동맥과 장골동맥이 다음과 같이 위치하는 것을 알아야 한다.
   A. 전방에서 복막으로
   B. 상부에서 복막으로
   C. 후방에서 복막으로
   D. 하부에서 복막으로
   답:

관련된 근거중심간호 가이드라인

Hirsch, A.T., Haskal, Z.J., Hertzer, N.R., Bakal, C.W., Creager, M.A., Halperin, J. L, Riegel B. (2006). Peripheral arterial disease: ACC/AHA 2005 Guidelines for the management of Patients With Peripheral Arterial Disease (Lower Extremity, Renal, Mesenteric, and Abdominal Aortic): A Collaborative Report From the American Association for Vascular Surgery/Society for Vascular Surgery, Society for Cardiovascular Angiography and Interventions, Society for Vascular Medicine and Biology, Society of Interventional Radiology, and the ACC/AHA Task Force on Practice Guidelines (Writing Committee to Develop Guidelines for the management of Patients With Peripheral Arterial Disease). Journal of the American College of Cardiology, 47, 1239-312. The full-text guidelines are available at http://www.acc.org/clinical/guidelines/pad/index.pdf, and an executive summary is available at http://www.acc.org/clinical/guidelines/pad/index.pdf

Clinical Policy: Procedural Sedation and Analgesia in the Emergency Department from the American College of Emergency Physicians Clinical Policies Subcommittee (Writing Committee) on Procedural Sedation and Analgesia:

Steven A. Godwin, MD, Chair, David A. Caro, MD, Stephen J. Wolf, MD, Andy S. Jagoda, MD, Ronald Charles, MD, Benjamin E. Marett, RN, MSN, CEN, CNA, COHN-S (ENA Representative 2002-2003), Jessie Moore, RN, MSN, CEN (ENA Representative 2001-2002). Annals of Emergency Medicine, 45(2), February 2005.

Smith, S.C., Jr., Feldman, T.E., Hirshfeld, J.W., Jr.,

Jacobs, A.K., Kern, M.J., King, S.B. III, Williams, D.O. (2005). ACC/AHA/SCAI 2005 guideline update for percutaneous coronary intervention: a report of the American College of Cardiology/American Heart Association Task Force on Practice Guidelines (ACC/AHA/SCAI Writing Committee to Update the 2001 Guidelines for © 2005 by the American College of Cardiology Foundation and the American Heart Association, Inc. Percutaneous Coronary Intervention). American Heart Association Web Site. Available at: http://www.americanheart.org.

The Joint Commission National Patient Safety 목표s 병원 Program. Retrieved from http://www.jointcommission.org/GeneralPublic/NPSG/10_npsgs.htm

SBAR Technique for Communication: A situational briefing model published by The Institute for Healthcare Improvement was downloaded on December 19, 2008, from http://www.ihi.org/IHI/Topics/PatientSafety/SafetyGeneral/Tools/SBARTechniqueforCommunicationASituationalBriefingModel

실무 지침 요약

응급실에 흉통으로 내원한 환자는 급성 허혈에 대해 신속히 평가해야 한다(Ryan & Reeder, 2008). 응급실 간호사는 여성, 당뇨 환자, 노인에게는 일반적이지 않는 "비정형적" 흉통의 가능성을 고려해야 한다(Ryan & Reeder, 2008). 초기 사정 시 ECG를 확인해야하는데, 목표는 응급실 내원 10분 이내에 검사를 시행하는 것이다(Ryan & Reeder, 2008). 초기 사정에는 "ABCs," 심장 모니터 부착, 근처에 소생장비 준비, 산소 제공(포화도 90% 이상 유지), 혈액검사 시행(electrolytes, PT/INR, PTT, cardiac markers, lipid profile), 정맥 수액 주입 등이 포함된다(Ryan & Reeder, 2008). 금기가 아니라면 Aspirin, nitrates, morphine을 투여한다(Ryan & Reeder, 2008). 저혈압이나 우심실 침범 가능성에서의 nitrates은 심각한 저혈압을 일으킬 수 있으므로 주의하여 사용한다(Ryan & Reeder, 2008). 숙련된 의료인이 즉시 12-Lead ECG를 검사한다(Ryan & Reeder, 2008). 초점을 맞춘 병력과 신체검사는 건강관리제공자가 심장 이외의 원인(폐색전, 대동맥 박리, 긴장성 기흉, 천공성 소화성 궤양)을 포함한 흉통의 원인을 판별하는 데 도움이 된다(Ryan & Reeder, 2008). 통증의 악화와 완화요인을 포함하여 통증을 기술하는 것은 중요하다(Ryan & Reeder, 2008). 환자에게 통증 때문에 복용한 약물이 있는지 질문한다. 환자에게 비슷한 증상의 경험, 심혈관질환 병력, 심혈관 질환의 위험요인 병력(죽상경화증, 고지혈증, 고혈압, 흡연, 당뇨, 비만, 가족력)이 있는지 질문한다(Ryan & Reeder, 2008). 추가적으로 혈전용해요법의 금기증이 있는지 사정해야 한다(Ryan & Reeder, 2008).

12-lead ECG는 허혈의 위치 확인에 도움이 된다. 혈전용해요법은 troponin 수치 상승과 ST분절 상승이 있을 경우(금기가 아니라면) 고려된다(Ryan & Reeder, 2008).

시뮬레이션 시작 전 확인 내용

- 심도자술
- 혈역학 불안정
- 만성 당뇨 환자
- 사정 기술

시뮬레이션

환자 배경

개인정보

- 나이: 52세
- 성별: 여성
- 신장: 157.5cm
- 체중: 90.7kg

인구학적 정보

- 결혼 상태: 기혼
- 교육 수준: 고등학교 졸업
- 종교: 천주교
- 직업: 학교버스 기사

현재 건강 상태

48시간 전에 두통, 오심, 혈압 210/100, 120회의 동성빈맥, 0-10점 중 2 정도의 흉통 등의 모호한 심장 증상으로 응급차량으로 응급실 내원. 심도자술 때까지도 증상 지속됨.

배경

- 사회심리적 배경
  - 사회적 지지: 남편과 10대의 아들, 자가소유 주택 거주, 업무 관련 보험 가입함.
  - 정신질환 병력 없음
- 과거력
  - 내과력: 비만, 고혈압, 흡연(5년 전 금연, 2갑/일 흡연력), 인슐린 의존성 당뇨(20년간), 죽상경화증, 1명의 자녀
  - 외과력: 5년 전 자궁절제술, 10년전 충수절제술
- 가족력
  - 어머니 68세에 MI로 사망
  - 아버지 63세에 뇌졸중, 생존

입원기록지

이름:	최OO
나이:	52세
성별:	여성
결혼 상태:	기혼
교육 수준:	고등학교 졸업
종교:	천주교
직업:	학교버스 기사

병원
처방

환자 이름: 최OO
알레르기: 없음

진단명: 관상동맥질환(Coronary Artery Disease)

날짜	시간	처방	서명
	14:00	활력징후: 병동 도착 시 체크, 이후 1시간 동안 15마다, 이후 2시간 동안 30분마다, 이후 안정 시까지 4시간마다	
		식이: 심장주의식, 2,000 칼로리, 구강 수분 섭취 격려	
		활동: 6시간 동안 우측 하지 부동 상태로 침상안정	
		정맥요법: 쟁맥 간헐적 주입기(INT), flush q 8 hr with 2 cc NSS and cap	

진단명: 관상동맥질환(Coronary Artery Disease) (계속)

날짜	시간	처방	서명
		투약: Lipitor (Atorvastatin) 10 mg po daily Metoprolol 25 mg po bid Metformin 500 mg po bid ON HOLD Aspart insulin 15 units subq with meals Lispro insulin 25 units subq q am Warfarin sodium 2.5 mg q daily ON HOLD Nitroglycerin SL 0.3 mg q 5 min for 15 min prn for chest pain Morphine sulfate 4 mg IV q 4 hr prn chest pain, may repeat x 1	
		진단검사: Nonexercise stress test Echocardiogram ECG q AM Place on telemetry monitoring	Dr. 안OO

2차 처방전

병원 **처방**	**환자 이름: 최OO** **알레르기: 없음**

진단명: 관상동맥질환(Coronary Artery Disease)

날짜	시간	처방	서명
	15:57	비재호흡 마스크 산소 15L 공급	
		식이: 심장주의식 2,000 칼로리 구강 수분섭취 격려	
		활동: 6시간 동안 우측 하지 부동 상태로 침상안정	
		수혈: 즉시 fresh frozen plasma, 2 units 수혈	
		정맥요법: 즉시 NSS 1 L IV wide open	
		혈액검사: 즉시 2 units PRBC 수혈을 위한 혈액검사 PT/PTT/INR, CBC, Chem 7, ABG	
		투약: Morphine 2 mg IV Dopamine 10/mcg/kg/min	Dr. 안OO

간호기록

심도자실 간호사로부터 병동 간호사와 학생간호사에게 인계되었다: 비만, 고혈압, 2갑/일(5년 전 금연), 인슐린 의존성 당뇨(20년간), 죽상경화증, gravida 1, para 1, 자궁절제술(5년전), 충수절제술(10년 전)의 외과력이 있는 최OO, 52세 여성이 48시간 전에 두통, 오심, 혈압 210/100, 120회의 동성 빈맥, 0-10점 중 2 정도의 흉통 등의 모호한 심장 증상으로 응급차로 응급실 내원하였다. 심도자술 때까지도 증상이 지속되었다. ECG와 심장효소검사로 MI를 가진단하였다. 통증과 고혈압은 nitroglycerin, morphine, heparin(warfarin sodium 투약력 있어 응급실 내원 시부터 중지함) 정맥 투여로 해결되었다. 심도자술 전에 FFP 수혈한다. 심도자술 전에 모든 정맥 투여 투약를 중단했으며 당시 모든 증상도 해결되었다. 진정제 Versed, Fentanyl 정맥 투여한다. 도자술로 관상동맥의 경한 협착을 확인했으며 이는 약물로 치료할 수 있다. 카테터는 대퇴동맥으로 삽입하였다. 카테터는 오후 2시에 제거하였고, Fem-stop device는 오후 3시에 제거하였다. 혈액 oozing 거의 없이 압박 드레싱과 모래주머니 적용한다. 모든 맥박은 같고, 대칭적, 혈종은 없다. 부위에 통증 없음. 양측 하지의 감각 저하는 만성 당뇨병성 신경증 때문이라 언급하였다. 오른팔에 #22 IV INT, 심장 주의식이 처방되었다. 유치도뇨관 삽입, 검사 동안 90cc 배뇨, 맑은 호박색. 심도자술 전 활력징후: 체온 36.8℃, 맥박 정상동리듬, 78, 혈압 132/68, 호흡 21, 산소포화도 99% on 2 L via nasal cannula. 심도자술 후 활력징후: 체온 37℃, 맥박 정상동리듬 92, 혈압 148/70, 호흡 24, 포화도 99% on 2 L via nasal cannula.

학생 시뮬레이션 준비 과제

1. 심도자술 후 환자 간호를 위해 필요한 물품과 사용목적을 기술하시오.

물품	목적
기본 사정 도구: 청진기, penlight, 시계	
혈압계(수은, 전자)	
Cardiac monitor(가능하다면)	
Pulse ox monitor	
IV와 혈액제제, 수액/수혈세트와 기구, IV pump	
교육용 morphine	
교육용 dopamine	
정맥천자 실습기구와 키트	
혈당측정기	
유치도뇨 세트	
멸균장갑과 위생장갑	
압박 드레싱 물품과 모래주머니	
O_2 nasal canual와 face mask	

2. 심도자술 후 환자 간호를 위한 팀 구성원과 역할을 기술하시오.

팀 구성원	역할
심도자실 간호사	
심도자실 의사	
심도자술 후 병동 간호사	
심도자술 후 병동 의사	

팀 구성원	역할
학생 간호사	
간호보조인력	
가족	
사회사업가나 목회자	

3. 관련 자료 연습문제: 아래 빈칸을 채우시오.

기록에서 도출한 관련자료	그 밖에 다른 출처에서 도출한 관련자료	누락된 자료	누락된 자료의 출처	추후검사가 필요한 자료

기록에서 도출한 관련자료	그 밖에 다른 출처에서 도출한 관련자료	누락된 자료	누락된 자료의 출처	추후검사가 필요한 자료

4. 사정

환자의 배경과 간호기록을 검토한 후, 환자 현재 상태를 사정할 준비를 한다. 각각의 항목에 따라 사정을 어떻게 할 것이며, 심도자술 후 합병증이 있는 환자에게 나타날 것으로 예상되는 것은 무엇인지 확인하시오.

과거력

추가 자료를 얻기 위해 환자나 가족에게 해야 할 질문은 무엇인가?

신체검진

- 전반적 외모:
- 피부계:
- 머리, 귀, 눈, 코, 목:
- 호흡기계:
- 심혈관계:
- 유방:
- 복부:
- 신경계:
- 근골격계:
- 생식기계:
- 추가 검진:
  - 비뇨생식기계
  - 정신사회적
- 발달적 검사

환자의 발달 단계를 고려한 간호는 무엇인가?

답:

5. 진단검사

환자 간호를 계획하는 데 필요한 환자의 주호소와 관련된 진단검사 결과는 무엇인가?

Davis's Comprehensive Handbook of Laboratory and Diagnostic Testing with Nursing Implication 4e 또는 다른 진단검사 관련 참고문헌을 이용하여 아래 표를 완성하시오.

진단검사	검사 이유
CBC	
Basic chemistry	
PT/PTT/INR	
ECG	

6. 처치

심도자술 후 합병증이 발생한 환자에게 사용하는 약물에 대하여 확인하시오.

Deglin et al, Davis's Drug Guide for Nurses 12e, 또는 약물과 관련된 다른 참고문헌을 참조하여 아래 표를 완성하시오.

약물	용량, 경로, 빈도	적응증	부작용	간호중재
Lipitor(Atorvastatin)	10 mg po, daily			

약물	용량, 경로, 빈도	적응증	부작용	간호중재
Metoprolol	25 mg po, bid			
Metformin	500 mg po, bid			
Aspart insulin	15 units subq with meals			
Lispro insulin	25 units subq q AM			
Warfarin sodium	2.5 mg q daily			
Nitroglycerin SL	0.3 mg q 5 min for 15 min prn for chest pain			
Morphine sulfate	4 mg IV 2 mg IV			
Dopamine				

7. 간호문제/진단

3가지 우선순위 간호문제/진단을 확인하시오.

사정자료	우선순위 문제	중재	기대되는 결과	간호보조인력에게 위임할 수 있는 중재는 어떤 것인가?
1.				

사정자료	우선순위 문제	중재	기대되는 결과	간호보조인력에게 위임할 수 있는 중재는 어떤 것인가?
2.				
3.				

참고문헌

Arthur, H. (2003). Final Report: Reducing anxiety in patients awaiting elective cardiac catheterization.The Heart and Stroke Foundation (Ontario) and The Canadian Nurses Foundation. Retrieved July 24, 2007 from http://www.canadiannursesfoundation.com/documents/ArthurNov 2003reportEng.pdf

Balasubramanian, V. P. (2007). Cullen's sign. Resident & Staff Physician,53(2), 10.

Blank-Reid, C. (2004). Abdominal trauma: Dealing with the damage. Nursing 2004, 34(9), 36-41

Deglin, J. H., & Vallerand, A. H. (2010). Davis's drug guide for nurses (12th ed.). Philadelphia: F. A. Davis.

Dillon, P. (2007). Nursing health assessment: A critical thinking and case studies approach (2nd ed.). Philadelphia: F. A. Davis.

Emergency Nurses Association (2005). Emergency Nurses Association position statement: Family presence at the bedside during invasive procedures and cardiopulmonary resuscitation. Retrieved July 23, 2007 from www.ena.org/about/position/PDFs/4E6C256B26994E 319F66C65748BFBDBF.pdf

Erikson, E. H. (1950). Childhood and society. New York: Norton.

Ernits, M., Mohan, P. S., Fares, L. G., & Hardy, H. (2005). A retroperitoneal bleed induced by enoxaparin therapy. American Surgeon, 71(5), 430-433.

Gilmartin, K. (2006).Gaining access:Arterial intervention techniques and special patient needs. Cath Lab Digest, 14(3), 12-14.

Ignatavicius, D., & Workman, L. D. (2006). Medical-surgical nursing: Critical thinking for collaborative care (5th ed.) (p. 698). St. Louis: Elsevier Saunders.

Lagerquist, S. L. (2006). Davis's NCLEX-RN success (2nd ed). Philadelphia: F. A. Davis.

Ryan,T. J. & Reeder, G. S., (2008). Management of suspected acute coronary syndrome in the emergency department. Retrieved from www.uptodate. com/online/content/topic.do?topickey=ad_emer/2821&selectedTitle=3150&source=search_result.

Tang, T., Lee, J., & Dickinson, R. (2003). Retroperitoneal haem-orrhage during warfarin therapy. Journal of the Royal Society of Medicine, 96(6), 294-295.

Van Leeuwen, A. M., Poelhuis-Leth, D. J., & Bladh, M. L. (2011). Davis's comprehensive handbook of laboratory and diagnostic tests with nursing implications (4th ed.). Philadelphia: F. A. Davis. 2180_Ch05_171-268.qxd 11/4/11 3:45 PM Page 245

5-6 척수손상

성인/기초

학습목표

인지적 영역

1. 내과적 응급 상황인 자율신경성 반사부전증을 인지한다.
2. 자율신경성 반사부전증 환자와 관련한 적절한 배경 질문을 확인한다.
3. 자율신경성 반사부전증 환자를 위한 적절한 신체검진 기술을 확인한다.
4. 적절한 임상판단을 내리기 위한 사정 자료를 분석한다.
5. 자율신경성 반사부전증 환자를 위한 적절한 간호중재를 확인한다.

정신운동적 영역

1. 자율신경성 반사부전증 환자의 증상 분석을 수행한다.
2. 자율신경성 반사부전증 환자에게 신체검진을 수행한다.
3. 자율신경성 반사부전증 환자에게 적절한 중재를 시행한다.

정서적 영역

1. 자율신경성 반사부전증 환자 간호 시 수행한 것을 되돌아본다.
2. 시뮬레이션 동안 효과적이었던 요소를 확인한다.
3. 시뮬레이션 동안 개선이 필요한 요소를 확인한다.
4. 자율신경성 반사부전증 환자 간호에 대한 자신감을 갖는다.

의사소통

1. 자율신경성 반사부전증 환자와 효과적으로 의사소통한다.
2. 의료팀과 의사소통 시 SBAR(situation, back ground, assessment, recommendation) 형식을 사용한다.
3. 사정 결과를 정확하고 간결하게 기록한다.
4. 문제해결을 위해 Transparent Thinking(생각나는 대로 의견 말하기)을 수행한다.
5. 시뮬레이션 동안 효과적이었던 요소를 확인한다.
6. 의사소통을 위해 Closed Loop Communication(상대방의 메시지와 상황을 인식했음을 알림)을 사용한다.

안전 부분

환자와 건강관리제공자의 안전을 위해 안전관리중재를 적용하고 유지한다.

1. 신체역학, 발생 가능한 위험, 장비 문제 등에 관해 건강관리제공자, 방문객과 환자에게 안전한 환경을 제공한다.
2. 환자 안전을 목표로 환자확인규정, 건강관리제공자 간의 효과적인 의사소통과 안전한 투약 등에 주의를 기울인다.
3. 손씻기, 감염예방법과 개인보호장비 사용 등 표준주의지침을 지킨다.

리더십과 관리/위임

1. 척수 손상 환자 간호에서 합법적이고 윤리적이며 안전하게 간호 보조인력에게 위임할 수 있는 업무를 확인한다.
2. 척수 손상 환자 간호 요구를 확인하고 우선순위를 정한다.

사전학습

자율신경성 반사부전증(반사항진)

정의

자율신경성 반사부전증은 통제되지 않는 교감반응이 특징인 증상군이다. 6번 흉추 이상, 주로 경추나 고위 흉추의 손상에서 발생된다. 손상 이후 6년까지 척수 쇼크 이후에 보통 발생한다.

병태생리

자율신경성 반사부전증은 심각한 고혈압과 교감반응이 특징인 급성 내과 응급 상황인 병리적 반사 상태이다.

위험 요인

- 방광팽만
- 직장팽만
- 통증
- 피부자극
  - 조이는 옷
  - 욕창
  - 찬 기온/바람
  - 주름진 의복, 침구

사정

주관적 자료

- 극심한, 박동성 두통
- 흐릿한 시야
- 오심
- 안절부절못함
- 화끈거림

객관적 자료

- 고혈압(수축기압 300mmHg)
- 서맥(30~40회/분)
- 손상 위쪽 부위의 발한
- 손상 위쪽 부위의 화끈거림
- 손상 아래쪽 부위의 창백한 피부
- 소름
- 비충혈
- 방광팽만
- 피부손상
- 발작

처치

- Nitrates
- Nifedipine(Procardia)
- Hydralazine(Apresoline)
- 좌약, 관장, 하제

간호관리

목표: 증상 감소와 부작용 예방

- 침상머리 상승(high Fowler's position)
- 자극원 확인과 수정
- 주치의 연락
- 의복과 침구 느슨하게 하기
- 활력징후 모니터
- nitrates, nifedipinde, hydralazine 등의 처방된 약물 투여

목표: 카테터 개방성 유지

- 유치도뇨관이 있으면, 소변관이 꼬이지 않았는지 확인, 소량의 식염수로 세척
- 유치도뇨관이 없으면, 배설량 모니터, 방광팽만 확인
- 방광을 누르거나 두드리지 말 것

목표: 장 배설 증진

- 국소마취로 분변매복 확인

목표: 욕창 예방

- 세심한 피부 간호
- 피부손상 사정
- 1~2시간마다 체위변경
- 부양 패드, 압력 변화 매트리스

목표: 자극원 확인

- 실내온도 확인: 너무 춥거나 바람 없도록 (오한, 기모근 연축, 소름)

목표: 건강 교육

- 촉진 요인 인지
- 자극 예방 방법

평가/결과 기준

- 정상 범위 내의 혈압
- 합병증 없음

복습 문제

1. 척수 쇼크와 자율신경성 반사부전증을 구분하시오.

   답:

2. 자율신경성 반사부전증의 발생 가능한 합병증은 무엇인가?

   답:

3. 자율신경성 반사부전증과 관련된 증상과 징후를 설명하시오.

   답:

4. 자율신경성 반사부전증과 관련된 가능한 간호진단 세 가지를 열거하시오.

   답:

5. 자율신경성 반사부전증의 위험 요인별 적절한 간호중재를 확인하시오.

   답:

관련된 근거중심간호 가이드라인

Search http://www.guidelines.gov autonomic dysreflexia

The Joint Commission National Patient Safety goals hospitalProgram. Retrieved from http://www.jointcommission.org/GeneralPublic/NPSG/10_npsgs.htm

SBAR Technique for Communication: A situational briefing model published by The Institute for Healthcare Improvement was downloaded on December 19, 2008, from http:// www.ihi.org/IHI/Topics/PatientSafety/SafetyGeneral/Tools/SBARTechniqueforCommunicationASituationalBriefingModel.htm

시뮬레이션 시작 전 확인 내용

- 척수 손상

시뮬레이션

환자 배경

개인정보

- 나이: 23세
- 성별: 남성
- 신장: 182.9cm
- 체중: 84kg

인구학적 정보

- 결혼 상태: 미혼
- 교육 수준: 대학교 졸업
- 종교: 없음
- 직업: 무직

현재 건강 상태

- 척수 손상으로 사지마비

배경

- 사회심리적 배경
  - 사회적 지지: 가족, 가족과 동거
- 과거력
  - 내과적: 건강함
  - 외과적: 없음
- 가족력: 심혈관계 질환 있음

입원기록지

이름:	배OO
연령:	23세
성별:	남성
결혼 상태:	미혼
교육 수준:	대학교 졸업
종교:	없음
직업:	무직

병원 처방

환자이름: 배OO
알레르기: 없음

진단명: s/p C5 척수 손상, 사지마비(s/p spinal cord injury C5 quadriplegic)

날짜	시간	처방	서명
2013/3/10	18:00	척수 손상 재활 병동 입원 진단 사지마비	
		식이: NPO	
		활력징후: 8시간마다	
		식이: 일반식	

진단명: s/p C5 척수 손상, 사지마비(s/p spinal cord injury C5 quadriplegic) (계속)

날짜	시간	처방	서명
		물리치료 협진 의뢰	
		작업치료 협진 의뢰	
		활동: 물리치료사 처방에 따라	
		투약: Tylenol 325 mg po q 4 hr prn temp >101oF or pain Colace 100 mg po daily Baclofin 10 mg po tid Ducolax 1 PR prn	Dr. 신OO

간호기록

배OO 환자는 23세로 어제 재활병동에 입원함. 오토바이 사고로 C5 손상되어 사지마비 상태임.

사정 결과:

- VS: BP 100/58, 맥박 58, 호흡 20, 대기중 산소포화도 96%, 통증 척도 0/0
- 일반적: AAO×3, 환자가 겪고 있는 것에 비해 기분 좋은 정서
- 피부: 손상 아래쪽으로 차고 건조함. 피부 정상, 손상 없음
- 심혈관계: 규칙적 심박동과 리듬, 이상심음 없음
- 호흡기계: 기저부에서 약간 감소되나 호흡음 정상
- 복부: 부드럽고 단단하지 않으며, 어제부터 장운동 프로그램 시작, 유치카테터로 맑고 노란색의 소변 300mL 배액
- 신경/정신 상태: 사지마비, 전완부와 하지의 움직임 없음, 어깨와 상완부에 감각 있음, 가슴 아래로 감각 없음
- 물리치료사와 작업치료사가 치료 시작을 위해 오늘 평가하러 올 예정임

학생 시뮬레이션 준비 과제

1. 자율신경성 반사부전증 환자 간호를 위해 필요한 물품과 사용목적을 기술하시오.

물품	목적
IV pump	
소변 카테터	
장갑	
BP cuff, 체온계	

2. 자율신경성 반사부전증 환자 간호를 위한 팀 구성원과 역할을 기술하시오.

팀 구성원	역할
간호사 1	
간호사 2	
의사	

3. 관련 자료 연습문제: 아래 빈칸을 채우시오.

기록에서 도출한 관련자료	그 밖에 다른 출처에서 도출한 관련자료	누락된 자료	누락된 자료의 출처	추후검사가 필요한 자료

4. 사정

환자의 배경과 간호기록을 검토한 후, 환자 현재 상태를 사정할 준비를 한다. 각각의 항목에 따라 사정을 어떻게 할 것이며, 자율신경성 반사부전증 환자에게 나타날 것으로 예상되는 것은 무엇인지 확인하시오.

과거력

추가 자료를 얻기 위해 환자나 가족에게 해야 할 질문은 무엇인가?

신체검진

- 전반적 외모:
- 피부계:
- 머리, 귀, 눈, 코, 목:
- 호흡기계:
- 심혈관계:
- 유방:
- 복부:
- 신경계:
- 근골격계:
- 생식기계:
- 추가 검진:
- 발달적 검사

환자의 발달 단계를 고려한 간호는 무엇인가?

답:

5. 진단검사

적용되지 않음

6. 처치

자율신경성 반사부전증 환자에게 사용하는 약물에 대하여 확인하시오.

Deglin et al, Davis's Drug Guide for Nurses 12e, 또는 약물과 관련된 다른 참고문헌을 참조하여 아래 표를 완성하시오.

약물	용량, 경로, 빈도	적응증	부작용	간호중재
Tylenol	2 tab po q 4 hr prn			
Colace	100 mg po daily			
Baclofen	10 mg po tid			
Dulcolax	1 suppository PR prn			

7. 간호문제/간호진단

3가지 우선순위 간호문제/진단을 확인하시오.

사정자료	우선순위 문제	중재	기대되는 결과	간호보조인력에게 위임할 수 있는 중재는 어떤 것인가?
1.				
2.				
3.				

참고문헌

Deglin, J. H., & Vallerand, A. H. (2010). Davis's drug guide for nurses(12th ed.). Philadelphia: F. A. Davis.

Dillon, P. (2007). Nursing health assessment: A critical thinking case studies approach (2nd ed.). Philadelphia: F. A. Davis.

Erikson, E. H. (1950). Childhood and society. New York: Norton.

Lagerquist, S. L. (2006). Davis's NCLEX-RN success (2nd ed). Philadelphia:F. A. Davis.

Van Leeuwen, A. M., Poelhuis-Leth, D. J., & Bladh, M. L. (2011). Davis's comprehensive handbook of laboratory and diagnostic tests with nursing implications (4th ed.). Philadelphia: F. A. Davis.

노인 간호 Geriatric Nursing

6

6-1 실신 발작

노인병학

학습목표

인지적 영역

1. 실신 환자와 관련된 적절한 과거력 질문을 확인한다.
2. 실신의 원인을 구분한다.
3. 실신의 원인과 관련된 병태생리를 확인한다.
4. 실신 환자에게 필요한 적절한 진단검사를 확인한다.
5. 실신 환자에게 적절한 중재를 기술한다.

정신운동적 영역

1. 실신 환자로부터 적절한 건강력을 수집한다.
2. 실신 환자에게 적절한 건강사정을 수행한다.
3. 실신 환자를 위한 환자 안전 기준을 시행한다.

정서적 영역

1. 실신 환자 간호 시 수행한 것을 되돌아본다.
2. 시뮬레이션 동안 효과적이었던 요소를 확인한다.
3. 시뮬레이션 동안 개선이 필요한 요소를 확인한다.
4. 실신 환자 간호에 대한 자신감을 갖는다.

의사소통

1. 실신 환자의 건강사정을 수행하는 동안 환자와 효과적으로 의사소통한다.
2. 의료팀과 의사소통 시 SBAR(situation, back ground, assessment, recommendation) 형식을 사용한다.
3. 정확하고 간결하게 건강사정 결과를 기록할 수 있다.
4. 문제해결을 위해 Transparent Thinking(생각나는 대로 의견 말하기)을 수행한다.
5. 업무를 위임할 때는 직접적인 의사소통 방법을 사용한다.
6. 의사소통을 위해 Closed Loop Communication(상대방의 메시지와 상황을 인식했음을 알림)을 사용한다.

안전

환자와 건강관리제공자의 안전을 위해 안전관리중재를 적용하고 유지한다.

1. 신체역학, 발생 가능한 위험, 장비 문제 등에 관해 건강관리제공자, 방문객과 환자에게 안전한 환경을 제공한다.
2. 환자 안전을 목표로 환자확인규정, 건강관리제공자 간의 효과적인 의사소통과 안전한 투약 등에 주의를 기울인다.
3. 손씻기, 감염예방법과 개인보호장비 사용 등 표준주의지침을 지킨다.

리더십과 관리/업무 위임

1. 합법적이고 윤리적이며 안전하게 간호보조인력에게 위임할 수 있는 업무를 확인한다.
2. 환자 간호 요구를 확인하고 우선순위를 정한다.

교육

1. 실신 환자의 퇴원계획을 세운다.
2. 실신 환자의 교육계획을 세운다.
3. 실신 환자를 적절한 전문가에게 의뢰한다.
4. 실신 환자에게 효과적인 교육계획을 수행한다.
5. 실신 환자의 퇴원계획과 교육계획을 평가한다.

사전학습

실신

정의

일시적인 의식 상실과 급격한 혈압 저하로 인해 뇌관류 감소 및 의식 저하를 일으키는 것을 의미한다.

병태생리

심장

- 심부정맥
- 동방결절의 기능부전
- 심차단
- 중증 대동맥판 협착증
- 승모판 탈출증
- 폐동맥고혈압

혈관

- 혈관미주신경(실신)-가장 흔하게 발생
  - 체위변경으로 인해 발생하는 정상적인 혈관수축과 빈맥이 아닌 비정상적 서맥과 혈관확장
- 기립성 저혈압
  - 누워 있다가 일어섰을 때 발생하는 급격한 혈압 저하(기립성 저혈압이란 누워 있다가 앉거나 혹은 일어서는 자세로 체위변경 2분 후에 혈압을 측정하였을 때 어지러움, 허약감, 의식소실을 호소하면서 수축기 혈압 20mmHg, 이완기 혈압 10mmHg 이상 감소하고, 맥박이 20회/분 증가하는 것을 의미한다.)
  - 정맥혈의 저류현상(venous pooling) 혹은 부적절한 혈액량으로 인한 심장으로의 복귀정맥혈 또는 정맥환류(venous return) 감소가 심박출량 감소와 급격한 혈압저하를 일으킨다.
    - 탈수, 출혈 등으로 인한 혈액량 감소
    - 장기 침상안정으로 인한 근펌프 기능부전
    - 심혈관 반사기능장애(예: 심박동수 감소나 혈관확장을 일으키는 약물투여)
    - 자율신경계 질환
    - 압력반사기능의 노화로 인한 영향
- 경동맥 협착
  - 뇌관류 저하와 함께 경동맥이 좁아지는 현상
- 경동맥동 과민반응
  - 경동맥동의 과민성으로 인한 서맥과 동맥 저항성 감소가 발생(급격한 혈압 강하)
  - 많은 노인이 죽상경화성 심장병을 이미 앓고 있음
- 뇌혈관질환
  - 망상활성계(Reticular Activating System, RAS)에 영향을 미치는 중뇌의 척추뇌저동맥부전(Vertebrobasilar insufficiency)
  - 일과성 허혈발작(Transient Ischemic Attacks, TIAs)
- 식후 저혈압
  - 고탄수화물식 섭취 2시간 후 급격한 혈압강하
  - 노인에게 더 흔함
  - 원인: 인슐린 과량 투여, 부적절한 교감신경반응과 압력 수용기 기능 또는 바소펩타이드로 인한 혈관 확장
- 발살바법(Valsalva's maneuver)
  - 배변 시 일시적으로 복귀정맥혈 또는 정맥환류(venous return)를 감소시킨다.
- 배뇨 후 증후군(Postmicturition syndrome)
  - 방광이 소변으로 가득 찼을 때 방광을 비우면서 나타나는 실신; Valsalva's maneuver와 관련이 있다.
- 기침 후 실신(Posttussive syncope)
  - 만성 기관지염 환자가 기침을 심하게 한 후 일어날 수 있음; 복귀정맥혈 또는 정맥환류의 감소와 뇌혈관 저항성이 증가하는 결과가 나타난다.

신경/정신

- 불안
- 우울
- 공황장애
- 히스테리
- 발작

대사

- 저혈당
- 과(다)호흡
- 저산소증

기타

- 장기적 부동 상태(prolonged immobility)
- 노인
- 정맥혈 저류(venous pooling)

사정

주관적 자료

- 의식을 잃기 전에 무엇을 하고 있었습니까?
- 의식을 잃기 전에 어떤 느낌이 들었습니까?
- 약물
- 질병력

객관적 자료

- 기립성 저혈압 여부를 확인한다(누웠을 때, 앉았을 때, 서 있을 때의 혈압을 각각 측정한다).
- 맥박을 측정한다.
- 경동맥의 떨림과 잡음이 있는지 확인한다.

진단검사

- 심전도검사(ECG)
- 24시간 홀터 모니터링
- 심초음파
- 경동맥초음파(carotid US)
- BMP
- 전혈검사(Complete Blood Count, CBC)

처치

- 실신의 발생원인에 따라 치료한다.

간호관리

- 진단절차를 돕는다.
- 증상의 원인을 사정한다.
- 환자에게 실신이 일어날 수 있는 경고징후(warning signs)를 알 수 있도록 실신관련 증상에 대하여 교육한다.
- 환자에게 기립성 저혈압 발생 시 체위변경을 천천히 하도록 교육한다.
- 적절한 수분섭취를 권장한다.
- 처방에 따라 투약한다.
  - 환자와 함께 처방된 약물의 효과와 부작용에 대하여 확인한다.
- 환자에게 실신의 원인, 예방, 치료에 대해 교육한다.
  - 환자에게 조이는 옷은 피하도록 설명한다.

평가/결과 기준

- 실신 발작이 예방되었다.
- 부상이 발생하지 않았다.
- 근본적인 원인을 확인하고 치료하였다.
- 환자가 실신의 원인, 예방, 치료에 대하여 이해하였다.

복습 문제

1. 미주신경 자극이 심혈관계에 어떠한 영향을 미치는가?
답

2. 노인에게 기립성 저혈압을 일으키는 가장 큰 위험 요인은?
답

3. Valsalva's maneuver가 심혈관계에 어떤 영향을 끼치는가?
답

4. 환자가 경동맥 과민 반응을 보인다면, 무엇이 반응을 유도하였는가?
답

5. 경동맥 잡음은 어떻게 사정하는가?
답

관련된 근거중심간호 가이드라인

Search http://www.guideline.gov, syncope

The Joint Commission National Patient Safety Goals Hospital Program. Retrieved from http://www.jointcommision.org/Generalpublic/NPSG/10_npsgs.htm

SBAR Technique for Communication:A situational briefing model published by The Institute for Healthcare Improvement was downloaded on December 19, 2008, from http://www.ihi.org/IHI/Topics/PatientSafety/SafetyGeneral/Tools/SBARTechniqueforCommunicationASituationalBriefingModel.htm

기립성 저혈압 환자 교육

- 환자와 함께 약물의 효과와 부작용에 대하여 확인한다.
- 환자에게 체위변경을 천천히 하도록 설명한다.
- 환자에게 조이는 옷은 피하도록 설명한다.
- 적절한 수분섭취를 권장한다.

시뮬레이션 시작 전 확인 내용

- 건강 사정
- 심혈관계 간호

시뮬레이션

환자 배경

개인정보

- 나이: 84세
- 성별: 여성
- 신장: 160cm
- 체중: 54kg

인구학적 정보

- 결혼 상태: 기혼
- 교육 수준: 대학교 졸업
- 종교: 기독교
- 직업: 전직 교사

현재 건강 상태

지난 밤 어지럼증을 느끼고 의식을 잃음. 남편의 도움으로 넘어지지는 않음

배경

- 사회심리적 배경
  - 사회적 지지: 가족
- 과거력
  - 내과적: 고혈압(HTN), 심장동맥질환(coronary artery disease, CAD), 퇴행성 관절질환(degenerative joint disease, DJD)
  - 외과적: 수술 경험 없음
- 가족력: 뇌혈관질환(cerebrovascular disease, CVD), 고혈압(HTN)

입원기록지

이름:	김OO
나이:	84세
성별:	여성
결혼 상태:	기혼
교육 수준:	대학교 졸업
종교:	기독교
직업:	전직 교사

병원
처방

환자이름: 김OO
알레르기: 없음

진단명: 실신(Syncope)

날짜	시간	의사처방	서명
		원격측정 병동(부정맥이나 중증환자 대상으로 하는 병동)으로 입원함(Admit to telemetry)	
		심(장) 모니터 적용하기	
		활력징후: q 4 hr & 신경계 확인 혈압: 누운 자세, 앉은 자세, 선 자세로 측정	
		식이: 저나트륨식이, 심장에 무리를 주지 않는 식이	
		활동: 도움을 받아 화장실 사용 가능	
		수액요법: 1,000 mL normal saline 12시간 동안 적용	
		혈전예방 스타킹, 압축공기 스타킹 적용하기	

진단명: 실신(Syncope) (계속)

날짜	시간	의사처방	서명
		투약: • Toprol 25 mg po daily • HCTZ 25 mg po daily • Tylenol 650 mg po q 4 hr prn fever or pain • Protonix 40 mg IV push daily	
		진단검사: • ECG • Echocardiogram • CT scan head done in ER • US carotids • Repeat CBC, BMP in AM • Cardiac enzymes done in ER • Routine UA	
		처치: • Oxygen 2 L via NC • Cardiac monitor	Dr. 박OO

간호기록

84세 여성 김OO 씨는 지난 밤 응급실에 실신발작으로 입원하였다. 고혈압(HTN), 심장동맥질환(CAD), 퇴행성 관절질환(DJD)을 앓고 있으며, 집중관찰과 정밀검사를 위해 원격측정 유닛(telemetry unit)으로 입원하였다. 두경부 CT검사상 특별한 소견은 없었다. 심전도검사 또한 정상으로 나타났다(NSR, Normal sinus rhythm). Labs: H&H(Hb & Hct)은 약간 낮으며, BUN은 약간 상승되어 있다. cardiac enzyme검사는 정상이었다. 12시간 동안 생리식염수 1L를 투여한다. 환자는 Toprol과 HCTZ(hydrochlorthiazide)는 하루 한 번 투약하고 있었으며, Motrin은 통증 시 간간이 투약하고 있었다. 입원 후 처방은 Toprol 용량을 반으로 줄였으며, Motrin은 중단되었다. 타이레놀은 필요 시 투약(PRN), Protonix는 매일 투약하도록 처방되었다. 오전 중에 진단검사 진행 예정이다. 환자는 지난 하루 동안 위장관에 벌레가 기어다니는 기분이었고, 모든 것을 다 토했다고 말했다.

활력징후(VS): BP 150/85mmHg(기립성의 급격한 혈압 변화는 없음), PR 87회/분(규칙적), RR 20회/분, BT 36.5℃, SaO_2 96%(비강 캐뉼라로 2L/min의 산소 투여 중임).

학생 시뮬레이션 준비 과제

1. 실신발작 환자 간호를 위해 필요한 물품과 사용목적을 기술하시오.

물품	목적
주입 펌프(Infusion pump)	
O_2 cannula	
Monitor	

2. 실신 환자 간호를 위한 팀 구성원과 역할을 기술하시오.

팀 구성원	역할
간호사 1	
내과 의사	
간호사 2	
간호보조인력	

3. 관련 자료 연습문제: 아래 빈칸을 채우시오.

기록에서 도출한 관련자료	그 밖에 다른 출처에서 도출한 관련자료	누락된 자료	누락된 자료의 출처	추후검사가 필요한 자료

4. 사정

환자의 배경과 간호기록을 검토한 후, 환자 현재 상태를 사정할 준비를 한다. 각각의 항목에 따라 사정을 어떻게 할 것이며, 실신 환자에게 나타날 것으로 예상되는 것은 무엇인지 확인하시오.

과거력

추가 자료를 얻기 위해 환자나 가족에게 해야 할 질문은 무엇인가?

신체검진

- 전반적 외모:
- 피부계:
- 머리, 귀, 눈, 코, 목:
- 호흡기계:
- 심혈관계:
- 유방:
- 복부:
- 신경계:
- 근골격계:
- 생식기계:
- 발달적 검사

  환자의 발달 단계를 고려한 간호는 무엇인가?

  답:

5. 진단검사

간호계획 수립에 필요한 환자의 실신 관련 진단검사는 무엇이 있었는가?

Davis's Comprehensive Handbook of Laboratory and Diagnostic Testing with Nursing Implication 4e 또는 다른 진단검사 관련 참고문헌을 이용하여 아래 표를 완성하시오.

진단검사	검사 이유
CBC	
BMP • Glucose • Lytes • BUN • Creatinine	
Cardiac enzymes	
UA	
ECG	
US carotids	
Echocardiogram	

6. 처치

실신과 변화된 정신상태로 진단받은 환자에게 사용하는 약물에 대하여 확인하시오.

Deglin et al. Davis's Drug Guide for Nurses 12e 또는 약물과 관련된 다른 참고문헌을 이용하여 아래 표를 완성하시오.

약물	용량, 경로, 빈도	적응증	부작용	간호중재
Toprol	25 mg daily			
HCTZ	25 mg daily			
Motrin(at home)	200 mg q 6 hr PRN			
Protonix	40 mg IVP(IV pump) daily			
Tylenol	2 tabs q 4 hr PRN pain or fever			

참고문헌

Degin, J. H., & Vallerand, A. H. (2010). Davis's drug guide for nurses (12th ed.). Philadelphia: F. A. Davis.

Dillon, P. (2007). Nursing health assessment: A critical thinking and case studies approach (2nd ed.). Philadelphia: F. A. Davis.

Erikson, E.H. (1950). Childhood and society. New York: Norton

Goroll, A., & Mulley, A., Jr. (2009). Primary care medicine (6th ed.). Philadelphia: Lippincott Williams & Wilkins.

Lagerquist, S. (2006). Davis's NCLEX-RN success. Philadelphia: F. A. Davis.

Mattson Porth, C. (2005). Pathophysiology concepts of altered health states (7th ed.) Philadelphia: F. A. Davis.

Van Leeuwen, A. M., Poelhuis-Leth, D. J., & Bladh, M. L. (2011). Davis's Comprehensive Handbook of Laboratory and Diagnostic Testing with Nursing Implication (4th ed.). Philadelphia: F. A. Davis.

6-2 치매 vs 섬망

노인병학

학습목표

인지적 영역

1. 섬망을 알 수 있는 증상과 징후를 기술한다.
2. 치매와 섬망을 구별한다.
3. 섬망의 위험 요인을 확인한다.
4. 섬망 환자에게 적절한 중재를 확인한다.

정신운동적 영역

정신상태 변화가 있는 환자에게 신경학적 사정을 수행한다.

정서적 영역

1. 섬망 환자에게 제공한 간호 시 수행한 것을 되돌아본다.
2. 시뮬레이션 동안 효과적이었던 요소를 확인한다.
3. 시뮬레이션 동안 개선이 필요한 요소를 확인한다.
4. 시뮬레이션에 대한 전반적인 느낌을 되돌아본다.
5. 팀 구성원으로서 수행하는 것에 관한 느낌을 토의한다.
6. 섬망 환자 간호에 대한 자신감을 갖는다.
7. 섬망 환자 간호수행을 스스로 평가해본다.

의사소통

1. 의료팀과 효과적으로 의사소통한다.
2. 정신착란 상태인 환자와 효과적으로 의사소통한다.
3. 섬망의 가족과 효과적으로 의사소통한다.
4. 의료팀과 의사소통 시 SBAR(situation, back ground, assessment, recommendation) 형식을 사용한다.
5. 의료팀의 일원으로서 협력한다.
6. 환자 사정, 중재, 평가에 대하여 정확하고 간단명료하게 기록한다.
7. 문제해결을 위해 Transparent Thinking(생각나는 대로 의견 말하기)을 수행한다.
8. 업무를 위임할 때는 직접적인 의사소통 방법을 사용한다.
9. 의사소통을 위해 Closed Loop Communication(상대방의 메시지와 상황을 인식했음을 알림)을 사용한다.

안전

환자와 건강관리제공자의 안전을 위해 안전관리중재를 적용하고 유지한다.

1. 신체역학, 발생 가능한 위험, 장비 문제 등에 관해 건강관리제공자, 방문객과 대상자에게 안전한 환경을 제공한다.
2. 환자 안전을 목표로 환자확인규정, 건강관리제공자 간의 효과적인 의사소통과 안전한 투약 등에 주의를 기울인다.
3. 손씻기, 감염예방법과 개인보호장비 사용 등 표준주의지침을 지킨다.

리더십과 관리/업무 위임

1. 섬망 환자 간호 요구를 확인하고 우선순위를 정한다.
2. 합법적이고 윤리적이며 안전하게 간호보조인력에게 위임할 수 있는 업무를 확인한다.

사전학습

섬망

정의

주의집중, 유지 · 변화시키는 능력 감소와 함께 의식장애가 급성으로 발병하는 것으로 인지변화와 지각장애가 나타난다(출처: 미국 정신의학협회(2000). Diagnostic and statistical manual for mental disorders(4th ed.). Washington, DC: APA.).

병태생리

섬망은 주의력장애, 비체계적 사고방식, 앞뒤가 맞지 않는 말(incoherent speech), 의식장애, 지각장애, 수면-각성 문제, 정신운동성 초조(psychomotor agitation), 무기력 상태, 지남력장애 등과 함께 나타나는 급격한 정신 상태의 변화로 정의할 수 있다. 이러한 현상은 대사성 독소물질, 직접적 외상, 약물투약으로 인한 효과 또는 금단현상으로 인한 뇌의 화학적 성분이나 조직의 변화 때문에 발생한다.

역학

- 입원기간 내 발생률: 10~53%(Kuehn, 2010)
- 수술 후 발생률: 15~72%
- 발현: 보통 입원 3일째
- 지속기간: 5일 미만, 증상은 3~6개월 지속될 수 있음
  (출처: Hartford Institute for Geriatric Nursing http://consultgerirn.org)

결과

- 독립성 감소, 자기결정능력 상실
- 낙상, 욕창, 약물 부작용, 감염 발생의 증가
- 지속되는 인지기능장애, 보호시설로의 입원
- 사망률 증가: 섬망을 경험하지 않는 환자보다 6배 이상 사망률 증가
- 입원기간 증가, 의료비 증가

위험 요인

- 고령
- 질병의 중증도 증가
- 복합적 건강문제, 다중약물요법
- 치매, 우울증, 섬망의 과거력
- 약물, 알코올 남용
- 수면 부족
- 부동 상태
- 감각장애

원인

- 급성 질환
- 감염(비뇨기계 감염, 상기도 감염)
- 약물(항콜린성 약물, 진정제, 향정신 약물, 마약성분의 진정 · 수면 · 마취제, H_2 차단제)
- 탈수, 전해질 불균형
- 혈역학적 상태, 혈량 저하
- 환경적 요인(감각 과부하, 감각 상실)
- 통증

급성 섬망

급성 섬망은 수술 후 전해질장애, 전신 감염, 신부전 및 간부전, 과잉 진정 및 다른 부위로의 암 전이가 있을 경우 나타난다.

사정

- 특히 밤 시간에 대한 지남력 장애를 보임
- 환각, 망상, 착각
- 기분 변화
- 불안정한 감정 상태
- 초조
- 비협조적 반응
- 금단 증상
- 수면장애
- 식이섭취의 변화

진단검사

- 전혈검사(CBC)
- 전해질검사
- 갑상선기능검사
- 간효소검사
- 소변검사
- 심전도(ECG)

처치

- 약물 치료
- 저용량 phenothiazines
  - barbiturates와 안정제는 초조, 혼돈, 지남력장애를 초래할 수 있으므로 사용을 금한다.

간호관리

- 활력징후, 산소포화도 측정
- 섭취량과 배설량 측정
- 독성 물질 여부를 확인하고 제거한다.
- 섬망 발생의 근본적 원인을 치료한다.

목표: 치료적 환경 제공

- 적절한 감각 자극을 제공한다.
- 환자를 안심시키고, 새로운 환경에 적응시킨다.
- 치료기간 동안 일관된 보호자가 돌보도록 한다.
- 가족이 환자 옆에 있도록 격려한다.
- 시력 · 청력 기능을 도와주는 감각 보조기를 제공한다.
- 가구나 물건의 재배치를 최소화한다.
- 주변 환경을 간소화(단순화)한다.
- 과량의 약물투여 및 억제대 사용을 피한다.

목표: 일반적 지지 간호 제공

- 부동 상태로 인한 합병증을 예방한다.
- 생리적 욕구 등 기본적 욕구를 해결을 위한 간호를 제공한다.
- 명확한 의사소통을 할 수 있도록 간호한다.
- 섬망 환자의 가족을 안심시키고 교육을 제공한다.
- 침습적 처치를 최소화한다.

평가/결과 기준

- 사람, 장소, 시간에 대한 올바른 지남력을 갖는다.
- 치료에 협조적이다.
- 초조(agitation)가 감소된다.

섬망 사정/선별 도구

사정

- 섬망 평가도구(Confusion Assessment Method, CAM)
- 인지기능:
  - 질문:
    - 사고와 기억의 변화가 있는지 확인한다.
    - 비정상적 생각을 하고 있는지 확인한다.
- 사정:
  - 각성 상태를 사정한다[과각성 상태(hyperalert), 무기력, 혼미, 혼수 상태인지]
  - 주의집중력을 사정한다[숫자 외우기(digit span)에 집중할 수 있는 능력, 연속적 뺄셈, 철자 거꾸로 말하기, 시계 그리기 검사 등을 시행].
  - 지남력을 사정한다(시간, 장소에 대해서는 지남력이 없을 수 있음).
  - 기억력을 사정한다(최근 기억과 예전 기억에 대한 사정).
  - 사고능력을 사정한다(논리적 사고를 하는지, 비체계적, 두서없는 사고를 하는지).
  - 인지능력을 사정한다(사물과 사람에 대하여 정확하게 인지하고 있는지).
  - 정신운동능력을 사정한다(과소 혹은 과다 운동 여부 확인, 비정상적이거나 부적절한 운동인지).

선별 도구

섬망 평가도구(Confusion Assessment Method, CAM)

1. 급성 발병: 평소와 다른 급격한 정신상태의 변화가 있는가?

2A. 주의집중에 어려움이 있으며 쉽게 산만해지는가?

2B. 만약 그렇다면, 행동이 불안정하고 그 심각성이 증가 혹은 감소하는 경향이 있는가?

3. 비체계적 사고방식: 앞뒤가 맞지 않고 비논리적인 생각이나 화제 전환이 있는가?

4. 의식 수준: 명료(alert), 과각성(hyperalert)상태, 환경 자극에 예민하게 과잉 반응, 기면상태(lethargic), 혼수상태(coma) 인지 구별

5. 지남력장애: 장소, 시간, 사람

6. 기억력장애: 병원에서 있었던 일을 기억할 수 없음

7. 인지장애: 환각, 착각, 오해

8A. 정신운동적 초조(agitation): 차분하지 못함(restlessness)

8B. 정신운동적 지연: 움직임이 느려짐(sluggishness), 멍하니 허공을 응시함

9. 수면-각성 주기의 변화: 과도한 낮잠과 불면증

CAM 진단 알고리즘

특징 1: 급성 발병 또는 변동 과정

- 정신 상태의 급성 변화

특징 2: 부주의함

- 한 가지에 집중하기 어렵고, 쉽게 산만해짐

특징 3: 비체계적 생각

- 앞뒤가 맞지 않고, 비논리적, 예측할 수 없는 생각

특징 4: 의식수준의 변화

- 과각성(hyperalert), 기면, 혼미, 혼수
  - 만약 특징 1, 2가 나타나고 특징 3이나 4 혹은 3, 4번이 모두 나타나면 섬망으로 진단한다.

(Source: Inouye, S, van Dyck, C., Alessi, C., Balkin, S., Siegal, A., & Horwitz, R. (1990). Clarifyin confusion: the confusion assessment method. Annals of Internal Medicine, 113(12), 941-948

복습 문제

1. 치매, 우울증, 섬망을 각각 어떻게 구별할 수 있는가?

답:

치매, 섬망, 우울의 특징

특징	치매	섬망	우울
발병			
예후			
과정			
주의력			
기억			
인지			
정신운동적 행동			
원인			

출처: Dillon, P. (2007). Health assessment: A critical thinking, case study approach. Philadelphia: F. A. Davis.

특징	치매	섬망
발병		
예후		
과정		
주의력		
기억		
인지		
정신운동적 행동		
원인		

2. 섬망의 다섯 가지 원인을 확인하시오.

답:

3. 섬망을 의학적 응급 상황으로 분류하는 이유는?

답:

4. 섬망을 치료하지 않았을 경우 발생할 수 있는 결과는?

답:

5. 섬망 환자에게 적절한 간호중재는?

답:

섬망과 관련된 근거중심간호 가이드라인

Search Delirium and Dementia

National guidelines clearinghouse

http://www.guideline.gov/browse/browsecondition.aspx

Assesing cognitive function. In: Evidence-based geriatric nusing protocols for best practice. Hartford Institute for Geriatric Nursing-Academic Institution. 2003(revised Jan 2008). 16 pages. NGC:006350

The Joint Commission National Patient Safety Goals Hospital Program. Retrieved from http://www.jointcommision.org/Generalpublic/NPSG/10_npsgs.htm

SBAR Technique for Communication:A situational briefing model published by The Institute for Healthcare Improvement was downloaded on December 19, 2008, from http://www.ihi.org/IHI/Topics/PatientSafety/SafetyGeneral/Tools/SBAR Technique for Communication A Situational Briefing Model.htm

시뮬레이션 시작 전 확인 내용

- 노인 사정
- 정신 상태 사정
- 섬망과 치매 구별

시뮬레이션

환자 배경

김OO, 85세, 우측 대퇴골 골절로 입원

개인정보

- 나이: 85세
- 성별: 여성
- 신장: 152cm
- 몸무게: 50kg

인구학적 정보

- 결혼 상태: 미혼
- 교육 수준: 고등학교 졸업
- 종교: 기독교
- 직업: 없음

현재 건강 상태

우측 대퇴골 골절

배경

- 사회심리적 배경
  - 사회적 지지: 독거 상태
- 과거력: 사정 불가능

입원기록지

이름:	김OO
나이:	85세
성별:	여성
결혼 상태:	미혼
교육 수준:	고등학교 졸업
종교:	기독교
직업:	없음

병원 **처방**		**환자이름: 김OO** **알레르기: 없음**	
진단명: 우측 대퇴 골절; ORIF(개방정복, 내부고정) 상태(Fracture right hip s/p ORIF right hip)			
날짜	**시간**	**의사처방**	**서명**
2013/02/06	17:00	활력징후: q 4 hr	
		식이: 맑은 유동식으로 시작하여 환자가 섭취 가능하면 일반식이 가능	
		활동: 침상안정 유지, 내일 아침 침상 밖으로 이동 가능	
		진단검사: Serum electrolytes, CBC in AM	
		물리치료 의뢰	
		투약: Lovenox 40 mg sq q 12 hr Colace 100 mg po bid Ancef 1 g q 6 hr*4 doses Morphine 4 mg IM q 4 hr prn for pain toprol 50 mg po daily	
		수액요법: 1,000mL 5% D/LR (dextrose in lactated ringer solution) 100cc/hr	
		처치: Remove Foley in AM Pump stockings Oxygen 2 L via NC Incentive spirometry 10 x per hour while awake Chest PT BID	Dr. 박OO

간호기록

85세 여성 김OO 씨는 오른쪽 대퇴 골절로 입원하였다. 퇴행성 관절염, 고혈압으로 Lasix, Toprol 투약 중이며 전신마취하에 ORIF(개방정복, 내부고정) 수술을 시행하였다. 수술 동안 500mL 출혈이 있었고, PACU에서 1unit의 Packed RBC를 수혈받았다. 수술 부위 드레싱 상태는 건조하고 깨끗하고, Hemovac으로 100mL의 혈액 배액이 있으며, 족부맥박이 촉지되었다. 발가락은 촉진 시 따뜻하고 움직임 가능하며, 오른발은 +1 부종 상태였다. 1,000mL 5% D/LR 수액을 시간당 100cc로 좌측 팔에 투여 중이며, 유치도뇨관을 통해 200mL의 깨끗한 정상 소변이 측정되었다. 심전도 검사는 정상이다.

활력징후: BP 134/88mmHg, PR 95회/분, RR 18회/분, BT 36.5℃, SaO_2 94%(비강캐뉼라로 2L/min 산소 투여 중임).

학생 시뮬레이션 준비 과제

1. 섬망 환자 간호를 위해 필요한 물품과 사용목적을 기술하시오.

물품	목적
주입펌프(Infusion pump)	
O_2 cannula	
IV with pump	

2. 섬망 환자 간호를 위한 팀 구성원과 역할을 기술하시오.

팀 구성원	역할
간호사 1	
간호사 2	
내과 의사	

3. 관련 자료 연습문제: 아래 빈칸을 채우시오.

기록에서 도출한 관련자료	그 밖에 다른 출처에서 도출한 관련자료	누락된 자료	누락된 자료의 출처	추후검사가 필요한 자료

4. 사정

환자의 배경과 간호기록을 검토한 후, 환자 현재 상태를 사정할 준비를 한다. 각각의 항목에 따라 사정을 어떻게 할 것이며, 섬망 환자에게 나타날 것으로 예상되는 것은 무엇인지 확인하시오.

과거력

추가 정보를 얻기 위해 환자나 가족에게 해야 할 질문은 무엇인가?

신체검진

- 전반적 외모:
- 피부계:
- 머리, 귀, 눈, 코, 목:
- 호흡기계:
- 심혈관계:
- 근골격계:
- 신경계:
- 생식기계:
- 추가 검진:
- 신장:
- 발달적 검사

환자의 발달 단계를 고려한 간호는 무엇인가?

답:

5. 진단검사

간호계획 수립에 필요한 환자의 섬망 관련 진단검사는 무엇이 있었는가?

Davis's Comprehensive Handbook of Laboratory and Diagnostic Testing with Nursing Implication 4e 또는 다른 진단검사 관련 참고문헌을 이용하여 아래 표를 완성하시오.

진단검사	검사 이유
Serum glucose	
Electrolytes	
BUN & creatinine	
CBC	

6. 처치

섬망 진단을 받은 환자에게 사용하는 약물을 확인하시오.

Deglin et al, Davis's Drug Guide for Nurses 12e 또는 관련된 다른 참고문헌을 이용하여 아래 표를 완성하시오.

약물	용량, 경로, 빈도	적응증	부작용	간호중재
Morphine	4 mg			
Lovenox	40 mg			
Ancef	1 g			
Toprol	50 mg			
Lasix	20 mg			
Colace	100 mg			

7. 간호문제/간호진단

3가지 우선순위 간호문제/진단을 확인하시오.

사정자료	우선순위 문제	중재	기대되는 결과	간호보조인력에게 위임할 수 있는 중재는 어떤 것인가?
1.				
2.				
3.				

참고문헌

American Psychiatric Assecicetuon(2000). Diagnostic and statistical manual of mental disorders (4th ed.). Washington, DC; APA.

Degin, J. H., & Vallerand, A. H. (2010). Davis's drug guide for nurses (12th ed.). Philadelphia: F. A. Davis.

Dillon, P. (2007). Nursing health assessment: A critical thinking and case studies approach (2nd ed.). Philadelphia: F. A. Davis.

Erikson, E.H. (1950). Childhood and society. New York: Norton

Hartford Institute for Geriatric Nursing http://consultgerirn.org/topics/delirium/want_to_know_moreRetrieved 1/ 2/ 08

Inouye, S, van Dyck, C., Alessi, C., Balkin, S., Siegal, A., & Horwitz, R. (1990). Clarifying confusion: The confusion assessment method. Annals of Internal Medicine, 113(12), 941–948

Kuehn, B. (2010). Delirium often not recognized or treated despite serious long-term consequences. JAMA, 304(4), 389–390, 395.

Lagerquist, S. (2006). Davis's NCLEX-RN success. Philadelphia: F. A. Davis.

Neitzel, J., Sendelbach, S., & Larson, A. (2007). Delirium in the orthopedic patient. Orthopedic Nursing, 26(6), 354–363.

Nursing Standard of Practice Protocol: Delirium; Prevention, Early Recognition, and Treatment.

Tullman, D.F, Mion, L.C., Fletcher, K., & Foreman M.D. (2008)

Van Leeuwen, A. M., Poelhuis-Leth, D. J., & Bladh, M. L. (2011). Davis's Comprehensive Handbook of Laboratory and Diagnostic Testing with Nursing Implication (4th ed.). Philadelphia: F. A. Davis.

Waszynski, C. (2007a). The confusion assessment method(CAM). Try this: best practices in Nursing Care to Older Adults, Issue Number 17. Retrieved from http://www.hartfordign.org/publications/trythis/issue13.pdf.

Waszynski, C. (2007b). How to try this: Detecting delirium. AJN, American Journal of Nursing, 107(12), 50–59

외상/응급 간호 Trauma/Emergency Nursing

7

7-1 총상

외상

학습목표

인지적 영역

1. 모든 외상 환자의 평가에 발생하는 초기과정을 기술한다.
2. 저산소혈증과 심박출량 저하의 증상과 징후를 확인한다.
3. 총상 환자에 적절한 중재를 확인한다.
4. 총상의 잠재적 이차적 손상을 기술한다.

정신운동적 영역

1. 총상 환자를 사정한다.
2. 정맥로 확보, 활력징후 측정, 적절한 약물 투여 등 적절한 초기 중재를 시작한다.
3. 흉관삽입 환자를 간호한다.

정서적 영역

1. 총상 환자 간호시 시 수행한 것을 되돌아본다.
2. 시뮬레이션 동안 효과적이었던 요소를 확인한다.
3. 시뮬레이션 동안 개선이 필요한 요소를 확인한다.
4. 시나리오에 대한 전반적인 느낌을 되돌아본다.
5. 팀 구성원으로서 수행하는 것에 관한 느낌을 토의한다.
6. 총상 환자 간호에 대한 자신감을 갖는다.
7. 자기성찰적 평가를 수행한다.

의사소통

1. 총상 환자 간호에서 의료팀과 효과적으로 의사소통한다.
2. 환자 및 가족과 효과적으로 의사소통한다.
3. 의료팀과 의사소통 시 SBAR(situation, back ground, assessment, recommendation) 형식을 사용한다.
4. 의료팀의 일원으로서 협력한다.
5. 사정, 중재, 평가를 정확하고 간결하게 기록한다.
6. 문제해결을 위해 Transparent Thinking(생각나는 대로 의견 말하기)을 수행한다.
7. 업무를 위임할 때는 직접적인 의사소통 방법을 사용한다.
8. 의사소통을 위해 Closed Loop Communication(상대방의 메시지와 상황을 인식했음을 알림)을 사용한다.

안전

환자와 건강관리제공자의 안전을 위해 안전관리중재를 적용하고 유지한다.

1. 신체역학, 발생 가능한 위험, 장비 문제 등에 관해 건강관리제공자, 방문객과 환자에게 안전한 환경을 제공한다.
2. 환자 안전을 목표로 환자확인규정, 건강관리제공자 간의 효과적인 의사소통과 안전한 투약 등에 주의를 기울인다.
3. 손씻기, 감염예방법과 개인보호장비 사용 등 표준주의지침을 지킨다.

리더십과 관리/위임

1. 총상 환자에게 제공되는 처치는 우선순위에 따른다.
2. 합법적이고 윤리적이며 안전하게 간호보조인력에게 위임할 수 있는 업무를 확인한다.
3. 의료진과 협력적으로 사정을 수행한다.
4. 팀 구성원에게 업무를 적절하게 위임한다.

사전학습

정의

외상은 미국에서 44세 이하의 주요 사망원인 중 하나이다(National Trauma Data Bank, 2009 at www.ntdbdatacenter.com).

외상의 유형:

- 자동차 사고(MVA) 41.3%
- 낙상 27.2%
- 총상 5.6%
- 익사 0.1%

병태생리

외상으로 인한 사망:

- First peak: 주요 신경 또는 혈관 손상으로 수분 내 사망. 중재로 살리기 어렵다.
- Second peak (golden hour): 주요 두개 내 혈종, 주요 흉강 또는 복강 내 손상. 황금시간 동안 즉각적인 중재는 생존율을 높일 수 있다.
- Third peak: 외상 후 수일에서 수주 내 발생. 패혈증 또는 다발성 장기손상으로 발생한다.

흉부외상의 합병증:

- 기흉(Pneumothorax): 흉강 내 공기 존재
- 혈흉(Hemothorax): 흉강 내 혈액이 고임
- 흉강 내 압력증가로 폐가 쪼그라들고 심장과 종격동이 손상을 입지 않은 쪽으로 이동한다.

외상의 위험 요인

- 사회적 영향과 개인의 심리사회적 요인으로 폭력의 위험성이 증가하고 있다.

사정

- 일차사정: ABCDE
  - A: 기도(Airway): 경추손상이 의심되면 경부를 안정화한다; 기관내삽관이 필요할 수 있다.
  - B: 호흡(Breathing): 환기가 필요할 수 있다; 산소를 투여한다.
  - C: 순환(Circulation): 출혈이 있는가? 혈압, 맥박, 산소포화도를 측정한다.
  - D: 장애(Disability): 신경혈관계 사정; 의식상태와 동공을 검사한다.
  - E: 손상부위 노출(Expose injury): 의복을 벗기고 환자를 덮어준다. 저체온 예방을 위해 따뜻하게 해준다.
- 이차사정: SAMPLE
- 면담
  - S: 증상(Symptoms)
  - A: 알레르기(Allergies)
  - M: 약물(Medications)
  - P: 기저질환(Preexisting conditions)
  - L: 마지막 식사 시간(Last ate)
  - E: 손상 원인(Events leading up to injury)

주관적 자료

- 갑작스러운, 심한, 날카로운 통증
- 호흡곤란
- 불안, 공포, 불안정, 허약

객관적 자료

- 활력징후, 쇼크의 징후
- 창백 또는 청색증
- 비대칭적인 흉곽 팽창
- 공기가 통하는 것이 보이는 가슴의 상처
- 상처 부위의 염발음(crepitus)
- 경정맥 이완
- 혈흉: 흉강 내 혈액이 고임. 둔상 또는 관통상. 증상과 징후는 출혈량에 따라 다르다.
  - 숨참
  - 호흡음 저하
  - 둔탁음
  - 흉곽팽창 제한. 산소포화도 수치 저하. 다량 출혈은 종격동 변위와 기관 편위를 일으킨다.

진단검사

- 흉부방사선검사(CXR)
- 동맥혈가스검사(ABGs)
- 전혈검사(CBC)
- 혈액형교차시험(Type and Crossmatch)
- 혈액응고검사(PT/PTT/INR)

처치

- 필요시 흉부수술
- 기관내삽관
- 환기
- 흉강천자술(Thoracentesis)
- 진통제 투여
- 수액 또는 혈액 보충

간호관리

즉각적 중재

- 상처부위에 공기-폐쇄드레싱(환자가 호기 시 강하게 하거나 Valsalva's maneuver는 폐내 양압을 형성하여 허탈된 폐를 확장하는 데 도움된다)을 적용한다.
- 흉곽배액 체계를 유지한다.
- 소생술 시 매 15분, 그 후로는 2시간마다 활력징후와 함께 흉관 배액량과 색깔을 확인한다.

- 배액량이 >100mL/hr이면 의사에게 보고한다.
- 흉부배액체계는 흉관 삽입 부위보다 30cm 아래에 위치하여야 한다.
- 흉관삽입 24~48시간 동안 water seal chamber에 기포가 있을 수 있다.
- Water seal chamber에 기포가 계속 있으면 공기누출을 의미한다.
- 약간의 변동(fluctuation)은 정상이며 이는 호흡 때문에 발생한다.
- 흡인 챔버(Suction chamber) 내 기포는 정상이다.
- 흉관이 꼬이지 않았는지 확인한다.
- 파울러체위는 배액을 촉진한다.
- 의도하지 않게 흉관이 분리되면 침상가에서 멸균 공기-폐쇄 드레싱을 해준다. 만약 배액관이 분리되면 배액관 끝을 멸균증류수 또는 생리식염수에 담근다.
- 공기누출을 점검할 때만 배액관을 잠근다; 흉관제거를 위한 준비로 제거하기 전 흉관을 잠가두라는 의사의 처방이 있지 않는 한 흉관을 10초 이상 잠가두지 않는다. 이는 긴장성 기흉을 일으킬 수 있다.
- 흉관을 잡아 당기는 것은 피한다. 잘못하면 폐내 압력에 영향을 미쳐 폐에 손상을 입힐 수 있기 때문이다. 부드럽게 손가락 사이에서 흉관을 꽉 쥐었다 놓아 배액을 촉진한다.
- 공기누출 점검: 흉관 삽입 부위에서 염발음을 촉진한다.
- 흉관을 제거하기 전에 진통제를 투여한다.
- 흉관을 제거하기 전후로 호흡음을 사정한다.
  - 환기를 유지한다.
  - 활력징후를 감시한다.
  - 통증을 조절한다(호흡억제를 주의하면서 약물을 투여한다).
- 감염을 예방한다.
- 어떠한 외상일지라도 쇼크의 가능성이 있다; 출혈이 가장 주된 원인이다.
- 처치:
  - 굵은 바늘로 두 개의 정맥로를 확보한다.
  - 수액을 투여한다.
    - 하트만 전해질 용액
    - 혈액제재
- 활력징후를 감시한다.
- 동맥혈가스를 분석한다.
- 소변량을 감시한다.

평가/결과 기준

- 호흡상태가 안정되고 폐가 재확장된다.
- 쇼크와 출혈이 예방된다.
- 더 이상의 손상이 일어나지 않는다.
- 통증과 불안이 조절된다.
- 더 이상 배액이 없으면 흉관을 제거한다.
- 공기누출이 없다.
- Water seal 내 변동(fluctuation)이 보이지 않는다.

복습 문제

1. 모든 외상 환자에 적용해야 하는 우선순위에 따른 사정 단계는?
   답:

2. 혈흉의 증상과 징후는?
   답:

3. 개방성 흉부 상처가 있고 폐음이 저하된 환자에게 흉부방사선 검사를 확인하기 전에 흉관을 삽입해야 하는 이유는?
   답:

4. 감염이 없는 환자에게 왜 항생제를 투여하는가?
   답:

5. 외상성 손상을 입은 환자에게 가장 중요한 임상병리검사는?
   답:

6. 흉부 총상 시 흔히 관련된 손상은?
   답:

7. 흉관삽입을 준비할 때 밀봉체계를 위해 물을 얼마나 준비해야 하는가? 흡인을 위해선 얼마나 필요한가?
   답:

관련된 근거기반실무 가이드라인

American College of Surgeons (2009). National Trauma Data Bank 2009: Annual report. Retrieved from http://www.facs.org/trauma/ntdb/docpub.html

The Joint Commission National Patient Safety Goals Hospital Program. Retrieved from http://www.jointcommission.org/GeneralPublic/NPSG/10_npsgs.htm

SBAR technique for communication: A situational briefing model. The Institute for Healthcare Improvement. Retrieved December 19, 2008, from http://www.ihi.org/IHI/Topics/PatientSafety/SafetyGeneral/Tools/SBARTechniqueforCommunicationASituationalBriefing Model.htm

시뮬레이션 시작 전 확인 내용

- 외상 간호와 사정
- 흉부외상
- 혈흉(Hemothorax)
- 기흉(Pneumothorax)
- 흉관 간호
- 정맥주사요법
- 투약

시뮬레이션

환자 배경

개인정보

- 연령: 29세
- 성별: 남성
- 신장: 180cm
- 체중: 88kg

인구학적 정보

- 결혼 상태: 알 수 없음
- 교육 수준: 알 수 없음
- 종교: 알 수 없음
- 직업: 알 수 없음

현재 건강 상태

- 좌측 허리에 총상을 입음. 목격자가 식당에서 총소리에 누군가 쓰러지는 것을 목격하고는 119에 신고함

배경

- 심리사회적 배경: 알 수 없음
  - 사회적 지지: 알 수 없음
- 과거력
  - 내과적: 알 수 없음
  - 외과적: 알 수 없음
- 가족력: 알 수 없음

입원기록지

이름:	김OO
연령:	29세
성별:	남성
결혼 상태:	알 수 없음
교육 수준:	알 수 없음
종교:	알 수 없음
직업:	알 수 없음

병원 처방 **환자이름: 김OO**
알레르기: 알 수 없음

진단명: 좌측 허리 총상/좌하엽 혈흉(Gunshot wound left lower back/hemothorax left lower lobe)

날짜	시간	의사처방	서명
2013/6/20	01:15	활력징후: 매 15분마다×4회	
		식이: 금식	
		활동: 침상안정	
		진단검사: STAT CBC, BMP, BUN and creatinine PT/PTT, INR T&S, type and cross 4 units, ABGs	
		Large-bore IV × 2, LR 1 L W/O, LR 1 L at 250/hr, monitor, pulse ox, oxygen NRB or NC PRN	

진단명: 좌측 허리 총상/좌하엽 혈흉(Gunshot wound left lower back/hemothorax left lower lobe) (계속)

날짜	시간	의사처방	서명
		기타: 흉관을 벽흡인장치에 연결 투약: Morphine 4 mg IVP Tetanus toxoid 0.5 mL IM	
		Cefazolin 1g IVPB	
		수액요법: 2 large-bore IVs 1,000 mL LR wide open STAT Followed by 1,000 mL LR to maintain SBP >90	
		산소: 비재호흡 마스크 또는 비강캐뉼라로 산소포화도 95% 유지할 것	
		흉부방사선 검사결가 나올 때까지 응급실에서 관찰	
		방사선검사: 흉부와 복부 방사선 촬영	Dr. 박OO

간호기록

두 발의 총성이 울린 후 29세 남성 환자가 좌측 허리 부위 출혈로 응급구조요원에 의해 내원하였다. 환자의 내과적 질환, 알레르기, 또는 복용약물은 알 수 없었다. 언어 자극에 반응을 보인다. 맥박수 120, 혈압 96/40, 호흡수 24로 측정되었다.

학생 시뮬레이션 준비 과제

1. 총상 환자 간호를 위해 필요한 물품과 사용목적을 기술하시오.

물품	목적
하트만 용액/수액세트	
비재호흡 산소마스크, 비강캐뉼라	
근육주사용 주사기	
흉관과 삽입세트	
Pleurovac	
자가수혈기(Autotransfuser)	

2. 총상 환자 간호를 위한 팀 구성원과 역할을 기술하시오.

팀 구성원	역할
전문 간호사	
간호사 1	
간호사 2	
의사	
간호보조인력	
종교지도자	

3. 관련 자료 연습문제: 아래 빈칸을 채우시오.

기록에서 도출한 관련자료	그 밖에 다른 출처에서 도출한 관련자료	누락된 자료	누락된 자료의 출처	추후검사가 필요한 자료

4. 사정

환자의 배경과 간호기록을 검토한 후, 환자 현재 상태를 사정할 준비를 한다. 각각의 항목에 따라 사정을 어떻게 할 것이며, 총상 환자에게 나타날 것으로 예상되는 것은 무엇인지 확인하시오.

과거력

추가 자료를 얻기 위해 환자 또는 가족에게 해야 할 질문은 무엇인가?

신체검진

- 전반적 외모:
- 피부계:
- 머리, 귀, 눈, 코, 목:
- 호흡기계:
- 심혈관계:
- 유방:
- 복부:
- 신경계:
- 근골격계:
- 생식기계:
- 신요로계:
- 발달적 검사

  환자의 발달 단계를 고려한 간호는 무엇인가?

  답:

5. 진단검사

간호계획이 필요한 환자의 현재 문제와 관련있는 진단검사 결과는 무엇인가?

Van Leeuwen et al, Davis's Comprehensive Handbook of Laboratory and Diagnostic Testing with Nursing Implications (4e) 또는 다른 진단검사 참고문헌을 이용하여 아래 표를 완성하시오.

진단검사	검사 이유
BMP	
BUN과 creatinine	
ABGs	
CBC	
PT, PTT, INR	
UA	
T & S and T & C 4units (수혈을 위한 교차반응검사, 혈액 4단위 준비)	
Flat plate abdomen(복부단순촬영)	
Chest X-ray	

6. 처치

총상 환자를 치료하기 위해 사용하는 약물을 확인하시오.

Deglin et al, Davis's Drug Guide for Nurses(12e) 또는 약물과 관련된 다른 참고문헌을 이용하여 아래 표를 완성하시오.

약물	용량, 경로, 빈도	적응증	부작용	간호중재
Tetanus toxoid	0.5 mL IM			
Morphine	4 mg IV push			
Cefazolin(Ancef)	1 g IVPB			

7. 간호문제/진단

3가지 우선순위 간호문제/진단을 확인하시오.

사정자료	우선순위 문제	중재	기대되는 결과	간호보조인력에게 위임할 수 있는 중재는 어떤 것인가?
1.				
2.				
3.				

참고문헌

American Heart Association. (2006). Heartsaver first aid with CPR and AED. Dallas: APA.

Deglin, J. H., & Vallerand, A. H. (2010). Davis's drug guide for nurses (12th ed.). Philadelphia: F. A. Davis.

Dillon, P. (2007). Nursing health assessment: A critical thinking case studies approach (2nd ed.). Philadelphia: F. A. Davis.

Erikson, E.H. (1950). Childhood and society. New York: Norton.

Lagerquist, S. L. (2006). Davis's NCLEX-RN for success (2nd ed.). Philadelphia: F. A. Davis.

Ouimet Perrin, K. (2009). Understanding the essentials of critical care nursing. Upper Saddle River, NJ: Pearson Prentice Hall.

Van Leeuwen, A. M., Poelhuis-Leth, D. J., & Bladh, M. L. (2011). Davis's comprehensive handbook of laboratory and diagnostic tests with nursing implications. (4th ed.). Philadelphia: F. A. Davis.

7-2 뇌졸중

응급실, 성인간호

학습목표

인지적 영역

1. 뇌혈관 허혈의 증상과 징후를 기술한다.
2. 뇌혈관 허혈의 증상과 징후를 뇌경색의 병태생리와 관련 짓는다.
3. 환자의 건강력에서 뇌졸중의 위험 요인을 확인한다.
4. 환자의 현재상태에서 뇌경색의 위험 요인을 확인한다.
5. 뇌조직관류가 변화된 환자에 적절한 중재를 확인한다.
6. 급성 뇌졸중 환자에 대한 반응에서 팀 구성원의 역할을 구별한다.

정신운동적 영역

1. 뇌조직관류가 변화된 환자에게 적절한 사정을 수행한다.
2. 뇌졸중의 응급 환자에 대한 초기 반응으로 적절한 중재를 시작한다.
3. 뇌조직관류가 변화된 환자를 돌보는 데 의료팀 구성원의 일원으로써 협력하여 수행한다.
4. 약물사용력을 확인하고 약물 용량을 정확히 계산한다.
5. 근거 있는 침상 선별도구를 이용하여 연하장애 사정을 수행한다.

정서적 영역

1. 급성 뇌졸중 증상이 있는 환자 간호 시 수행한 것을 되돌아본다.
2. 급성 신경학적 변화가 있는 환자 간호에 대한 전반적인 느낌을 되돌아본다.
4. 급성 뇌졸중 환자 간호 시뮬레이션 동안 효과적이었던 요소를 확인한다.
5. 급성 뇌졸중 환자 간호 시뮬레이션 동안 개선이 필요한 요소를 확인한다.
6. 뇌조직 관류가 변화된 환자 간호에 대한 자신감을 갖는다.

의사소통

1. 뇌조직 관류가 변화된 환자 간호에서 의료팀과 효과적으로 의사소통한다.
2. 급성 뇌졸중 환자 및 가족과 효과적으로 의사소통한다.
3. 의료팀과 의사소통 시 SBAR(situation, back ground, assessment, recommendation) 형식을 사용한다.
4. 문제해결을 위해 Transparent Thinking(생각나는 대로 의견 말하기)을 수행한다.
5. 업무를 위임할 때는 직접적인 의사소통 방법을 사용한다.
6. 의사소통을 위해 Closed Loop Communication(상대방의 메시지와 상황을 인식했음을 알림)을 사용한다.

안전

환자와 건강관리제공자의 안전을 위해 안전관리중재를 적용하고 유지한다.

1. 신체역학, 발생 가능한 위험, 장비 문제 등에 관해 건강관리제공자, 방문객과 환자에게 안전한 환경을 제공한다.
2. 환자 안전을 목표로 환자확인규정, 건강관리제공자 간의 효과적인 의사소통과 안전한 투약 등에 주의를 기울인다.
3. 손씻기, 감염예방법과 개인보호장비 사용 등 표준주의지침을 지킨다.

리더십과 관리/위임

1. 뇌조직관류가 변화된 환자 간호에서 합법적이고 윤리적이며 안전하게 간호보조인력에게 위임할 수 있는 업무를 확인한다.
2. 급성 뇌졸중 응급환자 간호 요구를 확인하고 우선순위를 정한다.
3. 급성 뇌졸중의 진단적 검사와 관련하여 필요한 교육을 논의한다.
4. 언어가 다른 환자의 문화적 의사소통 요구를 기술한다.
5. 뇌졸중 환자의 초기 평가에서 간호의 우선순위를 확인한다.
6. FDA 승인이 안되어 있는 처치를 하는 데 있어 법적·윤리적 고려사항을 확인한다.
7. 응급 뇌졸중 환자에 대한 체계를 갖추지 않은 병원에서의 환자 간호에 대한 장애점을 논의한다.

사전학습

정의

두 가지 주제를 논의한다: 일과성 허혈발작(Transient ischemic attack, TIA)과 뇌졸중.

- 일과성 허혈발작(TIA)은 일시적으로 완전히 또는 부분적으로 국소적인 뇌혈류가 막힌 상태를 의미하며 허약과 저림에서 시력 상실까지 다양한 증상이 20~30분 동안 나타난다; 뇌졸중의 중요한 전조증상이다.
- 뇌졸중(Stroke, cerebral vascular accident 또는 brain attack): 뇌의 혈액공급 차단으로 신경학적 변화가 발생한다. 두 가지 유형:
  - 허혈성 뇌졸중(Ischemic stroke): 혈전 또는 색전으로 인한 뇌졸중, 출혈성보다 많다.
  - 출혈성 뇌졸중(Hemorrhagic stroke): 뇌혈관 파열로 인한 뇌출혈, 50세 이후 가장 흔하다.

병태생리

- 뇌혈류의 감소 또는 장애는 신경충동에 장애를 일으켜 신체 한쪽의 수의적 움직임이 저하 또는 소실된다. 후에 자율반사 활동으로 근육의 강직과 경직이 발생한다.

위험 요인

- 고혈압
- 이전의 일과성 허혈발작 경험
- 심혈관장애
- 경구피임약
- 정서적 스트레스
- 가족력
- 고령
- 당뇨병
- 흡연

사정

주관적 자료

- 허약
- 구음장애
- 연하장애
- 오심/구토
- 일과성 허혈발작의 과거력

객관적 자료

- 활력징후: 혈전이 있으면 혈압상승; 출혈 시 맥압 넓어짐; 체온상승; 맥박수 정상 또는 서맥; 호흡: 빈호흡, 양상의 변화, 깊고 울리는 양상
- 신경학적 증상은 유형과 손상 부위에 따라 다양하다: 의식 변화; 비대칭적인 동공 크기; 안검하수; 편마비; 감각과 반사 저하; 실어증; 중심성과 말초성 마비

진단검사

- 뇌컴퓨터전산촬영(CT scan): 뇌출혈이 아니면 음성, 이는 허혈성 뇌졸중을 의미한다.

처치

- 약물
- 환기
- 정맥을 통한 수액

내과적 간호관리

목표: 뇌의 무산소증 감소

- 환자의 기도:
  - 처방에 따른 산소투여
  - 필요시 흡인
  - 체위변경, 기침과 심호흡
- 활동:
  - 침상안정, 허용범위 내 점차적인 진행
- 체위: 환기의 최대화
  - 베개로 지지
  - 처방에 따라 핸드롤, 팔걸이 등 이용

목표: 뇌관류를 증진하고 기능 유지

- 활력징후
- 약물:
  - 허혈성 뇌졸중: 발작 3시간 이내 혈전용해제, 수축기혈압이 >185 또는 이완기혈압이 >105인 경우 항고혈압제, 뇌압하강을 위해 만니톨(mannitol), 심인성 색전의 위험이 있으면 헤파린(heparin), 혈전형성을 감소하기 위한 항혈소판제제
  - 출혈성 뇌졸중: 수축기혈압이 >160이면 항고혈압제, 혈전용해제 사용 절대 금지, 뇌압하강을 위해 만니톨(mannitol)
- 수액
- ROM 운동
- 피부간호

목표: 정서적 이완 제공

- 슬픔 반응을 확인한다.
- 감정을 표현하도록 격려한다.

목표: 환자 안전

- 감각 결손을 확인한다.
- 침대난간과 보조기구를 사용한다.
- 이동 시 안전

목표: 건강 교육

- 운동
- 식이
- 허용범위 내에서 자가간호
- 보조기 사용

평가/결과 기준

- 합병증 없음
- 기능적 독립
- 신체기능 조절 회복

복습 문제

1. 뇌졸중의 두 가지 유형을 기술하시오.
   답:

2. 저혈당을 확인하기 위한 적절한 방법은?
   A. 소변검사
   B. 혈액검사
   답:

3. 조영제 사용 없이 컴퓨터단층촬영 검사결과 확인이 가능한 것은?
   A. 혈관
   B. 경동맥
   C. 두개내출혈
   D. 뇌혈류
   답:

4. 뇌졸중의 증상에서 제외되는 것은?
   A. 허약/얼굴, 팔, 다리의 저림
   B. 심한 두통
   C. 복부불편감
   D. 언어장애
   답:

5. 증상발현 3시간 이내 투여 시 허혈성 뇌졸중을 치료할 수 있는 약물은?
   A. Heparin
   B. Integrillin
   C. Activase
   D. Plavix
   답:

관련된 근거기반실무 가이드라인

ACLS Training Center. ACLS Suspected Stroke Algorithm. Available at: http://www.acls.net/acls-suspected-stroke-algorithm.htm

Summers, D., Leonard, A., Wentworth, D., Saver, J., Simpson, J., Spilker, J., et al. (2009, May). Stroke. Comprehensive overview of nursing and interdisciplinary care of the acute ischemic stroke patient. A scientific statement from the American Heart Association. doi:10.1161/ STROKEAHA.109.192362. Retrieved from http://stroke.ahajournals.org/cgi/reprint/STROKEAHA.109.192362

Pugh, S., Mathiesen, C., Meighan, M., Summers D. (2007). Guide to the care of the patient with ischemic stroke. AANN reference series for clinical practice (2nd ed.). Retrieved from http://stroke. ahajournals.org/cgi/reprint/STROKEAHA.109.192362

Update to the AHA/ASA recommendations for the prevention of stroke in patients with stroke and transient ischemic attack (2008). Retrieved Jan 2011 from:http://stroke.ahajournals.org/cgi/content/full/39/5/1647Guidelines for the early management of adults with ischemic stroke. (2007). Retrieved Jan 2011 from http://stroke.ahajournals.org/cgi/content/full/38/5/1655

The Joint Commission National Patient Safety Goals Hospital Program. Retrieved from http://www.jointcommission.org/GeneralPublic/NPSG/10_npsgs.htm

SBAR Technique for Communication: A situational briefing model. The Institute for Healthcare Improvement. Retrieved December 19, 2008, from http://www.ihi.org/IHI/Topics/PatientSafety/SafetyGeneral/Tools/SBARTechniqueforCommunicationASituationalBriefingModel.htm

시뮬레이션 시작 전 확인 내용

- 신경학적 사정
  - NIH 뇌졸중 사정도구(http://www.ninds.nih.gov/doctors/NIH_Stroke_Scale.pdf에서 확인)
  - 침상 연하장애 선별검사
  - 안면신경 마비(Bell's palsy) 사정
- 신경계 환자를 위한 수액과 전해질
- 산소화
- 약리
- 뇌혈류 자동조절
- 뇌의 생리

추가적으로 제안하는 참고자료

Mathiesen, C., Tavianini H., Palladino K. (2006). Best practices in stroke rapid response: A case study. Medical-surgical nursing, 15(6), 364-369.

시뮬레이션

환자 배경

개인정보

- 연령: 24세
- 성별: 여성
- 신장: 158cm
- 체중: 86kg

인구학적 정보

- 결혼 상태: 미혼
- 교육 수준: 고등학교 졸업
- 종교: 가톨릭
- 직업: 상점 점원

현재 건강 상태

- 24세 된 여자로 오전 10시경부터 갑자기 오른쪽 얼굴이 쳐지면서 오른쪽에 힘이 없고 언어장애가 발생함

배경

- 사회심리적 배경: 미혼, 우울증 있음
  - 사회적 지지: 가족과 떨어져 친척과 살고 있다.
- 과거력:
  - 내과적: 편두통, 고혈압, 불규칙적인 맥박, 비만, 천식, 만성적 요통, 흡연력(13세부터 하루 1갑)
  - 외과적: 수술경험 없음
- 가족력
  - 어머니가 45세에 뇌동맥류로 사망
  - 아버지는 당뇨, 고혈압, 두번의 심장발작 경험
  - 4명의 자매: 큰 언니가 심질환으로 사망, 둘째 언니는 당뇨, 큰 오빠는 천식, 둘째 오빠는 고혈압과 갑상선 문제가 있음

입원기록지

이름:	김OO
연령:	24세
성별:	여성
결혼 상태:	미혼
교육 수준:	고등학교 졸업
종교:	가톨릭
직업:	상점 점원

병원
처방

환자이름: 김OO
알레르기: 조개, 설파계 항생제

진단명: R/O 급성 뇌졸중(acute stroke)

날짜	시간	의사처방	서명
		활력징후: 15분마다	
		식이: 연하장애 사정까지 금식유지	
		활동: 침상안정	
		수액요법: 0.9 NSS at 125 cc/hr	
		Start 2 lines	

진단명: R/O 급성 뇌졸중(acute stroke) (계속)

날짜	시간	의사처방	서명
		투약: Activase 0.9 mg/kg. Give 10% bolus over 1–2 min Hang remaining 90 % amount over 1 hr Total dose should not exceed 90 mg Labetalol 10–20 mg IV q 10 min if SBP >185 mm Hg or DBP >105 mm Hg Cardene 25 mg/250 NSS titrate to keep SBP <180 mm Hg prn Hold heparin for 24 hr following t-PA infusion	
		진단검사: Noncontrast CT head r/o bleed stat CBC, Chem 7, MI profile, coagulation profile If on Coumadin, send T&S Urine HCG	
		처치	
		2시간 동안 15분 간격, 6시간 동안 30분 간격, 16시간 동안 매시간 활력징후와 신경학적 검사 결과 기록	
		입원 시 또는 상태악화 시 NIH 뇌졸중 도구 사정	
		출혈 주의: 천자 부위 출혈 또는 혈종 확인. 출혈 부위에 압박 적용할 것. 혈전용해제 투여 중 또는 투여 후 12시간 동안 동맥 내 천자, 근육주사, 중심정맥관 삽입 금지	
		혈전용해제 시작 전에 유치도뇨관 삽입	
		다음의 상황인 경우 의사에게 연락할 것: 수축기혈압 >185 또는 <110 이완기혈압 >105 또는 <60 맥박수 <50 호흡수 >24 또는 <10 신경학적 상태 저하 또는 뇌졸중 증상 악화 시 알레르기 반응 또는 아나필락시스 징후 감시	
		당뇨 또는 혈당 >120인 경우, 6시간마다 간이혈당검사를 시행할 것; 혈당이 >150이면 인슐린 프로토콜을 따를 것	
		의뢰: 중환자의학팀: 내과적 관리 재활의학팀: 물리치료, 작업치료, 언어치료 금연	

진단명: R/O 급성 뇌졸중(Rule out acute stroke) (계속)

날짜	시간	의사처방	서명
		기타 처방: 경동맥 초음파 두경부 CT 혈관조영술 뇌혈관 조영술 심장초음파 뇌 MRI/MRA 뇌졸중 교육 제공	Dr. 박OO

간호기록

환자는 응급구조대에 의해 이송되었다. 24세 여성 환자로 갑자기 오른쪽 얼굴이 처지고 우측 약화, 언어장애가 있다고 한다. 혈압상승, 빈호흡, 산소포화도 90%이다.

초진 간호사에서 담당 간호사로 이동: 24세 여자로 뇌졸중 증상을 보였다: 발현 <3시간. 혈압 174/92, 맥박수 98, 호흡수 24, 산소포화도 90% 왼쪽 전주와 부위에 18G로 정맥로 확보하여 생리식염수 주입 중이다. 신경계: 우측 약화와 언어장애를 보였고 ACLS 가이드라인을 이용하여 검사 시작한다.

학생 시뮬레이션 준비 과제

1. 급성 허혈성 뇌졸중 환자 간호를 위해 필요한 물품과 사용목적을 기술하시오.

물품	목적
뇌졸중의 ACLS 알고리듬	
TPA 체크리스트	
NIH 뇌졸중 사정도구	
정맥주사를 위한 물품	
연하장애 사정	

2. 급성 허혈성 뇌졸중 환자 간호를 위한 팀 구성원과 역할을 기술하시오.

팀 구성원	역할
분류 간호사(triage nurse)	
담당 간호사	
약사	
간호보조인력	
의사	

3. 관련 자료 연습문제: 아래 빈칸을 채우시오.

기록에서 도출한 관련자료	그 밖에 다른 출처에서 도출한 관련자료	누락된 자료	누락된 자료의 출처	추후검사가 필요한 자료

4. 사정

환자의 배경과 간호기록을 검토한 후, 환자 현재 상태를 사정할 준비를 한다. 각각의 항목에 따라 사정을 어떻게 할 것이며, 뇌조직 관류가 변화된 환자에게 나타날 것으로 예상되는 것은 무엇인지 확인하시오.

과거력

추가 자료를 얻기 위해 환자 또는 가족에게 해야 할 질문은 무엇인가?

신체검진

- 전반적 외모:
- 피부계:
- 머리, 귀, 눈, 코, 목:
- 호흡기계:
- 심혈관계:
- 유방:
- 복부
- 신경계:
- 근골격계:
- 생식기계:
- 신요로계:
- 발달적 검사

  환자의 발달 단계를 고려한 간호는 무엇인가?

  답:

5. 진단검사

간호계획이 필요한 환자의 현재 문제와 관련있는 진단검사 결과는 무엇인가?

Van Leeuwen et al, Davis's Comprehensive Handbook of Laboratory and Diagnostic Testing with Nursing Implications (4e) 또는 다른 진단검사 참고문헌을 이용하여 아래 표를 완성하시오.

진단검사	검사 이유
CBC	
Blood chemistry	
Coagulation profile	
MI profile	
Pregnancy test	

6. 처치

뇌졸중 환자 치료에 사용하는 약물을 확인하시오.

Deglin et al, Davis's Drug Guide for Nurses(12e) 또는 약물과 관련된 다른 참고문헌을 이용하여 아래 표를 완성하시오.

약물	용량, 경로, 빈도	적응증	부작용	간호중재
Activase	0.9 mg/kg			
Labetalol	10~20 mg			
Cardene	5 mg/hr may titrate to 15 mg			

7. 간호문제/간호진단

3가지 우선순위 간호문제/진단을 확인하시오.

사정자료	우선순위 문제	중재	기대되는 결과	간호보조인력에게 위임할 수 있는 중재는 어떤 것인가?
1.				
2.				
3.				

참고문헌

Adams, H., Adams, R., Del Zoppo, G., & Goldstein, L. (2005). ASA scientific statement: Guidelines for the early management of patients with ischemic stroke. Stroke, 36, 916-923.

Albers, G. W., Amarenco, P., Easton, J. D., Sacco, R. L., & Teal, P. (2004, September). Antithrombotic and thrombolytic therapy for ischemic stroke: The seventh ACCP conference on antithrombotic and thrombolytic therapy. Chest, 126(3 suppl), 483S-512S.

Alberts, M., Hademenos, G., Latchaw, R., Jagoda, A., Marler J., Mayberg, M., et al. (2000). Recommendations for the establishment of primary stroke centers. JAMA, 283, 3102-3109.

Comprehensive overview of nursing and interdisciplinary care of the acute ischemic stroke patient: a scientific statement from the American Heart Association. Summers, D., Leonard, A., Wentworth, D., Saver, J. L., Simpson, J., Spilker, J. A., Hock, N., Miller, E., Mitchell, P. H. (2009). American Heart Association Council on Cardiovascular Nursing and the Stroke Council. Stroke, 40(8), 2911-44. Epub 2009 May 28.

Deglin, J. H., & Vallerand, A. H. (2010). Davis's drug guide for nurses (12th ed.). Philadelphia: F. A. Davis.

Dillon, P. (2007). Nursing health assessment: A critical thinking and case studies approach (2nd ed.). Philadelphia: F. A. Davis.

Erikson, E.H. (1950). Childhood and society. New York: Norton.

Goldstein, L. B., & Simel, D. L. (2005). Is this patient having a stroke? JAMA, 293(19), 2391?2402.

Institute for Clinical Systems Improvement (ICSI). (2005, February). Diagnosis and initial treatment of ischemic stroke. Bloomington, MN: ICSI.

Lagerquist, S. L. (2006). Davis's NCLEX-RN for success. Philadelphia: F. A. Davis.

Marler, J., Jones, P., & Emr, M. (1997). Rapid identification and treatment of acute stroke. Proceedings of a National Symposium of Neurological Institutes of Health. Bethesda, MD: National Institute of Neurological Disorders and Stroke, National Institutes of Health.

Mathiesen, C., Tavianini, H., & Palladino, K. (2006). Best practices in stroke rapid response: A case study. Medical-surgical nursing, 15(6), 364-369.

McDaniel, J. (2003). Code gray case studies. Critical Care Nurse Quarterly, 26(4), 303-315.

Miller, J., & Elmore, S. (2005). Call a stroke code! Nursing, 35(3), 58-63.

Nolan S., Naylor G., & Burn, M. (2003). Code gray: An organized approach to inpatient stroke. Critical Care Nurse Quarterly, 26(4), 296-302.

Pugh, S., Mathiesen, C., Meighan, M., & Summers, D. (2007). Guide to the care of the patient with ischemic stroke. AANN reference series for clinical practice (2nd ed.). Available at: www.aann.org/pubs/guidelines.html.

Repasky, T. M., & Pfeil, C. (2005). Experienced critical care nurse. Led rapid response teams rescue patients on in-patient units. Journal of Emergency nursing, 31, 376-379.

Van Leeuwen, A. M., Poelhuis-Leth, D. J., & Bladh, M. L. (2011). Davis's comprehensive handbook of laboratory and diagnostic tests with nursing implications. (4th ed.). Philadelphia: F. A. Davis.

7-3 성인 천식

응급 간호/급성 간호

학습목표

인지적 영역

1. 중등도와 중증 호흡곤란의 증상과 징후를 기술한다.
2. 천식발작 환자에 적절한 중재를 확인한다.
3. 천식(염증과 협착)의 생리적 과정을 기술한다.
4. 동료간호사에게 SBAR형식을 이용하여 간결하면서 완전한 보고를 한다.

정신운동적 영역

1. 호흡곤란 환자에게 적절한 사정을 수행한다.
2. 정맥주사요법 시작, 활력징후 측정, 적절한 약물투여 등 적절한 중재를 시작한다.
3. 분무약물이 요구되는 환자를 간호한다.
4. 환자에게 최대유량계 사용 기술을 시범보이고 교육한다.

정서적 영역

1. 급성 호흡곤란/천식발작 환자 간호에서의 수행한 것을 되돌아본다.
2. 시뮬레이션 동안 효과적이었던 요소를 확인한다.
3. 시뮬레이션 동안 개선이 필요한 요소를 확인한다.
4. 시나리오에 대한 전반적인 느낌을 되돌아본다.
5. 팀 구성원으로서 수행하는 것에 관한 느낌을 토의한다.
6. 호흡곤란 환자 간호에 대한 자신감을 갖는다.
7. 자기성찰적 평가를 수행한다.

의사소통

1. 급성 호흡곤란/천식발작 환자 간호에서 의료팀과 효과적으로 의사소통한다.
2. 환자 및 가족과 효과적으로 의사소통한다.
3. 의료팀과 의사소통 시 SBAR(situation, back ground, assessment, recommendation) 형식을 사용한다.
4. 의료팀의 일원으로서 협력한다.
5. 사정, 중재, 평가를 정확하고 간결하게 기록한다.
6. 문제해결을 위해 Transparent Thinking(생각나는 대로 의견 말하기)을 수행한다.
7. 업무를 위임할 때는 직접적인 의사소통 방법을 사용한다.
8. 의사소통을 위해 Closed Loop Communication(상대방의 메시지와 상황을 인식했음을 알림)을 사용한다.

안전

환자와 건강관리제공자의 안전을 위해 안전관리중재를 적용하고 유지한다.

1. 신체역학, 발생 가능한 위험, 장비 문제 등에 관해 건강관리제공자, 방문객과 환자에게 안전한 환경을 제공한다.
2. 환자 안전을 목표로 환자확인규정, 건강관리제공자 간의 효과적인 의사소통과 안전한 투약 등에 주의를 기울인다.
3. 손씻기, 감염예방법과 개인보호장비 사용 등 표준주의지침을 지킨다.

리더십과 관리/위임

1. 급성호흡곤란/천식발작 환자 간호에서 합법적이고 윤리적이며 안전하게 간호보조인력에게 위임할 수 있는 업무를 확인한다.
2. 급성호흡곤란/천식발작 환자 환자 간호 요구를 확인하고 우선순위를 정한다.

사전학습

정의

천식은 복합성 염증 과정으로 인한 기도 조직의 손상으로 다양한 자극에 대한 과민반응과 기도의 염증이 특징이다. Reactive airway disease(RAD)라고도 한다. 유발인자에는 알레르기원, 추위, 먼지, 연기, 운동, 약물(예: 아스피린), 음식첨가물 등이 있다.

천식 지속 상태(Status asthmaticus)는 생명을 위협하는 천식발작으로써 일반적 처치에는 반응을 하지 않는 내과적 응급 상황이다.

천식의 유형:

- 면역성 또는 알레르기성 천식
- 아토피성(과민성 상태는 유전적 영향이 있을 수 있다): 보통 면역글로불린 E가 상승되어 있다.
- 비면역성 또는 비알레르기성 천식: 호흡기계의 반복적 염증: 보통 35세 이상
- 면역성과 비면역성의 혼합형: 나이, 알레르기원, 특정 자극과 관계없이 발생한다.

병태생리

- 유발인자로 인해 히스타민과 같은 염증성 매개물질이 방출되어 평활근 수축, 미세혈관 누출, 점액 전색, 부종, 만성적 염증으로 기도가 폐색된다.

위험 요인

- 계절 또는 환경 알레르기의 과거력
- 호흡기 감염의 재발

사정

주관적 자료

- 상기도감염 과거력, 천식 가족력
- 가슴조임, 호흡곤란
- 불안, 안절부절못함

객관적 자료

- 최대 유량계 수치 저하
- 호흡수 증가
- 호기성 천명음
- 과공명음
- 퇴축
- 부속근 사용
- 빈맥, 빈호흡
- 지속적인 잦은 마른 기침
- 전신적 모습: 창백, 청색증, 발한, 술통형 흉곽, 경정맥 이완, 기좌호흡
- 진한 가래

진단검사

- 강제폐활량(Forced vital capacity, FVC) 감소
- 1초 강제호기량(Forced expiratory volume, FEV_1) 감소
- 최대 호기유속(Peak expiratory flow rate) 감소
- 잔기량(Residual volume) 증가

처치

- 산소화와 환기
- 구조 및 유지약물
- 항생제

내과적 간호관리

목표: 폐환기 증진

- 체위: 고파울러 체위
- 처방에 따른 약물 투여:
  - 구조약물: 스테로이드제(medrol, pred-nisone), 베타차단제(albuterol, metaproterenol)
  - 유지약물: NSAIDs; steroids; 류코트린 억제제(leukotriene inhibitor)/ 수용체 길항제(receptor antagonists); theophylline; 베타작용제(beta agonist); 비만세포안정제(mast cell stabilizers)
- 항생제
- 산소
- 호흡곤란에 대한 감시
- 안정

목표: 객담 배출 촉진

- 가습
- 수액
- 탈수 감시
- 호흡치료

목표: 건강 교육

- 유발인자 확인
- 최대 유량계의 중요성
- 질병관리
- 약물

평가/결과 기준

- 합병증 없음
- 발작 빈도 감소
- 처방에 따른 약물 복용
- 감염 예방
- 폐기능검사 결과의 정상적 수준

복습 문제

1. 천식발작은 주로 자극에 의해 유발된다. 유발인자를 3가지 이상 기술하시오.
   답:

2. 천식발작에는 스테로이드제를 사용한다. 스테로이드 투여의 근거는?
   답:

3. 스테로이드 사용의 부작용을 3가지 이상 기술하시오.
   답:

4. 천식 지속 상태(status asthmaticus)와 천식발작(asthma attack)을 구별하시오.
   답:

5. 천식 환자가 류코트린 억제제인 싱귤레어(Singulair)를 복용 중이다. 류코트린 억제제의 약리적 작용은?
   답:

관련된 근거중심간호 가이드라인

National Heart Lung and Blood Institute Expert Panel Report 3 (EPR3): Guidelines for the Diagnosis and Management of Asthma Available at: http://www.nhlbi.nih.gov/guidelines/asthma/asthgdln.htm

National Guideline Clearinghouse Clinical practice guideline for management of asthma in children and adults. Available at: http://www.guideline.gov/content.aspx?id?15706&search?asthma

The Joint Commission National Patient Safety Goals Hospital Program. Retrieved from http://www.jointcommission.org/GeneralPublic/NPSG/10_npsgs.htm

SBAR technique for communication: A situational briefing model.The Institute for Healthcare Improvement. Retrieved December 19, 2008, from http://www.ihi.org/IHI/ Topics/PatientSafety/SafetyGeneral/Tools/SBARTechnique forCommunicationASituationalBriefingModel.htm

시뮬레이션 시작 전 확인 내용

- 호흡기 사정
- 투약, 정맥주사, 분무요법

시뮬레이션

환자 배경

개인정보

- 나이: 37세
- 성별: 여성
- 신장: 168cm
- 체중: 59kg

인구학적 정보

- 결혼 상태: 기혼
- 교육 수준: 전문대학 졸업
- 종교: 가톨릭
- 직업: 상점 직원

현재 건강 상태

- 2일간 숨이 차다가 오늘 갑자기 심해지고 가지고 있는 흡입기가 효과가 없어 내원함

입원기록지	
이름:	김OO
나이:	37세
성별:	여성
결혼 상태:	기혼
교육 수준:	전문대학 졸업
종교:	가톨릭
직업:	상점 직원

병원	환자 이름: 김OO
처방	알레르기: 없음

진단: 호흡곤란/천식발작(Respiratory distress/asthma exacerbation)

날짜	시간	처방	서명
2013/6/20	20:00	활력징후: 4시간마다	
		식이: 금식	
		활동: 침상안정	
		진단검사: Urine HCG	
		투여: Albuterol 5 mg neb×3 Atrovent 0.5 mg neb×1 (power source O2) Solumedrol 125 mg IV×1	
		수액요법: NSS KVO	
		산소: 비재호흡마스크 또는 비강캐뉼라로 산소포화도 95% 유지	
		방사선검사: 흉부 x-ray	Dr. 박OO

간호기록

기록 없음. 응급실간호사는 환자를 처음 보는 중임

학생 시뮬레이션 준비 과제

1. 천식 환자 간호를 위해 필요한 물품과 사용목적을 기술하시오.

물품	목적
생리식염수액/수액세트	
비재호흡마스크, 비강캐뉼라, 분무기	
모니터	

2. 천식 환자 간호를 위한 팀 구성원과 역할을 기술하시오.

팀 구성원	역할
간호사 1	
간호사 2	
의사	

3. 관련 자료 연습문제: 아래 빈칸을 채우시오.

기록에서 도출한 관련자료	그 밖에 다른 출처에서 도출한 관련자료	누락된 자료	누락된 자료의 출처	추후검사가 필요한 자료

4. 사정

환자의 배경과 간호기록을 검토한 후, 환자 현재 상태를 사정할 준비를 한다. 각각의 항목에 따라 사정을 어떻게 할 것이며, 천식 환자에게 나타날 것으로 예상되는 것은 무엇인지 확인하시오.

과거력

추가 자료를 얻기 위해 환자 또는 가족에게 해야 할 질문은 무엇인가?

신체검진

- 전반적 외모:
- 피부계:
- 머리, 귀, 눈, 코, 목:
- 호흡기계:
- 심혈관계:
- 유방:
- 복부
- 신경계:
- 근골격계:
- 생식기계:
- 신요로계:
- 발달적 검사

환자의 발달 단계를 고려한 간호는 무엇인가?

답:

5. 진단검사

간호계획이 필요한 환자의 현재 문제와 관련있는 진단검사 결과는 무엇인가?

Van Leeuwen et al, Davis's Comprehensive Handbook of Laboratory and Diagnostic Testing with Nursing Implications (4e) 또는 다른 진단검사 참고문헌을 이용하여 아래 표를 작성하시오.

진단검사	검사 이유
BMP	
BUN and creatinine	
Urine HCG	
CXR	

6. 처치

천식 환자 치료에 사용하는 약물을 확인하시오.

Deglin et al, Davis's Drug Guide for Nurses (12e) 또는 약물과 관련된 다른 참고문헌을 이용하여 아래 표를 완성하시오.

약물	용량, 경로, 빈도	적응증	부작용	간호중재
Albuterol	5 mg nebulized			
Atrovent	0.5 mg nebulized			
Solumedrol	125 mg IVP			

7. 간호문제/진단

3가지 우선순위 간호문제/진단을 확인하시오.

사정자료	우선순위 문제	중재	기대되는 결과	간호보조인력에게 위임할 수 있는 중재는 어떤 것인가?
1.				
2.				

사정자료	우선순위 문제	중재	기대되는 결과	간호보조인력에게 위임할 수 있는 중재는 어떤 것인가?
3.				

참고문헌

American Heart Association. (2010). Heartsaver first aid with CPR and AED. Dallas: AHA.

Deglin, J. H., & Vallerand, A. H. (2010). Davis's drug guide for nurses (12th ed.). Philadelphia: F. A. Davis.

Dillon, P. (2007). Nursing health assessment, a critical thinking case studies approach (2nd ed.). Philadelphia: F. A. Davis.

Erikson, E.H. (1950). Childhood and society. New York: Norton.

Lagerquist, S. L. (2006). Davis's NCLEX-RN for success (2nd ed.). Philadelphia: F. A. Davis.

Van Leeuwen, A. M., Poelhuis-Leth, D. J., & Bladh, M. L. (2011). Davis's comprehensive handbook of laboratory and diagnostic tests with nursing implications. (4th ed.). Philadelphia: F. A. Davis.

중환자 간호 Critical Care Nursing 8

8-1 쇼크

중환자 간호

학습목표

인지적 영역

1. 쇼크 환자를 확인한다.
2. 쇼크의 병태생리를 기술한다.
3. 쇼크의 유형을 구별한다.
4. 쇼크 환자를 위한 적절한 중재를 기술한다.

정신운동적 영역

1. 쇼크 환자에 대한 사정을 수행한다.
2. 쇼크 환자를 위한 적절한 중재를 시행한다.
3. 정맥요법을 시작하고, 유지한다.
4. 수혈을 적용한다.
5. 비위관 삽입을 수행한다.
6. 위세척을 수행한다.
7. 주사용 항생제를 투여한다.

정서적 영역

1. 쇼크 진단을 받은 환자 간호 시 수행한 것을 되돌아본다.
2. 시뮬레이션 동안 효과적이었던 요소를 확인한다.
3. 시뮬레이션 동안 개선이 필요한 요소를 확인한다.
4. 시뮬레이션에 대한 전반적인 느낌을 되돌아본다.
5. 팀 구성원으로서 수행하는 것에 관한 느낌을 토의한다.
6. 쇼크 진단을 받은 환자 간호에 대한 자신감을 갖는다.
7. 자기성찰적 평가를 수행한다.

의사소통

1. 쇼크 진단을 받은 환자 간호 시 의료팀과 효과적으로 의사소통한다.
2. 혼돈 환자와 효과적으로 의사소통한다.
3. 가족구성원과 효과적으로 의사소통한다.
4. 의료팀과 의사소통 시 SBAR(situation, back ground, assessment, recommendation) 형식을 사용한다.
6. 사정, 중재 및 평가를 정확하고 간결하게 기록한다.
7. 문제해결을 위해 Transparent Thinking(생각나는 대로 의견 말하기)을 수행한다.
8. 업무를 위임할 때는 직접적인 의사소통 방법을 사용한다.
9. 의사소통을 위해 Closed Loop Communication(상대방의 메시지와 상황을 인식했음을 알림)을 사용한다.

안전

환자와 건강관리제공자의 안전을 위해 안전관리중재를 적용하고 유지한다.

1. 신체역학, 발생 가능한 위험, 장비 문제 등에 관해 건강관리제공자, 방문객과 환자에게 안전한 환경을 제공한다.
2. 환자 안전을 목표로 환자확인규정, 건강관리제공자 간의 효과적인 의사소통과 안전한 투약 등에 주의를 기울인다.
3. 손씻기, 감염예방법과 개인보호장비 사용 등 표준주의지침을 지킨다.

리더십과 관리/위임

1. 쇼크 진단을 받은 환자 간호 시 합법적이고 윤리적이며 안전하게 간호보조인력에게 위임할 수 있는 업무를 확인한다.
2. 쇼크 진단을 받은 환자 간호 요구를 확인하고 우선순위를 정한다.

사전학습

정의

쇼크(shock)는 심부전, 혈액량 부족, 혈관상(vascular bed) 크기 증가로 인해 발생하는 세포 노폐물의 증가를 동반한 신체조직의 영양, 산소 및 전해질의 심각한 결핍이다.

병태생리

쇼크의 주요 유형:

- 저혈량성(Hypovolemic): 혈액량 감소(출혈 또는 장폐색, 화상, 신체적 외상이나 화상으로 인한 혈장 소실)는 정맥 귀환 감소와 심박출량 감소를 초래하고, 이는 조직관류 저하를 일으킨다.
- 심인성(Cardiogenic): 펌프 부전(MI)은 심박출량 감소, 폐울혈, 저산소증 및 부적절한 순환을 초래한다. 이는 높은 사망률과 관련이 있다.
- 분포성(Distributive): 정맥 귀환 감소와 조직 저산소증을 초래하는 과도한 혈관확장
- 신경성(Neurogenic): 혈관운동, 혈관수축의 긴장도 감소(척추쇼크, 두부 손상, 마취, 통증)와 교감신경계 절단으로 인한 과도한 혈관 확장; 혈액량은 정상이나 정맥 귀환 감소와 조직 저산소증을 초래하여 부적절하다.
- 혈관성(Vasogenic): 히스타민 방출로 인해 정맥 정체와 정맥 귀환 감소를 초래하는 과도한 혈관 확장(아나필락시스, 패혈성 내독소-곤충 교상, 약물, 독성 물질, 호기성, 그람음성균과 같은 이종 단백질에 대한 심각한 반응)

	저혈량성	심인성	분포성: 혈관성	
			아나필락시스성	패혈성
CVP	< 5cmH_2O	< 15cmH_2O		> 15cmH_2O(가능)
피부	차갑고, 축축한	차갑고, 축축하고, 얼룩덜룩한	두드러기	따뜻하고, 홍조를 띤
신경계	어지럼증, 실신, 기립성 저혈압	실신	불안한	불안정한
활력징후	BP 감소 HR 증가 RR 증가	부정맥, 빈맥/서맥 기좌호흡	HR 증가 RR 증가 BP 감소	HR 증가 RR 증가 맥압 증가 반동(도약) 맥박
추가 사정 결과		경정맥 확장 수포음	두드러기 천명음 부종	말초부종
				한랭 쇼크 단계: BP 감소 차갑고, 축축한 피부 창백 또는 청색증 점상출혈, 반상출혈, 출혈

사정

주관적 자료

- 불안하고, 불안정함
- 어지럼증, 실신
- 갈증, 오심(구토)

객관적 자료

- 활력징후:
  - 혈압: 저혈압, 체위성 저혈압, 쇼크 후기에는 수축기압 <70mmHg
  - 맥박: 빈맥, 약하고 불규칙하거나, 심인성 쇼크에서는 전도 문제로 인해 느려질 수 있음
  - 호흡: 깊이와 횟수 증가, 아나필락시스에서는 천명음
  - 체온: 감소, 패혈성 쇼크에서는 증가
- 피부:
  - 창백하고, 얼룩덜룩하고, 차가움. 패혈성 쇼크 시 따뜻함
  - 아나필락스 쇼크 시 두드러기
- 의식 수준: 각성부터 저하
- CVP:
  - 저혈량성 <5cmH_2O
  - 심인성, 패혈성(가능) >15cmH_2O
- Swanz-Gantz 카테터: 폐모세혈관쐐기압(pulmonary capillary wedge pressure) 증가
- 소변량: <30mL/hr로 감소

진단검사

사용되는 검사는 쇼크의 유형에 따라 다양할 것이다[임상검사(CBC, 전해질)는 출혈 직후(8~12시간) 급성기에는 유용하지 않다].

- CBC 및 감별계수
- 요검사(Urinalysis)
- 전해질(Electrolytes)
- BUN
- 크레아티닌(Creatinine)
- 당(Glucose)
- 소변배양(Urine cultures)
- 혈액배양(Blood cultures)
- 동맥혈가스(Arterial blood gas)
- 대사성 산증이 있으면, 혈청 젖산(Serum lactate) 검사
- 폐렴 의심 시 객담 그람염색 및 배양(Sputum Gram stain and culture)

간부전이나 복부 상태가 의심된다면, 다음 검사를 시행한다.

- Serum bilirubin
- Alkaline phosphatise
- Aspartate aminotransferase, AST, alanine aminotransferase, ALT
- Prothrombin time, PT/activated partial thromboplastin time, aPTT/INR, International Normalized Ratio
- Amylase, lipase

파종성 혈관내응고(DIC, Disseminated intravascular coagulation)가 의심된다면, 다음 검사를 시행한다.

- PT, aPTT, fibrin split products, D-dimer assay, fibrinogen 수준, platelet count
- peripheral blood smear

기타:

- 출혈의 출처를 확인하기 위한 영상검사
- 상부 급성 위장관(GI) 출혈에 대한 상부소화관 내시경
- 요추천자
- ECG
- 흉부 X-선
- 초음파/심초음파
- 심장효소(Cardiac enzymes)

치료

- 근본 원인에 대한 치료
- 수액 보충(심인성 제외)
- 기계적 보조
- 원인에 따른 약물 치료:
  - 혈관수축제(Vasopressors)-심인성, 신경성, 패혈성
  - 부정맥 치료제(Antiarrythmics)-심인성
  - 강심배당제(Cardiac glycosides)-심인성
  - 부신피질호르몬(Adrenocorticoids)-아나필락시스성
  - 혈관확장제(Vasodilators)-심인성
  - 항히스타민제(Antihistamines)-아나필락시스성

간호관리

- 자세: 머리를 약간 올린 상태에서 침상에서 다리를 20°도 올림. 척추 손상이 없는 경우, 호흡 문제나 두부 손상의 경우 머리를 올림
- 수액: 저혈량-수액, 혈액, 혈장증량제(plasma expanders)
- 활력징후: CVP, 동맥관, PA 카테터(폐동맥 카테터), 소변측정계가 있는 유치도뇨관, 심장 모니터
- 처방에 따른 약물 적용 및 반응 감시
- 기계적 보조의 시작과 유지: 혈압과 호흡 유지

평가/결과 기준

- 정상범위 내로 안정된 활력징후
- 각성되고, 지남력 있음
- 소변량 >30mL/hr

복습 문제

1. 모든 유형의 쇼크의 흔한 징후는 저혈압과 빈맥이다. 심인성 쇼크의 증상과 징후를 출혈성 쇼크와 어떻게 구별할 것인가?
   답:

2. 심인성 쇼크와 관련된 수포음과 경정맥 확장 징후는 어떻게 설명할 수 있는가?
   답:

3. 아나필락시스성 쇼크 환자에게 항히스타민제제와 스테로이드제제를 적용하는 이론적 근거는?
   답:

4. 치료되지 않은 쇼크로 나타날 수 있는 결과는?
   답:

5. 심인성 쇼크 환자에게 적절한 간호중재를 확인하시오.
   답:

관련된 근거중심간호 가이드라인

American Heart Association http://www.heart.org

Advanced Cardiovascular Life Support Provider Manual

The Joint Commission National Patient Safety Goals Hospital Program. Retrieved from http://www.jointcommission.org/GeneralPublic/NPSG/10_npsgs.htm

National Guideline Clearinghouse http://www.guideline.gov

Guidelines on the management of massive blood loss. 2006 Dec. NGC:006194 British Committee for Standards in

Haematology–Professional Association. http://www.guideline.gov/content.aspx?id=12231&search=shock

National Guideline Clearinghouse

Surviving sepsis campaign: international guidelines for management of severe sepsis and septic shock: 2008. 2004 (revised 2008 Jan). NGC:006316 Society of Critical Care Medicine – Professional Association. http://www.guideline. gov/content.aspx?id=12231&search=shock

SBAR technique for communication: A situational briefing model. The Institute for Healthcare Improvement. Retrieved December 19, 2008, from http://www.ihi.org/IHI/Topics/PatientSafety/SafetyGeneral/Tools/SBAR Technique for Communication ASituational Briefing Model.htm

시뮬레이션 시작 전 확인 내용

- 소화성 궤양(Peptic ulcer disease , PUD)
- 쇼크(Shock)

시뮬레이션

환자 배경

개인정보

- 나이: 63세
- 성별: 남성
- 신장: 180.3cm
- 체중: 106.6kg

인구학적 정보

- 결혼 상태: 기혼
- 교육 수준: 대학교 졸업
- 종교: 기독교
- 직업: 회계사

현재 건강 상태

- 위궤양

배경

- 모두 확인불가
- 사회심리적 배경
  - 사회적 지지
- 과거력
  - 내과적
  - 외과적
- 가족력

입원기록지

이름:	김OO
연령:	63세
성별:	남성
결혼 상태:	기혼
교육 수준:	대학교 졸업
종교:	기독교
직업:	회계사

병원
처방

환자이름: 김OO
알레르기: 없음

진단명: 소화성 궤양 r/o위장출혈(PUD r/o GI bleed)

날짜	시간	처방	서명
2013/6/20	14:00	활력징후: q 4 hr	
		식이: 맑은 유동식	
		활동: 침상 안정	
		수액요법: 1,000 mL 5% D/LR 100 cc/hr	
		투약: Dilaudid 1 mg q 4 hr prn Pepcid 20 mg IV q 12 hr	
		진단검사: CBC, serum electrolytes UA ECG	
		치료: 압박 스타킹 비강 캐뉼라를 통한 2L 산소 공급	
		오전 중 내시경 예정	Dr. 박OO

간호기록

63세 김OO 씨가 위통과 피로로 가정의를 방문하였다. 의사의 진찰 후, 김OO 씨는 PUD의 추가 정밀검사를 위해 병원에 입원하였고 위궤양을 진단받았다. 김OO 씨는 입원 시 기분이 좋지 않았으며, "위가 아프다"고 하였다. 매우 피곤하고, 어지럼을 느끼며, 약간의 숨가쁨(SOB)이 있었다. VS: BP 130/90, P 97 bpm, RR 24, RA pulse ox 94%.

학생 시뮬레이션 준비 과제

1. 쇼크 진단을 받은 환자 간호를 위해 필요한 물품과 사용목적을 기술하시오.

물품	목적
IV와 주입펌프	
산소 캐뉼라	
비위관과 흡인기	
소변측정계가 있는 유치도뇨관	
수혈 필터	

2. 쇼크 진단을 받은 환자 간호를 위한 팀 구성원과 역할을 기술하시오.

팀 구성원	역할
간호사 1	
간호사 2	
의사	

3. 관련 자료 연습문제: 아래 빈칸을 채우시오.

기록에서 도출한 관련자료	그 밖에 다른 출처에서 도출한 관련자료	누락된 자료	누락된 자료의 출처	추후검사가 필요한 자료

4. 사정

환자의 배경과 간호기록을 검토한 후, 환자 현재 상태를 사정할 준비를 한다. 각각의 항목에 따라 사정을 어떻게 할 것이며, 쇼크 진단을 받은 환자에게 나타날 것으로 예상되는 것은 무엇인지 확인하시오.

과거력

추가 자료를 얻기 위해 환자나 가족에게 해야 할 질문은 무엇인가?

신체검진

- 전반적 외모:
- 피부계:
- 머리, 귀, 눈, 코, 목:
- 호흡기계:
- 심혈관계:
- 유방:
- 복부:
- 근골격계:
- 신경계:
- 신장계:
- 생식기계:
- 추가 검진:
- 발달적 검사

  환자의 발단 단계를 고려한 간호는 무엇인가?

  답:

5. 진단검사

환자 간호를 계획하는 데 필요한 환자의 주호소와 관련된 진단검사 결과는 무엇인가?

Davis's Comprehensive Handbook of Laboratory and Diagnostic Testing with Nursing Implication 4e 또는 다른 진단검사 관련 참고문헌을 이용하여 아래 표를 완성하시오.

진단검사	검사 이유
ECG	
Electrolytes	
BUN and creatinine	
CBC	
Type and cross (T&C)	
Coagulation studies	
Chest x-ray	
Urinalysis	

6. 처치

쇼크 진단을 받은 환자에게 사용하는 약물에 대하여 확인하시오.

Deglin et al, Davis's Drug Guide for Nurses 12e 또는 약물과 관련된 다른 참고문헌을 참조하여 아래 표를 완성하시오.

약물	용량, 경로, 빈도	적응증	부작용	간호중재
Dilaudid	1 mg IV q 4 hr			
Pepcid	20 mg			
Rocephin	1 g			
Unasyn	1.5 g			
Benadryl	50 mg			
Tylenol	650 mg			

7. 간호문제/진단

3가지 우선순위 간호문제/진단을 확인하시오.

사정자료	우선순위 문제	중재	기대되는 결과	간호보조인력에게 위임할 수 있는 중재는 어떤 것인가?
1.				
2.				
3.				

참고문헌

Deglin, J. H., & Vallerand, A. H. (2010). Davis's drug guide for nurses (12th ed.). Philadelphia: F. A. Davis.

Dellinger, R. P., Levy, M. M., Carlet, J. M., Bion, J., Parker, M. M., Jaeschke, R., et al., (2008). Surviving sepsis campaign: International guidelines for management of severe sepsis and septic shock: 2008. Intensive Care Medicine, 34, 17?60. doi: 10. 1007/s00134-007-0934-2.

Dillon, P. (2007). Nursing health assessment: A critical thinking and case studies approach (2nd ed.). Philadelphia: F. A. Davis.

Erikson, E.H. (1950). Childhood and society. New York: Norton.

Lagerquist, S. L. (2006). Davis's NCLEX-RN for success (2nd ed.). Philadelphia: F. A. Davis.

Surviving Sepsis Campaign (2008, December). Surviving sepsis.. Retrieved from http://www.survivingsepsis.org

Van Leeuwen, A. M., Poelhuis-Leth, D. J., & Bladh, M. L. (2011). Davis's comprehensive handbook of laboratory and diagnostic tests with nursing implications, (4th ed.). Philadelphia: F. A. Davis.

8-2 급성 호흡곤란증후군

중환자 간호

학습목표

인지적 영역

1. ARDS(Acute Respiratomy Distress Syndrome)의 증상과 징후를 기술한다.
2. ARDS의 증상과 징후를 ARDS의 병태생리와 연결짓는다.
3. 환자력에서 ARDS 위험을 증가시키는 요인을 확인한다.
4. 환자의 현재 상태에서 ARDS 위험을 증가시키는 요인을 설명한다.
5. ARDS 진단을 받은 환자에게 적절한 중재를 설명한다.
6. ARDS 진단을 받은 환자에 대해 팀 구성원의 역할을 구별한다.

정신운동적 영역

1. ARDS 진단을 받은 환자에 대한 적절한 사정을 확인한다.
2. 적절한 중재(호흡기계 사정, 적절한 사정자료를 수집하고, 의사에게 보고하고, 의사 처방의 우선순위를 정하고, 적절한 검체물 수집을 보여주고, 약물을 정확하게 계산하고 적용한다)를 적용한다.
3. ARDS 진단을 받은 환자 간호 시 의료팀의 일원으로서 협력한다.

정서적 영역

1. 환자 간호 시 수행한 것을 되돌아본다.
2. 환자 간호에 대한 전반적인 느낌을 되돌아본다.
3. 환자 간호 시 팀 구성원으로서 수행하는 것에 관한 느낌을 토의한다.
4. 환자 간호 시뮬레이션 동안 효과적이었던 요소를 확인한다.
5. 환자 간호 시뮬레이션 동안 개선이 필요한 요소를 확인한다.
6. ARDS 진단을 받은 환자 간호에 대해 자신감을 갖는다.

의사소통

1. 환자 간호 시 의료팀과 효과적으로 의사소통한다.
2. 환자 간호 시 환자 및 가족과 효과적으로 의사소통한다.
3. 환자의 입원에 대한 가족의 반응을 확인한다.
4. 의료팀과 의사소통 시 SBAR(situation, back ground, assessment, recommendation) 형식을 사용한다.
6. 문제해결을 위해 Transparent Thinking(생각나는 대로 의견말하기)을 수행한다.
7. 업무를 위임할 때는 직접적인 의사소통 방법을 사용한다.
8. 의사소통을 위해 Closed Loop Communication(상대방의 메시지와 상황을 인식했음을 알림)을 사용한다.

안전

환자와 건강관리제공자의 안전을 위해 안전관리중재를 적용하고 유지한다.

1. 신체역학, 발생 가능한 위험, 장비 문제 등에 관해 건강관리제공자, 방문객과 환자에게 안전한 환경을 제공한다.
2. 환자 안전을 목표로 환자확인규정, 건강관리제공자 간의 효과적인 의사소통과 안전한 투약 등에 주의를 기울인다.
3. 손씻기, 감염예방법과 개인보호장비 사용 등 표준주의지침을 지킨다.

리더십과 관리/위임

1. 합법적이고 윤리적이며 안전하게 간호보조인력에게 위임할 수 있는 업무를 확인한다.
2. 환자 간호 요구를 확인하고 우선순위를 정한다.

사전학습

정의

ARDS는 건강했던 성인에게 경직된 습윤 폐와 불응성 저산소혈증을 초래하는 비심인성 폐 침윤이 특징이다.

병태생리

- 폐포모세혈관막 손상
- 비심인성 폐부종과 가스교환장애를 일으키는 혈관 투과성 증가
- 계면활성제 생산 감소
- 무기폐
- FiO_2 감소에 불응하는 중증 저산소증
- 사망 가능성

위험 요인

일차적 요인

- 쇼크, 다발성 외상
- 감염
- 화학적 독소의 흡인이나 흡입
- 약물 과용
- 파종성 혈관내응고(Disseminated intravascular coagulation DIC)
- 색전(특히 지방색전)

이차적 요인

- 과도한 수액 공급
- 산소 독성

사정

주관적 자료

- 불안정, 불안
- 위험 요인에 대한 이력
- 중증 호흡곤란

객관적 자료

- 청색증
- 빈맥
- 저혈압
- 저산소혈증, 산증
- 수포음
- X-선: 양측성 반점형 침윤
- 치료되지 않으면 사망

진단검사

- ABG
- 흉부 X-선
- CBC
- Metabolic panel

치료

- 산소
- 항생제
- 진정제/진통제
- 기관지 확장제
- 저분자량 헤파린-DVT 예방
- 스테로이드
- 이뇨제

간호관리

목표: 호흡 보조

- 중환자실
- 기계환기
- 호기말 양압(Positive end expiratomy pressure, PEEP)
- 산소
- 혈액 가스 감시
- 흡인
- 기침과 심호흡
- 회전요법 또는 복위

목표: 합병증 예방

- 위장관 출혈 감시와 예방
- acidosis 모니터와 교정
- 부정맥 감시
- 불안 감소, 에너지 보존, 차분한 분위기, 편안함, 정서적 지지
- 혈역학적 상태 감시(중심정맥압 및 폐동맥압)
- 체액 균형 유지
- I&O: 출혈 경향 사정(파종성 혈관내응고 가능성)
- 감염 예방(무균법, DVT 예방)
- 영양 유지
- 피부 간호

목표: 건강교육

- 절차
- 추후 간호
- 위험 요인

평가/결과 기준

- 각성되고, 지남력이 있음
- 접촉 시 따뜻한 피부
- 정상 범위 내에 있는 호흡수 및 다른 사정결과
- 소변량 >30mL/hr

복습 문제

1. ARDS의 병태생리를 기술하시오.
   답:

2. ARDS의 가능한 원인 5가지를 확인하시오.
   답:

3. 각 단계에서 관련된 임상증상, 임상/진단검사 결과와 함께 ARDS의 진행 순서(발병/삼출기, 진행/섬유화 · 증식기, 해결)를 기술하시오.
   답: 243쪽의 표를 완성하시오.

단계	임상증상	임상검사/진단검사 결과
발병/삼출기 (Onset/Exudative)		
진행/섬유화 · 증식기 (Progression/Fibroproliferative)		
해결 (Resolution)		

4. ARDS 진단을 받은 환자의 예상되는 의학적/약물적 중재를 5가지를 나열하고, 각각의 이론적 근거를 제시하시오.
대답:

중재	이론적 근거
1.	
2.	
3.	
4.	
5.	

관련된 근거중심간호 가이드라인

CDC

Guidelines for preventing healthcare associated pneumonia(2003). Retrieved from http://www.cdc.gov/mmwr/preview/mmwrhtml/rr5303a1.htm

The Joint Commission National Patient Safety Goals Hospital Program. Retrieved from http://www.jointcommission.org/GeneralPublic/NPSG/10_npsgs.htm

AARC Clinical Practice Guideline

Nasotracheal suctioning 2004 revision & update. Retrieved from http://www.aarc.org/daz/rcjournal/rcjournal/x.RCJOURNAL.COM%2002.21.07/contents/09.04/09.04.1080.asp

National Guideline Clearing House

Practice management guideline for pulmonary contusion/flail chest (2006). Retrieved from http://www.guideline.gov/content.aspx?id=10167

Surviving sepsis campaign guidelines for management of severe sepsis and septic shock (2004). Retrieved from http://www.guideline.gov/content.aspx?id=12231

SBAR technique for communication: A situational briefing model. The Institute for Healthcare Improvement. Retrieved December 19, 2008, from http://www.ihi.org/IHI/Topics/PatientSafety/SafetyGeneral/Tools/SBARTechnique for Communication ASituationalBriefing Model.htm

시뮬레이션 시작 전 확인 내용

- ARDS 급성 내 · 외과 간호
- 기계 환기(SIMV, PEEP)
- 동맥혈가스 해석
- 외상, 폐좌상
- 항생제 적용
- 객담 검체 수집
- 정맥진정요법 적용(lorazepam [Ativan], morphine IV), 리치먼드 진정 및 각성 척도(The Richmond Agitation and Sedation Scale: The RASS) http://www.icudelirium.org/docs/CAM_ICU_worksheet.pdf

시뮬레이션

환자 배경

개인정보

- 나이: 55세
- 성별: 남성
- 신장: 165.1cm
- 체중: 64kg

인구학적 정보

- 결혼 상태: 기혼
- 교육 수준: 초등학교 졸업
- 종교: 불교
- 직업: 새우잡이, 선주

현재 건강 상태

- 급성 호흡부전(Acute respiratory failure)

배경

- 심리사회적 배경
  - 사회적 지지: 가족
- 과거력: 확인 불가
  - 내과적
  - 외과적
- 가족력: 확인 불가

입원기록지

이름:	김OO
나이:	55세
성별:	남성
결혼 상태:	기혼
교육 수준:	초등학교 졸업
종교:	불교
직업:	새우잡이, 선주

병원	환자이름: 김OO
처방	알레르기: 없음

진단명: 급성 호흡부전(Acute respiratory failure)

날짜	시간	처방	서명
		활력징후: q hr	
		식이: NPO	
		활동: 침상안정	
		수액요법: 0.9% NS at KVO	
		투약: 진단검사: 오전 CBC, BMP, 오전 8시 ABG	
		처치: 호흡기 치료 사정 인공호흡기 설정: TV 550 Assist Control 10 FiO_2 55% 산소 포화도 <90% 시 보고	Dr. 양OO

간호기록

김OO 씨는 3일 전 새우잡이를 하고 있었다. 부두에 도착했을 때, 그는 지면에서 7.6m 떨어진 새우잡이 그물을 풀려고 노력했다. 그의 다리가 그물에 걸렸을 때, 그는 가슴을 부딪히며 7.6m 아래로 떨어졌다. 그는 일어설 수 있었고, 응급치료를 거부하고, 집으로 갔다. 그는 오늘 숨이 차고, 오른팔에서의 맥박 산소포화도 89%, 잦은 PVCs를 동반한 동성 빈맥이 있는 상태로 응급실에 방문했다. 김OO 씨는 연간 60갑의 흡연력이 있다. 과거력으로 1998년 20바늘을 봉합한 다리 열상이 있다.

김OO 씨의 산소포화도는 100% NBBM 상태에서도 82%까지 떨어졌다. 응급실에서 기관내삽관이 실시되었다. 기관내삽관 30분 전에 Etomidate 20mg IV와 Anectine 100mg IV를 제공하였다. 김OO 씨는 7.5mm ETT를 삽입하고 있으며, 오른쪽 치아에 22cm로 고정되어 있다. 인공호흡기 설정은 TV 550, assist control 10, FiO_2 55%이었으며, ICU로 이동하기 전(15분 전)에 ABGs가 시행되었고, 흉부 X-선도 기관내삽관 이후에 시행되었다. BMP와 CBC 검사 결과가 곧 나올 것이다. 김OO 씨의 딸이 곁에 있다.

학생 시뮬레이션 준비 과제

1. 기계 환기를 하고, ARDS 진단을 받고, 기계환기를 하고 있는 환자 간호를 위해 필요한 물품과 사용목적을 기술하시오.

물품	목적
구강인두관 또는 비강인두관	
수동인공호흡기와 100% 안면 산소 마스크	
플라스틱 글자와 자석 보드, 그림, 알파벳 보드, 플래시 카드	
Yankauer 흡인 카테터	
벽 장치용 또는 이동식 흡인기	

물품	목적
폐쇄형 기관흡인카테터	
구강간호 면봉, 칫솔, 구강 청결제, 구강 보습제, 인두 흡인 카테터	
맥박 산소포화도 측정기	

2. 기계적 환기를 하고, ARDS 진단을 받은 환자 간호를 위한 팀 구성원과 역할을 기술하시오.

팀 구성원	역할
간호사	
의사	
영양사	
물리치료사	
약사	

3. 관련 자료 연습문제: 아래 빈칸을 채우시오.

기록에서 도출한 관련자료	그 밖에 다른 출처에서 도출한 관련자료	누락된 자료	누락된 자료의 출처	추후검사가 필요한 자료

기록에서 도출한 관련자료	그 밖에 다른 출처에서 도출한 관련자료	누락된 자료	누락된 자료의 출처	추후검사가 필요한 자료

4. 사정

환자의 배경과 간호기록을 검토한 후, 환자 현재 상태를 사정할 준비를 한다. 각각의 항목에 따라 사정을 어떻게 할 것이며, ARDS 진단을 받은 환자에게 나타날 것으로 예상되는 것은 무엇인지 확인하시오.

과거력

추가 자료를 얻기 위해 환자나 가족에게 해야 할 질문은 무엇인가?

신체검진

- 전반적 외모:
- 피부계:
- 머리, 귀, 눈, 코, 목:
- 호흡기계:
- 심혈관계:
- 유방:
- 복부:
- 신경계:
- 근골격계:
- 신장계:
- 생식기계:
- 추가 검진:
- 발달적 검사

  환자의 발달 단계를 고려한 간호는 무엇인가?

  답:

5. 진단검사

환자 간호를 계획하는 데 필요한 환자의 주호소와 관련된 진단검사 결과는 무엇인가?

Davis's Comprehensive Handbook of Laboratory and Diagnostic Testing with Nursing Implication 4e 또는 다른 진단검사 관련 참고문헌을 이용하여 아래 표를 완성하시오.

진단검사	검사 이유
ABGs: pH PCO_2 PaO_2 HCO_3 SaO_2	
Chest X-ray	
Hgb	
Hct	
BUN	
Creatinine	

6. 처치

ARDS 진단을 받은 환자에게 사용하는 약물에 대하여 확인하시오.

Deglin et al. Davis's Drug Guide for Nurses 12e 또는 약물과 관련된 다른 참고문헌을 참조하여 아래 표를 완성하시오.

약물	용량, 경로, 빈도	적응증	부작용	간호중재
Furosemide (Lasix)	IV (급성 폐부종) 40 mg, after 1 hr may give additional 80 mg			
Albuterol (Proventil)	3 mL unit dose (1 mg/mL, 2 mg/mL, 5 mg/mL)			
Ipratropium (Atrovent)	0.02% in single-dose vial containing 500 mcg			

약물	용량, 경로, 빈도	적응증	부작용	간호중재
Methylprednisolone (Solumedrol)	10–40 mg IV			
Morphine	4–10 mg q 3–4 hr			
Lorazepam (Ativan)	Not to exceed 2 mg IV (do not exceed 8 mg/12 hr)			

약물	용량, 경로, 빈도	적응증	부작용	간호중재
Imipenem/ cilastatin sodium (Primaxin)	250 mg–1 g q 6–8 hr IV			

7. 간호문제/간호진단

3가지 우선순위 간호문제/진단을 확인하시오.

사정자료	우선순위 문제	중재	기대되는 결과	간호보조인력에게 위임할 수 있는 중재는 어떤 것인가?
1.				
2.				

사정자료	우선순위 문제	중재	기대되는 결과	간호보조인력에게 위임할 수 있는 중재는 어떤 것인가?
3.				

참고문헌

Deglin, J. H., & Vallerand, A. H. (2010). Davis's drug guide for nurses (12th ed.). Philadelphia: F. A. Davis.

Dillon, P. (2007). Nursing health assessment: A critical thinking and case studies approach (2nd ed.). Philadelphia: F. A. Davis.

Erikson, E.H. (1950). Childhood and society. New York: Norton.

Guidelines for preventing healthcare associated pneumonia (2003). Retrieved January 4, 2008, from http://www.guideline.gov/summary/summary. aspx?doc_id=4872&nbr=003506&string=pulmonary+AND+trauma

Lagerquist, S. L., McMillin, J. L., Nelson, R. M., & Snider, K. E. (2006). Davis's NCLEX-RN for success (2nd ed.). Philadelphia: F. A. Davis.

Nasotracheal suctioning (2004 revision and update). Retrieved January 4, 2008 from http://www.guideline.gov/summary/summary.aspx?doc_id=6514&nbr=004083&string=sputum+AND+collection

Practice management guideline for pulmonary contusion/flail chest (2006). Retrieved January 4, 2008, from http://www.guideline.gov/summary/summary.aspx?doc_id=10167&nbr=005352&string?mechanical=AND+ventilation

Richmond Agitation Sedation Scale (RASS). Retrieved January 27, 2008, from http://www.icudelirium.org/delirium/training-pages/RASS.pdf.

The Richmond Agitation-Sedation Scale: Validity and reliability in adult intensive care unit patients. American Journal of Respiratory and Critical Care Medicine, 166, 1338-1344.

Sessler, C. N., Gosnell, M., Grap, M. J., Brophy, G. T., O'Neal, P. V., Keane, K. A., et al. (2002). Surviving sepsis campaign guidelines for management of severe sepsis and septic shock. (2004). Retrieved January 4, 2008, from http://www.guideline.gov/summary/ summary.aspx?doc_id=4911&nbr=003508&string=sedation

Urden, L. D., Stacy, K. M., & Lough, M. E. (2006). Thelan's critical care nursing: Diagnosis and management (5th ed). St. Louis: Mosby.

Van Leeuwen, A. M., Poelhuis-Leth, D. J., & Bladh, M. L. (2011). Davis's comprehensive handbook of laboratory and diagnostic tests with nursing implications. (4th ed.). Philadelphia: F. A. Davis.

8-3 당뇨병성 케톤산증

중환자 간호

학습목표

인지적 영역

1. DKA(Diabetic Ketoacidosis)의 증상과 징후를 기술한다.
2. I형과 II형 당뇨병을 구별한다.
3. DKA의 증상과 징후를 병태생리와 연결 짓는다.
4. 고혈당과 저혈당의 증상과 징후를 확인한다.
5. DKA 진단을 받은 환자에 대한 적절한 중재를 확인한다.

정신운동적 영역

1. DKA 진단을 받은 환자에 대한 사정을 수행한다.
2. IV 시작과 유지, 유치도뇨관 삽입, 모니터 장착과 같은 적절한 중재를 시작한다.

정서적 영역

1. 시뮬레이션 상황과 DKA 진단을 받은 환자 간호 시 수행한 것을 되돌아본다.
2. 시뮬레이션 동안 효과적이었던 요소를 확인한다.
3. 시뮬레이션 동안 개선이 필요한 요소를 확인한다.
4. 시나리오에 대한 전반적인 느낌을 되돌아본다.
5. 팀 구성원으로서 수행하는 것에 관한 느낌을 토의한다.
6. DKA 진단을 받은 환자 간호에 대한 자신감을 갖는다.
7. 자기성찰적 평가를 수행한다.

의사소통

1. DKA 진단을 받은 환자 간호 시 의료팀과 효과적으로 의사소통한다.
2. 환자, 가족구성원과 효율적으로 의사소통한다.
3. 의료팀과 의사소통 시 SBAR(situation, back ground, assessment, recommendation) 형식을 사용한다.
4. 의료팀의 일원으로서 협력한다.
5. 사정, 중재 및 평가를 정확하고 간결하게 기록한다.
6. 문제해결을 위해 Transparent Thinking(생각나는 대로 의견 말하기)을 수행한다.
7. 업무를 위임할 때는 직접적인 의사소통 방법을 사용한다.
8. 의사소통을 위해 Closed Loop Communication(상대방의 메시지와 상황을 인식했음을 알림)을 사용한다.

안전

환자와 건강관리제공자의 안전을 위해 안전관리중재를 적용하고 유지한다.

1. 신체역학, 발생 가능한 위험, 장비 문제 등에 관해 건강관리제공자, 방문객과 환자에게 안전한 환경을 제공한다.
2. 환자 안전을 목표로 환자확인규정, 건강관리제공자 간의 효과적인 의사소통과 안전한 투약 등에 주의를 기울인다.
3. 손씻기, 감염예방법과 개인보호장비 사용 등 표준주의지침을 지킨다.

리더십과 관리/위임

1. DKA 진단을 받은 환자 간호 시 합법적이고 윤리적이며 안전하게 간호보조인력에게 위임할 수 있는 업무를 확인한다.
2. 환자 간호 요구를 확인하고 우선순위를 정한다.

사전학습

정의

당뇨병성 케톤산증(Diabetic ketoacidosis, DKA)은 탄수화물, 지방, 단백질 대사를 위한 인슐린이 불충분할 때 발생하는 주요한 대사성 합병증이다. 대개 인슐린 의존성 환자에게서 나타나며, 인슐린 요구가 증가하는 감염, 외상 및 중대한 질환과 같은 스트레스원에 의해 촉진된다.

병태생리

DKA에서는 인슐린 부족 때문에 순환하는 당이 사용될 수 없고, 케톤이 형성되는 경로가 시작된다. 케톤 공급이 말초 요구량을 초과하며, 케톤증이 생긴다.

위험 요인

- 불충분한 인슐린이나 경구혈당강하제
- 식이처방 불이행
- 중대한 질환/감염
- 스테로이드 치료
- 외상/수술
- 혈당 상승(>200mg/dL)

사정	주관적	객관적
행동	흥분, 혼돈	
시각계		부드럽고, 함몰된 안구
피부		긴장도 감소, 안면 홍조, 외음부 소양증
활력징후		빈맥, 사상맥, Kussmaul's respirations, 저혈압, 저혈량성 쇼크
위장계	갈증, 허기, 복부 통증, 오심 증가	구토, 설사, 점막 건조, 붉고 바싹 마른 입술과 혀, 과일향 나는 호흡(아세톤)
신경계	두통, 흥분성, 혼돈, 기면	
근골격계	피로, 권태, 허약	근긴장도, 근력 감소
신장계		다뇨
혈당		>300mg/dL

치료

- 속효성 인슐린(Regular insulin)
- 수액 보충
- 중탄산염(Bicarbonate)과 전해질 보충
- 치료가 시작되고, 소변량이 적당하면 포타슘 보충

간호관리

목표: 섭취와 인슐린의 정상 균형 증진

- 처방에 따른 속효성 인슐린 적용과 반응 모니터
- 처방에 따른 IV 식염수
- 중탄산염과 전해질 보충

목표: 건강 교육 제공

- 식이, 인슐린이나 경구혈당강하제 치료 효과 및 부작용, 불균형 증상 인식의 중요성

평가/결과 기준

- 처방된 식이 이행
- 처방된 약물 사용
- 심각한 합병증 예방

복습 문제

1. 고혈당의 증상과 징후를 저혈당과 어떻게 구별할 것인가?
   답:

2. 고삼투성 이뇨로 인해 신체적으로 나타나는 결과는?
   답:

3. 신체는 대사성 산증을 보상하기 위해 어떠한 시도를 하는가?
   답:

4. DKA는 내과적 응급이다; 왜 생명을 위협하는 위기인가?
   답:

5. 속효성 인슐린(Regular insulin)은 DKA 치료를 위해 사용된다. 중간형 인슐린(NPH insulin)보다 속효성 인슐린(Regular insulin)을 사용하는 이론적 근거를 설명하시오.
   답:

관련된 근거중심간호 가이드라인

The Joint Commission National Patient Safety Goals Hospital Program. Retrieved from http://www.jointcommission.org/GeneralPublic/NPSG/10_npsgs.htm

SBAR technique for communication: A situational briefing model. The Institute for Healthcare Improvement. Retrieved December 19, 2008, from http://www.ihi.org/IHI/Topics/PatientSafety/SafetyGeneral/Tools/SBARTechniqueforCommunicationASituationalBriefingModel.htm

National Guidline Clearinghouse: Search Type 1 diabetes

Type 1 diabetes. In: Prevention, detection and treatment of diabetes in adults. 4th edition.

Type 1 diabetes practice guidelines. In: Mazze RS, Strock E,Simonson GD, Bergenstal RM. Prevention, detection and treatment of diabetes in adults. 4th ed. Minneapolis(MN): International Diabetes Center; 2007. p. Various. http://www.guideline.gov/content.aspx?id=14722 & search=diabetic+ketoacidosis

시뮬레이션 시작 전 확인 내용

- 병태생리, I형 당뇨병과 II형 당뇨병
- DKA의 병태생리
- DKA 진단을 받은 환자에 대한 적절한 중재
- DKA 진단을 받은 환자에 대한 적절한 약물적 중재

시뮬레이션

환자 배경

개인정보

- 나이: 24세
- 성별: 여성
- 신장: 172.7cm
- 체중: 72.6kg

인구학적 정보

- 결혼 상태: 미혼
- 교육 수준: 대학교 졸업
- 종교: 가톨릭
- 직업: 회계사

현재 건강 상태

- I형 당뇨병, 인플루엔자 감염 후 의식 없이 발견됨

배경

- 사회심리적 배경
  - 사회적 지지
- 과거력
  - 내과적: 3년 전부터 1형 당뇨병 진단
  - 외과적: 않음
- 가족력: 모름, 입양됨

입원기록지	
이름:	박OO
나이:	24세
성별:	여성
결혼 상태:	미혼
교육 수준:	대학교 졸업
종교:	가톨릭
직업:	회계사

병원 처방		**환자 이름: 박OO 알레르기: 없음**	
진단: DKA			
날짜	**시간**	**처방**	**서명**
2013/6/20	15:10	활력징후: q 15 min	
		식이: NPO	
		활동: 침상안정	
		진단검사: Serum electrolytes, glucose BUN, creatinine, ABGs	
		투약: IV regular insulin drip at 0.1units/kg/hr	
		수액요법: 1,000 mL NSS to maintain systolic BP >100	
		처치: 간이 혈당 측정 q hr 유치도뇨관 삽입, 시간당 배설량 측정 NR mask를 통한 산소 공급	Dr. 김OO
2013/6/20	15:15	K rider 40 mEq in 100 mL over 4 hr 1시간마다 ABGs 반복	Dr. 김OO
2013/6/20	17:00	5% D/½ NSS로 IV 변경	
		ICU로 입원	
		Insulin drip 유지 간이 혈당 측정 q hr	
		BUN, creatinine, electrolytes, glucose, ABGs 반복	Dr. 김OO

간호기록

박OO 씨의 어머니는 오늘 아침에 출근하였고, 딸은 잠들어 있었다고 말했다. 어머니가 아침에 집으로 전화했을 때, 딸이 전화를 받지 않아서 확인하러 집으로 달려갔다. 어머니는 딸이 소파에 의식 없이 누워있는 것을 발견했다. 박OO 씨는 지난 2일간 구토와 식욕부진을 동반한 인플루엔자를 앓았고 3년 전 I형 당뇨병을 진단 받았다. 박OO 씨의 어머니는 딸이 먹지 않았기 때문에 인슐린을 맞지 않았다고 하였다.

사용 중인 약물:

아침식전 10 units Humulin Regular, 20 units of Humilin NPH.

취침 시 10 units Humulin NPH.

현장에서 IV line 삽입 후, NSS이 연결되어 있음

학생 시뮬레이션 준비 과제

1. DKA 진단을 받은 환자 간호를 위해 필요한 물품과 사용목적을 기술하시오.

물품	목적
IV와 주입펌프	
비재호흡 산소마스크, 캐뉼라	
간이 혈당 측정기	
유치도뇨관	
모니터	

2. DKA 진단을 받은 환자 간호를 위한 팀 구성원과 역할을 기술하시오.

팀 구성원	역할
간호사 1	
간호사 2	
의사	

3. 관련 자료 연습문제: 아래 빈칸을 채우시오.

기록에서 도출한 관련자료	그 밖에 다른 출처에서 도출한 관련자료	누락된 자료	누락된 자료의 출처	추후검사가 필요한 자료

4. 사정

환자의 배경과 간호기록을 검토한 후, 환자 현재 상태를 사정할 준비를 한다. 각각의 항목에 따라 사정을 어떻게 할 것이며, DKA 진단을 받은 환자에게 나타날 것으로 예상되는 것은 무엇인지 확인하시오.

과거력

추가 자료를 얻기 위해 환자나 가족에게 해야 할 질문은 무엇인가?

신체검진

- 전반적 외모:
- 피부계:
- 머리, 귀, 눈, 코, 목:
- 호흡기계:
- 심혈관계:
- 유방:
- 복부/위장관계:
- 신경계:
- 근골격계:
- 생식기계:
- 추가 검진:
- 신장계:
- 발달적 검사

환자의 발달 단계를 고려한 간호는 무엇인가?

답:

5. 진단검사

환자 간호를 계획하는 데 필요한 환자의 주호소와 관련된 진단검사 결과는 무엇인가?

Davis's Comprehensive Handbook of Laboratory and Diagnostic Testing with Nursing Implication 4e 또는 다른 진단검사 관련 참고문헌을 이용하여 아래 표를 완성하시오.

진단검사	검사 이유
Serum glucose	
Electrolytes	
BUN and creatinine	
ABGs	

6. 처치

DKA 진단을 받은 환자에게 사용하는 약물에 대하여 확인하시오.

Deglin et al, Davis's Drug Guide for Nurses 12e 또는 약물과 관련된 다른 참고문헌을 참조하여 아래 표를 완성하시오.

약물	용량, 경로, 빈도	적응증	부작용	간호중재
Regular insulin	IV regular insulin drip at 0.1 unit/kg/hr			
Potassium	IV not to exceed 10 mEq/hr			

7. 간호문제/간호진단

3가지 우선순위 간호문제/진단을 확인하시오.

사정자료	우선순위 문제	중재	기대되는 결과	간호보조인력에게 위임할 수 있는 중재는 어떤 것인가?
1.				
2.				
3.				

참고문헌

Deglin, J. H., & Vallerand, A. H. (2010). Davis's drug guide for nurses (12th ed.). Philadelphia: F. A. Davis.

Dillon, P. (2007). Nursing health assessment: A critical thinking and case studies approach (2nd ed.). Philadelphia: F. A. Davis.

Erikson, E.H. (1950). Childhood and society. New York: Norton.

Lagerquist, S. L.(2006). Davis's NCLEX-RN for success (2006). Philadelphia: F. A. Davis.Van Leeuwen, A. M., Poelhuis-Leth, D. J., & Bladh, M. L. (2011). Davis's comprehensive handbook of laboratory and diagnostic tests with nursing implications. (4th ed.). Philadelphia: F. A. Davis.

정신건강 간호 Psychiatric/Mental Health Nursing

9

9-1 마약 과다복용/조울병

행동 건강

학습목표

인지적 영역

1. 마약 과다 복용의 징후와 증상에 대해 기술한다.
2. 인체의 병태생리적 마약 과다 복용의 증상과 징후의 관계를 설명한다.
3. 환자의 병력에서 마약 과다 복용에 대한 위험을 증가시키는 요인을 확인한다.
4. 마약 과다 복용에 대한 위험을 증가시키는 환자의 현재 상태 요인을 확인한다.
5. 마약 과다 복용 환자에 대한 적절한 중재를 확인한다.
6. 마약 과다 복용 환자에 대한 반응으로 팀 구성원의 역할을 구별한다.

정신운동적 영역

1. 마약 과다 복용 환자에 대한 적절한 사정(신경학적 사정)을 수행한다.
2. 마약 과다 복용의 증상과 징후에 대한 인식, 기도유지, 초기 응급처치[naloxone hydrochloride(Narcan)], 그리고 적절한 문서 작성 등 효율적인 중재를 시도한다.
3. 마약 과다 복용 환자의 치료에 의료팀의 일원으로서 협력한다.

정서적 영역

1. 마약 과다 복용 환자 간호 시 수행한 것을 되돌아본다.
2. 마약 과다 복용 환자 간호에 대한 전반적인 느낌을 되돌아본다.
3. 마약 과다 복용 환자 간호 시 팀 구성원으로서 수행하는 것에 관한 느낌을 토의한다.
4. 마약 과다 복용 환자 치료의 시뮬레이션 동안 효과적이었던 요소를 확인한다.
5. 마약 과다 복용 환자 치료의 시뮬레이션 동안 개선이 필요한 요소를 확인한다.
6. 마약 과다 복용 환자 간호에 대한 자신감을 갖는다.

의사소통

1. 마약 과다 복용 환자의 치료 시 의료팀과 효과적으로 의사소통한다.
2. 마약 과다 복용 환자의 치료 시 환자 및 가족과 효과적으로 의사소통한다.
3. 의료팀과 의사소통 시 SBAR(situation, back ground, assessment, recommendation) 형식을 사용한다.
4. 문제해결을 위해 Transparent Thinking(생각나는 대로 의견 말하기)을 수행한다.
5. 업무를 위임할 때는 직접적인 의사소통 방법을 사용한다.
6. 의사소통을 위해 Closed Loop Communication(상대방의 메시지와 상황을 인식했음을 알림)을 사용한다.

안전

환자와 건강관리제공자의 안전을 위해 안전관리중재를 적용하고 유지한다.

1. 신체역학, 발생 가능한 위험, 장비 문제 등에 관해 건강관리제공자, 방문객과 환자에게 안전한 환경을 제공한다.
2. 환자 안전을 목표로 환자확인규정, 건강관리제공자 간의 효과적인 의사소통과 안전한 투약 등에 주의를 기울인다.
3. 손씻기, 감염예방법과 개인보호장비 사용 등 표준주의지침을 지킨다.

리더십과 관리/위임

1. 마약 과다 복용 환자의 치료 시 합법적이고 윤리적이며 안전하게 간호보조인력에게 위임할 수 있는 업무를 확인한다.
2. 마약 과다 복용 환자의 치료 시 환자 간호 요구를 확인하고 우선순위를 정한다.
3. 간호보조인력이 마약 과다 복용 환자 간호에 도움이 되게 지도할 수 있다.

사전학습

물질남용

마약(Narcotics)

정의

물질남용은 중단할 수 없거나 약물사용으로 인한 의학적 부작용이 반복적으로 나타남에도 불구하고 매일 물질을 사용해야 하는 병리적 사용 패턴이다.

병태생리

농양이나 감염과 같은 부작용을 일으킬 수 있는 아편과 그 유도체[모르핀, 헤로인, 코데인 및 메페리딘(데메롤)]는 "흡입", "피하주사", 또는 "정맥주사"로 사용될 수 있다. 마약중독자는 통증반응 감소, 호흡, 우울억제, 무감동, 현실감 이탈, 판단력 문제, 성적활동 상실, 동공축소 등이 나타난다. 마약(Narcotics)은 CNS 억제제로 진정, 행복감, 통증 완화, 지적기능 약화, 협응장애의 원인이 된다.

위험 요인

- 복합적인 사회심리적, 환경적 요인이 남용과 중독에 영향을 미친다.

사정

주관적 자료

- 마약 없이 지내기가 불가능하다고 느낌
- 인간관계나 가족역동성 붕괴
- 낮은 자존감
- 분노
- 부정
- 합리화
- 사회적 격리
- 부적절한 대처
- 잘못 정의된 가치와 관습
  - 변비, 식욕부진, 체중 감소, 일시적 발기부전, 습관성, 고통스러운 금단증상을 일으키는 중독이 장기간의 복용으로 나타남
- 금단증상
  - 증상은 마지막 복용 후 12시간 내에 일어나며, 24~36시간에 최고점으로 나타나고, 72시간 내에 떨어지기 시작하여 5~6일이 되어야 사라진다.

객관적 자료

- 동공 확대
- 근육의 경련, 진전, 쑤심 및 통증
- 소름 돋는 피부(piloerection)
- 눈물, 콧물, 재채기, 하품
- 발한, 떨림
- 열
- 구토, 복부통증
- 탈수
- 급속한 체중 저하
- 수면장애
- 과용
  - 최면제/아편제 남용의 증상과 징후로는 행복감, 각성된 졸림, 오심, 동공 축소, 저산소증, 호흡억제, 혼수상태, 발작 등이 있다.

진단검사

- 혈액 독성(Blood toxicology)

처치

- 기도유지
- Naloxone(약물치료)
- 만약 필요하다면 숯 치료 혹은 장 세척

간호관리

목표: 안전과 신체적 편안함을 위해 최적 수준 유지

- 지지적인 신체간호
- 활력징후
- 영양
- 수분 공급
- 발작 예방

목표: 불안을 줄이기 위해 의학적 치료, 지지 제공, 현실감을 느끼게 하는 안내 제공

- 해독: 처방된 약물을 투여한다.
- 금단증상: 증상을 모니터하고 즉각적으로 문제를 보고한다.

평가/결과 표준

- 합병증 없음
- 물질중독이 없는 삶을 유지하기 위해 중독된 생활양식을 자기 신뢰 계획방식으로 대체한다.

복습 문제

1. 최면성 마약남용의 신체적 징후와 증상은?
   답:
2. 심각한 최면성(아편제) 마약 남용으로부터 고통 받는 환자를 위한 간호중재는?
   답:
3. 최면성 마약남용의 금단증상의 징후와 증상은?
   답:
4. 금단증상 징후를 위한 치료는?
   답:
5. 신경적 검사의 다섯 가지 구성은?
   답:

관련된 근거중심간호 가이드라인

The Joint Commission National Patient Safety Goals Hospital Program. Retrieved from http://www.jointcommission.org/GeneralPublic/NPSG/10_npsgs.htm

의사소통을 위한 SBAR 기법: The Institute for Healthcare Improvement에서 발표한 상황적 단기모델. downloaded on December 19, 2008, from http://www.ihi.org/IHI/Topics/PatientSafety/Safety General/Tools/SBARTechniqueforCommunicationASituationalBriefingModel.htm

The National Guideline Clearinghouse

Substance Abuse and Mental Health Services Administration(U.S.)—Federal Government Agency (U.S.) (2006). Detoxification and substance abuse treatment: Physical detoxification services for withdrawal from specific substances. In: Center for Substance Abuse Treatment (CSAT). Detoxification and substance abuse treatment. Rockville (MD): Substance Abuse and Mental Health Services Administration (SAMHSA); 2006 Jan 18. p. 41-111. (Treatment improvement protocol (TIP); no. 45). Retrieved from http://www .guideline.gov/content.aspx?id=9118

조울병(Bipolar disorder)

정의

조울병은 순환되는 기분장애로 우울에서 의기양양으로 또는 그 반대로 순환되면서 각 상태 사이에 관련되는 증상의 기간이 있는 것이 특징이다.

병태생리

생화학적 변화를 초래하는 병리적 원인의 근거가 증가하고 있다.

개념과 원칙

- 조증과 우울증 상태는 적개심, 죄책감, 무의식적 충동과 도덕적 의식 사이에 고심하는 불안과 관련이 있다.
- 조증 기간 동안 다른 사람에 대해 적개적 느낌을 투사하고 있다.
- 우울기간 동안은 적개심 방향이 자신에게 있다.
- 두 개의 기간은 생화학적으로, 무의식적으로 또는 둘 다에 의해 주의, 승인, 정서적 지지를 얻고자 하는 목적을 가진다.

시뮬레이션 시작 전 확인 내용

- 마약 과량투여
- 신경학적 사정(Glasgow Coma Scale)
- 조울병

시뮬레이션

환자 배경

개인정보

- 나이: 36세
- 성별: 남성
- 신장: 182cm
- 체중: 74kg

인구학적 정보

- 결혼 상태: 독신
- 교육 수준: 고등학교 중퇴
- 종교: 모름
- 직업: 없음

현재 건강 상태

- 조울증과 헤로인 중독 병력

배경

- 사회심리적 병력
  - 사회적 지지: 없음
- 과거력
  - 내과적: 이전 두 번의 약물과용
  - 외과적: 모름
- 가족력: 아버지가 알코올 중독으로 사망

입원기록지	
이름:	김OO
나이:	36세
성별:	남성
결혼 상태:	독신
교육 수준:	고등학교 중퇴
종교:	모름
직업:	없음

병원
처방

환자이름: 김OO
알레르기: 없음

진단명: 조울병(bipolar disorder)

날짜	시간	의사처방	서명
		2시간 동안 15분마다 정기적으로 신경검사와 활력징후 측정 맥박산소포화도 모니터링	
		원하는 식사	
		활동: 견딜만한 활동	
		수액요법: Initiate in an emergency and follow overdose protocol	
		투약: Lithium 300 mg po tid Narcan 0.4 mg IV. Repeat in 1 min if RR <10 Monitor for 2 hr following Narcan administration	
		진단검사: CBC, BMP, UDS, CXR r/o aspiration, acetaminophen level, salicylate level, ECG, cardiac monitoring	
		처치: 정신과적 지지	
		1:1 관찰, 자살위험	Dr. 최OO

간호기록

당신은 정신과 입원병동에서 일하는 간호사이고, 담당하는 환자 한 명이 외출에서 돌아왔다. 거실에서 한 남자가 등을 바닥에 대고 누워서 조리 없는 말을 하고 있다는 것을 발견했다는 보고를 갑자기 받았다. 그는 반응이 부적절하고 호흡은 얕고 거칠다.

학생 시뮬레이션 준비 과제

1. 최면성 마약 남용 환자 간호를 위해 필요한 물품과 사용목적을 기술하시오.

물품	목적
마스크와 비강캐뉼라를 통한 산소	
혈압계, 체온계, 청진기, 산소 포화도 측정기	
정맥주사 장비	
인공기도/ambubag	

2. 최면성 마약 남용의 진단을 받은 환자 간호를 위한 팀 구성원과 역할을 기술하시오.

팀 구성원	역할
간호사 1	
간호사 2	
정신과 의사	
호흡기 치료사	
함께한 의사	

3. 관련 자료 연습문제: 아래 빈칸을 채우시오.

기록에서 도출한 관련자료	그 밖에 다른 출처에서 도출한 관련자료	누락된 자료	누락된 자료의 출처	추후검사가 필요한 자료

4. 사정

환자의 배경과 간호기록을 검토한 후, 환자 현재 상태를 사정할 준비를 한다. 각각의 항목에 따라 사정을 어떻게 할 것이며, 약물 과용 환자에게 나타날 것으로 예상되는 것은 무엇인지 확인하시오.

과거력

추가 자료를 얻기 위해 환자나 가족에게 해야 할 질문은 무엇인가?

신체검진

- 전반적 외모:
- 피부계:
- 머리, 귀, 눈, 코, 목:
- 호흡기계:
- 심혈관계:
- 유방:
- 복부:
- 신경계:
- 근골격계:
- 생식기계:
- 추가 검진:
- 발달적 검사

  환자의 발달 단계를 고려한 간호는 무엇인가?

  답:

5. 진단검사

환자 간호를 계획하는 데 필요한 환자의 주호소와 관련된 진단검사 결과는 무엇인가?

Van Leeuwen et al, Davis's Comprehensive Handbook of Laboratory and Diagnostic Testing with Nursing Implications 4e 또는 다른 진단검사 관련 참고문헌을 이용하여 아래 표를 완성하시오.

진단검사	검사 이유
CBC	
Chemistry profile including electrolytes, BUN, creatinine	
ECG	
Drug screen on blood, urine, and gastric analysis as appropriate	
Chest x-ray	
Blood gases	
Liver function tests	

6. 처치

최면성 약물 남용 진단을 받은 환자에게 사용하는 약물에 대하여 확인하시오.

Deglin et al, Davis's Drug Guide for Nurses 12e 또는 약물과 관련된 다른 참고문헌을 참조하여 아래 표를 완성하시오.

약물	용량, 경로, 빈도	적응증	부작용	간호중재
Lithium	300 mg po tid			
Naloxone Hydrochloride	0.4–2.0 mg q 2–3 mins until respiratory function is restored			

7. 간호문제/간호진단

3가지 우선순위 간호문제/진단을 확인하시오.

사정자료	우선순위 문제	중재	기대되는 결과	간호보조인력에게 위임할 수 있는 중재는 어떤 것인가?
1.				
2.				
3.				

참고문헌

Deglin, J. H., & Vallerand, A. H. (2010). Davis's drug guide for nurses(12th ed.). Philadelphia: F. A. Davis.

Dillon, P. (2007). Nursing health assessment: A critical thinking and case studies approach (2nd ed.). Philadelphia: F. A. Davis.

Erikson, E.H. (1950). Childhood and society. New York: Norton.

Ignatavicius, D., Winkelman, C., Workman, M.L., & Hausman, K. (2010). Clinical companion for medical-surgical nursing: Critical thinking for collaborative care (6th ed.). St. Louis: Saunders.

Kee, J. L., Hayes, E. R., & McCuistion L. E. (2009). Pharmacology: A nursing process approach (6th ed.). St. Louis: Saunders Elsevier

Lagerquist, S. (2006). Davis's NCLEX-RN success. Philadelphia: F. A. Davis.

Potter, P. (2007). Basic nursing: Essentials for practice (6th ed.). St. Louis: Mosby.

Van Leeuwen, A. M., Poelhuis-Leth, D.J., & Bladh, M.L. (2011). Davis's comprehensive handbook of laboratory and diagnostic tests with nursing implications. (4th ed.). Philadelphia: F.A. Davis.

Varcarolis, E., & Halter, M. (2009) Foundations of psychiatric mental health nursing: A clinical approach. St. Louis: Saunders Elsevier.

9-2 편집성 조현병

정신건강간호

학습목표

인지적 영역

1. 조현병의 징후와 증상에 대해 설명한다.
2. 정신상태 사정의 요소를 식별한다.
3. 지각장애를 가진 정신질환을 치료하기 위해 일반적으로 사용하는 약물을 식별한다.
4. 조현병 치료의 약물과 부작용에 대해 설명한다.
5. 편집성 망상을 가진 환자를 위한 적절한 치료적 의사소통 중재를 식별한다.
6. 약물 복용을 잘 따르는지 확인하는 방법을 설명할 수 있다.
7. 진단검사를 해석한다.

정신운동적 영역

1. 정신적 증상을 지닌 환자를 위한 초점사정을 완벽히 수행한다.
2. 망상과 편집성을 가진 환자에게 적절한 중재를 시행한다.
3. 가족에게 적절한 중재를 시행한다.
4. 안전 기준에 맞게 처방된 약물을 투여한다.
5. 자살예방 중재를 수행한다.

정서적 영역

1. 망상과 환청이 있는 환자를 치료하는 데 자신의 감정을 식별할 수 있고 이러한 감정이 간호에 어떻게 영향을 미치는지 확인한다.
2. 망상과 편집성 환자의 간호에 대한 자신감을 갖는다.
3. 편집성 조현병 간호 시뮬레이션 동안 효과적이었던 요소를 확인한다.
4. 편집적 조현병 환자 간호 시뮬레이션 동안 개선이 필요한 요소를 확인한다.

의사소통

1. 다음 증상을 보이는 환자에게 치료적으로 중재한다.
   - 환청
   - 자살사고/생각
   - 상승시키는 행동
2. 정신장애 환자 간호에서 다음과 같은 사람과 효과적으로 의사소통을 할 수 있도록 의료팀과 의사소통 시 SBAR(situation, back ground, assessment, recommendation) 형식을 사용한다.
   - 의사
   - 간호팀
   - 사회복지사
   - 안전팀
3. 정신적 위기 동안 환자 및 가족과 효과적으로 의사소통한다.
4. 망상과 안절부절못함이 증가한 환자를 치료하는 측정방법을 평가하고 기록한다.
5. 문제해결을 위해 Transparent Thinking(생각나는 대로 의견 말하기)을 수행한다.
6. 업무를 위임할 때는 직접적인 의사소통 방법을 사용한다.
7. 의사소통을 위해 Closed Loop Communication(상대방의 메시지와 상황을 인식했음을 알림)을 사용한다.

안전

환자와 건강관리제공자의 안전을 위해 안전관리중재를 적용하고 유지한다.

1. 신체역학, 발생 가능한 위험, 장비 문제 등에 관해 건강관리제공자, 방문객과 환자에게 안전한 환경을 제공한다.
2. 환자 안전을 목표로 환자확인규정, 건강관리제공자 간의 효과적인 의사소통과 안전한 투약 등에 주의를 기울인다.
3. 손씻기, 감염예방법과 개인보호장비 사용 등 표준주의지침을 지킨다.

리더십/위임

1. 정신과 환자에 대해 걱정하는 표현을 하는 보호자에 대한 반응에 치료팀의 역할 차이를 식별할 수 있다.
2. 환자가 증가된 행동을 보일 때 구성원의 역할을 적절하게 분배한다.

사전학습

정의

조현병은 기분, 사고내용, 느낌, 지각 및 행동장애를 포함하는 많은 일반적 형태의 증상이 상호관련된 하나의 질환이다. 일반적으로 15~27세에 나타난다.

병태생리

조현병의 병태생리는 도파민과 세로토닌의 유전적 · 신경화학적인 불균형과 관련이 있다고 본다. 그 원인이 조현병 환자의 뇌 구조의 차이 때문인지 질병으로 인한 것인지는 명확하게 알려져 있지 않다.

위험 요인

식별된 위험 요인이 없이도 조현병이 될 가능성은 있다. 다음은 조현병을 일으킨다고 알려진 위험 요소이다.

- 가족력
- 비정상적 뇌
- 환경적 요인
- 태아발달이나 분만 시 부작용
- 이른 부모의 상실
- 사회경제적 · 문화적 요인

사정

"양성" 증상은 정상 기능의 과도나 왜곡을 반영하며, CT상에서 정상적인 뇌 구조를 보이고 치료에 잘 반응한다.

- 망상
- 환각
- 와해된 생각이나 말
- 와해된 행동

"음성" 증상(4 As로 알려진)은 정상 기능의 상실, 구조적으로 비정상적인 뇌, 치료에 잘 반응하지 못하는 것을 의미한다.

- 연상해리(associative looseness): 논리적 사고 과정의 손상
- 정서(affect): 과장된, 감동이 없는, 밋밋한, 부적절한 또는 일관성 없는
- 양가감정(ambivalence): 동시에 일어나는 느낌과 태도의 갈등
- 자폐증(autism): 외적 세계로부터의 철회, 환상에 몰두, 특이한 생각

전구 증상 또는 잔류 증상:

- 사회적 격리
- 역할 손상
- 기묘한 행동
- 개인위생 문제
- 무디고 부적절한 정서
- 언어변화
- 이상야릇한 생각
- 비정상적인 지각경험

조현병의 편집증 형태는 투사가 주요기전인 피해망상, 과대망상, 또는 적개심의 사고내용장애를 일으키는 지각손상으로 구성된다.

진단검사

- 약물 선별검사
- 뇌의 기능과 구조를 검사하기 위한 CT, MRI, PET, EEG

처치

- 항정신병약물과 항파킨슨약물
- 안전 유지에 필요한 경우 격리와 차단
- 치료적 환경

환각 행동의 간호관리

- 구조적 환경을 제공한다.
- 흥미를 유지하거나 자극시키기 위해 현실적인 목표를 사용한다.
- 환각으로 인한 손상에 대해 보호한다.
- 점차적으로 사회적 대인관계를 증가시킨다.
- 환각경험을 표현하도록 한다.
- 감정에 초점을 두고 현실에 반응하도록 한다.
- 환각 동안 현실로 전환하도록 한다.
- 논쟁과 직접적 대면을 피한다.
- 한 번에 하나의 질문을 한다.
- 분명하고 양가적이지 않는 언어를 사용한다.
- 경험이 같지 않다는 것을 지적하면서 서로 타당하게 받아들일 수 있도록 격려한다.
- 환자의 욕구를 이해하도록 가족을 돕는다.

평가/결과 기준

- 자기인식이 증가
- 작지만 긍정적인 행동변화
- 신뢰적 시작의 근거
- 대화의 시도
- 활동에 참여
- 혼자 시간을 보내는 시간이 줄어듦
- 공공장소에서 적절한 행동을 보임
- 긍정적 상태 만듦

복습 문제

1. 편집증 망상과 환청을 가진 환자에게 사용할 수 있는 치료적 전략은?
   답:

2. 정신 상태 사정이 되어야 하는 부분에 대해 서술하시오.
   답:

3. 일반적으로 조현병 치료에 사용되는 약의 분류는?
   답:

4. 항정신병약을 복용하는 환자에게 간호사가 모니터해야 하는 부작용에 대해 설명하시오. 간호사가 어떻게 중재해야 하는가?
   답:

5. 환자의 행동이 안절부절못할 때 적절한 간호중재는?
   답:

관련된 근거중심간호의 가이드라인

Veterans Administration, Department of Defense. Management of persons with psychoses. Washington (DC):

Department of Veteran Affairs; 2004 May. Various p. Available at:

http://www.ngc.gov/summary/summary.aspx?doc_id=5632&nbr=003794&string=schizophrenia. Best Practice Evidenced-based Guideline: The assessment and management of people at risk of suicide: New Zealand Guidelines Group (NZGG).Available at: http://www.nzgg.org.nz/guidelines/0005/acf50e.pdf

Violence: the short-term management of disturbed/violent behaviour in psychiatric in-patient settings and emergency departments: National Collaborating Centre for Nursing and Supportive Care. London (UK): National Institute for Clinical Excellence (NICE); Feb 2005. 292 p.

The Joint Commission National Patient Safety Goals Hospital Program. Retrieved from http://www.jointcommission.org/GeneralPublic/NPSG/10_npsgs.htm

SBAR Technique for Communication: A situational briefing model published by The Institute for Healthcare Improvement was downloaded on December 19, 2008, from http://www.ihi.org/IHI/Topics/PatientSafety/SafetyGeneral/Tools/SBARTechniqueforCommunicationASituationalBriefingModel.htm

시뮬레이션 시작 전 확인 내용

- 의사소통
- 치료적 의사소통
- 다학제간 의사소통
- 기록
- 환자의 비밀유지
- 정신약리학
- 정신 상태 사정
- 조현병
- 정신과 환자의 급성간호
- 편집성 조현병에 취약한 환자가 사고장애를 경험하게 하는 위험요소
- 정신질환으로 입원한 환자를 돌보기 위해 간호사가 시행할 수 있는 적절한 사정
- 치료적 중재에 대한 기대되는 반응
- 환청과 편집증을 경험하는 환자의 치료

시뮬레이션

환자 배경

개인정보

- 나이: 59세
- 성별: 남성
- 신장: 179cm
- 체중: 74kg

인구학적 정보

- 결혼 상태: 아내, 자식과 3년 동안 떨어져 지냄
- 교육 수준: 고등학교 중퇴
- 종교: 기독교
- 직업: 무직

현재 건강 상태

- 20살에 편집성 조현병으로 진단받음; 입원하기 전, 통근열차 앞에서 뛰어내리려는 시도가 있었음. 어떤 목소리가 그에게 "지붕 위에서 뛰어내려라", "기차 앞으로 뛰어들어라"라고 지시함

배경

- 사회심리적 배경: 3년 동안 떨어져 지냄; 자녀들이 한 달에 한 번씩 할머니를 방문할 때 만남; 살인으로 5년 동안 복역하였음(10년 전에 석방됨); 범죄를 저지를 당시 알코올과 마약에 중독되어 있었음.
  - 사회적 지지: 최근에 75세의 노모와 함께 지냄; 다른 친구는 없음
- 과거력
  - 내과적: 3년 전에 HIV 양성으로 진단받음-증상은 없음; 그는 그가 어떻게 질병에 걸리게 되었는지 모른다고 진술함; 고혈압; 알레르기 반응 없음

- 최근 투약력: Atenolol 50mg po q AM; Spironolactone 100mg po q AM; Olanzapine 20 mg po q AM
- 외과적: 없음
- 정신의학적: 진료기록에 지난 20년 동안 정신질환으로 정신병원에 자주 다녔다고 기록됨 psychotic episodes; 19살에 베트남 전쟁에서 처음으로 목소리가 들렸음; 치료 후 퇴원하였음
- 가족력: 특별한 것은 없음; 75세의 노모는 약간의 청력상실을 제외하고는 건강함

입원기록지

이름:	이OO
나이:	59세
성별:	남성
결혼 상태:	별거
교육 수준:	고등학교 중퇴
종교:	침례교
직업:	무직

병원 **환자이름: 이OO**
처방 **알레르기: 없음**

진단명: 편집성 조현병, 고혈압, 에이즈(AIDS) (Paranoid schizophrenia, HTN, HIV)

날짜	시간	의사처방	서명
		활력징후: 매일	
		입원 시 체중을 측정하고 그 후 이틀에 한번씩	
		특별 예방책: 15분마다 자살 예방 관찰	
		특권: 일상 방문 허용, 가족만 가능	
		식이: 나트륨 2g	
		활동: 자유롭게 움직임	
		투약: Atenolol 50 mg po q AM	
		Tylenol 650 mg po q 4 hr prn for headache/pain Haldol 5 mg IM q 4 hr prn for severe psychotic agitation	
		진단검사: CBC with diff, ECG, urine toxicology screen, blood alcohol level	Dr. 김OO

간호기록

59세의 남성 이OO 씨는 편집성 조현병으로 24시간 전에 입원하였다. 입원 전에, 환자는 그에게 "지붕에서 뛰어내려라", "기차 앞으로 뛰어들어라"라고 말하는 목소리를 들었다고 말했다. 이OO 씨는 "저는 약을 먹지않고 있어요. 왜냐하면 약은 나를 피곤하게 만들고, 성관계를 할 수 없기 때문에 치료를 받아오지 않았다"라고 진술했다. 입원할 당시, 이OO 씨는 3년 전 그의 아내와 별거한 후 함께 살아왔던 75세의 노모와 함께 동행했다.

야간 근무 간호사로부터의 교대 보고:

의사 김OO 씨 담당의 59세의 남자 환자 이OO 씨는 지난밤 병

실에 도착했을 때, 다른 환자를 동성애자로 고소하겠다고 말하면서 다른 남자 환자를 위협했다. 이OO 씨는 다른 환자가 그를 부적절하게 만졌다는 이유로 그 환자를 고소했다. 이OO 씨는 동행한 직원이 배정된 방으로 안내하자 지시에 따랐고, 취침시간 전까지 더 이상의 사건은 없었다. "그 목소리가 밤에 더 심해졌다"라고 말하며 지난밤 잠을 설쳤다. 이OO 씨는 아침 일찍 일어나 간호사실에 바로 밖에 있는 휴게실로 나왔다. 혼자 중얼거리며 방 안을 훑어보았다. 또한 목소리가 들린다는 것을 인정했다. 이OO 씨는 자신을 살해하기 위해 공모했다고 말한 다른 환자를 위협하면서 점점 더 불안해했다. 이OO 씨는 자신의 방에 누군가가 자신을 해치기 위해 기다리고 있을 것 같은 것이 두려웠기 때문에, 동행한 직원이 방으로 돌아가라고 했지만 그 지시에 따르지 않았다. 한 시간 전, 이OO 씨는 고조된 불안과 "목소리를 잠재우기 위해" Haldol 5mg을 IM으로 투약받는 것에 동의했다. 그 후 30분 동안 잠들었다. 조금 전 깨어나 자신의 방에서 쉬고 있다.

소변 약물 선별 검사는 음성이다; BAL에 알코올의 흔적이 없다. CBC WNG는 WNL 11,000mm^{3}을 예상한다.

학생 시뮬레이션 준비 과제

1. 편집성 조현병 환자 간호를 위해 필요한 물품과 사용목적을 기술하시오.

물품	목적
혈압계, 체온계, 청진기	
주사기, 바늘, 알코올 솜, 장갑	
전화기	

2. 편집성 조현병 진단을 받은 환자 간호를 위한 팀 구성원과 역할을 기술하시오.

팀 구성원	역할
간호사 1	
간호사 2	
사회복지사	
의사	

3. 관련 자료 연습문제: 아래 빈칸을 채우시오.

기록에서 도출한 관련자료	그 밖에 다른 출처에서 도출한 관련자료	누락된 자료	누락된 자료의 출처	추후검사가 필요한 자료

기록에서 도출한 관련자료	그 밖에 다른 출처에서 도출한 관련자료	누락된 자료	누락된 자료의 출처	추후검사가 필요한 자료

4. 사정

환자의 배경과 간호기록을 검토한 후, 환자 현재 상태를 사정할 준비를 한다. 각각의 항목에 따라 사정을 어떻게 할 것이며, 편집성 조현병 환자에게 나타날 것으로 예상되는 것은 무엇인지 확인하시오.

과거력

추가 자료를 얻기 위해 환자와 가족에 해야 할 질문은 무엇인가?

답:

신체검진

- 전반적 외모
  - 자세:
  - 신체 움직임:
  - 옷:
  - 차림새와 위생:
- 행동
  - 의식 수준:
  - 얼굴 표정:
  - 말투:
  - 기분과 정서:
- 인지
  - 성향:
  - 주의지속시간:
  - 단기기억:
  - 장기기억:
  - 새로운 지식:
  - 판단:
  - 사고과정:
- 발달적 검사

환자의 발달 단계를 고려한 간호는 무엇인가?

답:

5. 진단검사

환자 간호를 계획하는 데 필요한 환자의 주호소와 관련된 진단검사 결과는 무엇인가?

Van Leeuwen et al, Davis's Comprehensive Handbook of Laboratory and Diagnostic Testing with Nursing Implications 4e 또는 다른 진단검사 관련 참고문헌을 이용하여 아래 표를 완성하시오.

진단검사	검사 이유
Complete blood count with differential WBC Neutrophils Eospinophils Basophils Lymphocytes Monocytes RBC Hemoglobin Hematocrit Platelets	
Urine toxicology screen	
Blood alcohol level	

6. 처치

편집성 조현병 진단을 받은 환자에게 사용하는 약물에 대하여 확인하시오.

Deglin et al, Davis's Drug Guide for Nurses 12e 또는 약물과 관련된 다른 참고문헌을 참조하여 아래 표를 완성하시오.

약물	용량, 경로, 빈도	적응증	부작용	간호중재
Atenolol	50 mg po q AM			

약물	용량, 경로, 빈도	적응증	부작용	간호중재
Spirinolactone	100 mg po q AM			
Aripiprazole	15 mg po q AM			
Tylenol	650 mg po q 4 hr prn for headache/pain			

약물	용량, 경로, 빈도	적응증	부작용	간호중재
Haloperidol	5 mg IM q 4 hr prn for severe psychotic agitation			

7. 간호문제/간호진단

3가지 우선순위 간호문제/진단을 확인한다.

사정자료	우선순위 문제	중재	기대되는 결과	간호보조인력에게 위임할 수 있는 중재는 어떤 것인가?
1.				
2.				

사정자료	우선순위 문제	중재	기대되는 결과	간호보조인력에게 위임할 수 있는 중재는 어떤 것인가?
3.				

참고문헌

Deglin, J. H., & Vallerand, A. H. (2010). Davis's drug guide for nurses (12th ed.). Philadelphia: F. A. Davis.

Dillon, P. (2007). Nursing health assessment: A critical thinking and case studies approach (2nd ed.). Philadelphia: F. A. Davis.

Erikson, E.H. (1950). Childhood and society. New York: Norton.

Lagerquist, S. (2006). Davis's NCLEX-RN success. Philadelphia: F. A. Davis.

Swearingen, P. (2007). All-in-one care planning resource. St. Louis: Mosby Elsevier.

Van Leeuwen, A. M., Poelhuis-Leth, D. J., & Bladh, M. L. (2011). Davis's comprehensive handbook of laboratory and diagnostic tests with nursing implications. (4th ed.). Philadelphia: F.A. Davis.

Varcarolis, E. (2006). The schizophrenias. In E. M. Varcarolis, V. B. Carson, N. Shoemaker, Foundations of psychiatric mental health nursing: A clinical Approach. St. Louis: Saunders Elsevier.

Varcarolis, E., & Halter, M. (2009) Foundations of psychiatric mental health nursing: A clinical Approach. St. Louis: Saunders Elsevier.

Wilson, B. A., Shannon, M. T., & Stang, C. L. (Eds.). Nurse's drug guide 2006 (pp. 9-11, 119-120, 131-133, 792-794, 1494-1496). Upper Saddle River, NJ: Pearson Prentice Hall.

지역사회 간호 Community Health Nursing 10

10-1 가정에서의 상처 간호

지역사회

학습목표

인지적 영역

1. 감염성 욕창의 증상과 징후를 기술한다.
2. 염증 반응의 병태생리와 감염의 증상과 징후를 관련시킨다.
3. 상처 감염과 욕창의 위험을 높이는 환자의 과거력 요인을 확인한다.
4. 상처 감염과 욕창의 위험을 높이는 환자의 현재 상태 요인을 확인한다.
5. 감염성 욕창 환자를 위한 적절한 중재 방법을 확인한다.

정신운동적 영역

1. 상처 단계 확인을 포함한 감염성 욕창 환자를 위한 적절한 사정을 수행한다.
2. 정맥부전 환자를 대상으로 상처 세척 및 닦기, 상처 측정, 드레싱 등 적절한 중재를 시작한다.
3. 욕창의 위험을 사정하기 위해 Braden Scale을 사용한다.

정서적 영역

1. 감염성 욕창 환자의 간호 시 수행한 것을 되돌아본다.
2. 감염성 욕창 환자 간호에 대한 전반적인 느낌을 되돌아본다.
3. 시뮬레이션에서 효과적이었던 요소를 확인한다.
4. 시뮬레이션에서 개선이 필요한 요소를 확인한다.
5. 감염성 욕창 환자 간호에 대한 자신감을 갖는다.

의사소통

1. 욕창 환자 간호 시 환자, 가족, 의사와 효과적으로 의사소통한다.
2. 욕창 환자 의료팀과 의사소통 시 SBAR(situation, background, assessment, recommendation) 형식을 사용한다.
3. 욕창 환자 및 가족 간호 시 치료적 의사소통 원칙을 적용한다.
4. 문제해결을 위해 Transparent Thinking(생각나는 대로 의견 말하기)을 수행한다.
5. 업무를 위임할 때는 직접적인 의사소통 방법을 사용한다.
6. 의사소통을 위해 Closed Loop Communication(상대방의 메시지와 상황을 인식했음을 알림)을 사용한다.

안전

환자와 건강관리제공자의 안전을 위해 안전관리중재를 적용하고 유지한다.

1. 2011 Joint Commission Home Care National Patient Safety Goals을 활용한다.
   - 환자를 정확하게 확인한다.
   - 감염을 예방한다.
   - 환자의 약물을 재평가한다.
   - 낙상을 예방한다.
   - 가정에서의 환자 안전 위험 요소를 확인한다.
2. 손씻기, 감염예방법과 개인보호장비 사용 등 표준주의지침을 지킨다.

리더십과 관리/위임

- 발목 궤양이 있는 환자의 가정간호 시 환자 간호 요구를 확인하고 우선순위를 정한다.

교육 및 학습

1. 상처 치유에서의 단백질, 비타민, 미네랄의 중요성에 대해 환자를 교육한다.
2. 고단백 식품을 섭취하는 방안에 대해 논의한다.

사전학습

피부 손상

- 위험 요인 존재 여부 사정
  - 부동
  - 불충분한 영양
  - 체위변경 부족
- 주관적 자료
  - 통증
  - 피로
  - 도움 없이 돌아 누울 수 없음
- 객관적 자료
  - 피부통합성 장애, 특히 귀, 후두부, 발뒤꿈치, 천골, 음낭, 팔꿈치, 대퇴돌기, 좌골, 견갑골
  - 부동
  - 영양실조
- 예방
  - 1~2시간마다 체위변경
  - 가능한 경우 침상 밖 활동
  - 감염으로부터 보호
  - 단백질, 탄수화물 및 수분 섭취 증가
- 영향인자 사정/감소
  - 실금
  - 움직이지 않는 자세
  - 영양실조
  - 비만
  - 감각 결손
  - 감정장애
  - 마비
- 치유 증진
  - 부드럽게 씻고 가볍게 두드려 건조시킴
  - 깨끗하고 주름 없는 린넨
  - 무알코올성 로션으로 피부 마사지
  - 장애요인에 대해 피부를 보호함
  - 도넛 또는 링 쿠션을 피함

평가/결과 기준

- 피부 손상이 없음

욕창 단계

- 1단계: 손상 없는 피부의 회복되지 않는 홍반(발적)
- 2단계: 표피, 진피, 또는 표피와 진피 모두를 포함한 부분층 피부 손실(예: 찰과상, 물집, 또는 얕은 함몰)
- 3단계: 피하조직의 손상 또는 괴사를 포함한 전층 피부 손실로 피부 아래로 확장될 수 있으나 밑의 근막을 뚫지는 않는다(잠식이 동반되거나 동반되지 않는 깊은 함몰).
- 4단계: 광범위한 파괴, 조직 괴사, 또는 근육이나 뼈, 지지 구조(예: 건 또는 관절낭)의 손상과 함께 전층 피부 손실

  분류 불가능: 상처의 기저부를 볼 수 없어 분류 불가능한 것으로 본다.
- 심부조직 손상: 압박 또는 전단으로 인해 혈액이 찬 물집 또는 손상 없는 피부 위에 멍으로 나타나는 압박 관련 손상

상처 사정 항목

- 상처의 길이, 너비, 깊이
- 상처 기저부에 대한 묘사
- 배액, 양과 종류, 냄새
- 상처 종류
- 상처 주변의 상태
- 침식 여부
- 통증
- 처치
- 말초혈관질환 환자의 맥박, 부종, 색깔, 온도, 감각을 사정하고 다리 둘레를 측정한다.

복습 문제

1. 시나리오에서 상처 치유를 저해하는 위험 요인은?

   답:

2. 말초혈관질환(peripheral vascular disease, PVD)이란?

   답:

3. 말초혈관질환의 처치는?
 답:

4. 욕창의 4단계를 기술하시오.
 답:

5. 환자에게 어떤 식이를 제안할 수 있는가?
 답:

관련된 근거중심간호 가이드라인

The National Guideline Clearinghouse Practice Guidelines: http:www.guideline.gov

Risk assessment & prevention of pressure ulcers and Guideline for management of wounds in patients with lower-extremity neuropathic disease.

Wound, Ostomy, and Continence Nurses Society: http://www.wocn.org/

2011 Home Care National Patient Safety Goals

http://www.jointcommission.org/assets/1/6/2011_OME_NPSG_EASY.pdfSBAR Technique for Communication: A situational briefing model published by The Institute for Healthcare Improvement was downloaded on December 19, 2008, from http://www.ihi.org/IHI/Topics/PatientSafety/SafetyGeneral/Tools/SBARTechniqueforCommunicationASituationalBriefingModel.htm

시뮬레이션 시작 전 확인 내용

- 당뇨병
- 말초혈관질환
- 고혈압
- 비만
- 노화
- 감염 및 염증 반응
- 상처 관리
- 치유를 증진시키는 영양소
- 무균술
- 내과적 무균법

시뮬레이션

환자 배경

개인정보

- 나이: 79세
- 성별: 남자
- 신장: 177.8cm
- 체중: 120kg

인구학적 정보

- 결혼 상태: 기혼
- 교육 수준: 고등학교 중퇴
- 종교: 기독교
- 직업: 공장 노동자 은퇴

현재 건강 상태

- 제II형 당뇨병, 비만, 고혈압, 말초동맥질환, 발목에 감염성 욕창이 있음

배경

- 사회심리적 배경
  - 사회적 지지: 성인 자녀 3명, 손자 2명
- 과거력
  - 내과적: 10년 전 심근경색
  - 외과적: 15년 전 충수절제술
- 가족력: 아버지가 고혈압이었으며 64세에 심장마비로 사망

입원기록지

이름:	박OO
나이:	79세
성별:	남성
결혼 상태:	기혼
교육 수준:	고등학교 중퇴
종교:	기독교
직업:	공장 노동자 은퇴

병원	환자이름: 박OO
처방	알레르기: 페니실린

진단명: 감염성 발목 궤양(infected ankle ulcer)

날짜	시간	처방	서명
2013/5/21	10:00	활력징후: 매일 1회(가정간호 방문에 따라)	
		식이: 당뇨식이 1,800 칼로리	
		활동: 견딜만한 활동	
		투약: Metformin 500 mg po daily Metoprolol 150 mg po daily Lisinopril 10 mg po daily Lasix 20 mg po daily	
		진단검사: 한 달에 한 번 검사실에서 혈당 검사를 받는다. 필요 시 가정에서 혈당 측정기를 이용한다.	
		처치: 매일 발목의 드레싱을 Aquacel Ag와 bilateral Tubigrip으로 교환한다.	Dr. 김OO

간호기록

간호사는 환자의 집에 10시에 도착하였다. 환자의 부인이 문을 열어 주었고 환자는 다리를 올린 상태로 안락의자에 앉아 있었다. 환자는 다리가 점점 더 부어왔으며 발뒤꿈치 상처에서 어제보다 더 많은 배액이 있다고 하였다.

학생 시뮬레이션 준비 과제

1. 감염성 발목 궤양 진단을 받은 환자 간호를 위해 필요한 물품과 사용목적을 기술하시오.

물품	목적
무균 드레싱 키트	
청진기와 혈압계	
앞치마	
보호안경	
생리식염수	

2. 감염성 발목 궤양 환자 간호를 위한 팀 구성원과 역할을 기술하시오.

팀 구성원	역할
간호사 1	
의사	
가족구성원	

3. 관련 자료 연습문제: 아래 빈칸을 채우시오.

기록에서 도출한 관련자료	그 밖에 다른 출처에서 도출한 관련자료	누락된 자료	누락된 자료의 출처	추후검사가 필요한 자료

4. 사정

환자의 배경과 간호기록을 검토한 후, 환자 현재 상태를 사정할 준비를 한다. 각각의 항목에 따라 사정을 어떻게 할 것이며, 발목에 감염성 욕창이 있는 환자에게 나타날 것으로 예상되는 것은 무엇인지 확인하시오.

과거력

추가 자료를 얻기 위해 환자나 가족에서 해야 할 질문은 무엇인가?

신체검진

- 전반적 외모:
- 피부계:
- 머리, 귀, 눈, 코, 목:
- 호흡기계:
- 심혈관계:
- 유방:
- 복부:
- 신경계:
- 근골격계:
- 생식기계:
- 추가 검진:
- 발달적 검사

환자의 발달 상태를 고려한 간호는 무엇인가?

답:

5. 진단검사

환자 간호를 계획하는 데 필요한 환자의 주호소와 관련된 진단검사 결과는 무엇인가?

Davis's Comprehensive Handbook of Laboratory and Diagnostic Testing with Nursing Implications 4e 또는 다른 진단검사 관련 참고문헌을 이용하여 아래 표를 완성하시오.

진단검사	검사 이유
Doppler ultrasound(detect PVD)	
Ankle–arm(anklebrachial) index	
Venography or phlebography	
Wound C&S	
Serum prealbumin level	

6. 처치

감염성 발목 궤양 환자에게 사용하는 약물을 확인하시오.

Deglin et al, Davis's Drug Guide for Nurses 12e 또는 약물과 관련된 다른 참고문헌을 참조하여 아래 표를 완성하시오.

약물	용량, 경로, 빈도	적응증	부작용	간호중재
Metformin	500 mg daily			
Metoprolol	150 mg po OD			
Lisinopril	10 mg OD			
Lasix	20 mg OD			

7. 간호문제/간호진단

3가지 우선순위 간호문제/진단을 확인하시오.

사정자료	우선순위 문제	중재	기대되는 결과	간호보조인력에게 위임할 수 있는 중재는 어떤 것인가?
1.				

사정자료	우선순위 문제	중재	기대되는 결과	간호보조인력에게 위임할 수 있는 중재는 어떤 것인가?
2.				
3.				

참고문헌

Deglin, J. H., & Vallerand, A. H. (2010). Davis's drug guide for nurses (12th ed.). Philadelphia: F. A. Davis.

Dillon, P. (2007). Nursing health assessment: A critical thinking and case studies approach (2nd ed.). Philadelphia: F. A. Davis.

Erikson, E.H. (1950). Childhood and society. New York: Norton.

Grodner, M., Long, S., & Wackingshaw, B. (2007). Foundations and clinical applications of nutrition: A nursing approach (4th ed.). St. Louis: Mosby.

Ignatavicius, D., Winkelman, C., Workman, M. L., & Hausman, K. (2010). Clinical companion for medical-surgical nursing: Critical thinking for collaborative care (6th ed.). St. Louis: Saunders.

Lagerquist, S. (2006). Davis's NCLEX-RN success. Philadelphia: F. A. Davis.

The National Guideline Clearinghouse Practice Guidelines. Retrieved on July, 8, 2008 from http:www.guideline.gov

Potter, P. (2007). Basic nursing: Essentials for practice (6th ed.). St. Louis: Mosby.

Rothrock, J. C. (2006). Alexander's care of the patient in surgery (13th ed.). St. Louis: Mosby.

Van Leeuwen, A. M., Poelhuis-Leth, D. J., & Bladh, M. L. (2011). Davis's comprehensive handbook of laboratory and diagnostic tests with nursing implications. (4th ed.). Philadelphia: F. A. Davis.

Wound, Ostomy, and Continence Nurses Society. Retrieved on July, 8, 2008 from http://www.wocn.org/

10-2 난치성 통증

지역사회 환경/호스피스 간호

학습목표

인지적 영역

1. 난치성 통증 환자의 증상과 징후를 기술한다.
2. 통증의 증상과 징후를 말기 환자의 질병 과정에 연관시킨다.
3. 난치성 통증의 위험을 증가시키는 환자의 과거력을 확인한다.
4. 난치성 통증의 위험과 약물 관리를 증가시키는 환자의 현재 상태를 확인한다.
5. 난치성 통증이 시작된 환자를 위한 적절한 중재를 확인한다.
6. 난치성 통증 환자에 대한 팀 구성원의 역할을 구분한다.

정신운동적 영역

1. 난치성 통증 환자에게 통증을 사정한다.
2. 다음을 포함하여 통증이 있는 환자에게 적절한 통증 중재를 시작한다.
   - 통증에 대한 신체적 고통
   - 언어 또는 행동에 대한 사정으로 통증 사정
   - 현재 약물 및 사용
   - 통증 증가와 관련된 심리적 요인
   - 통증에 대한 환자의 이해, 간호 계획을 이행하고자 하는 환자의 의지
3. 난치성 통증 환자 간호 시 의료팀의 일원으로서 협력한다.

정서적 영역

1. 난치성 통증 환자 간호 시 수행한 것을 되돌아본다.
2. 난치성 통증 환자 간호에 대한 전반적인 느낌을 되돌아본다.
3. 난치성 통증 환자 간호 시 팀 구성원으로서 수행하는 것에 관한 느낌을 토의한다.
4. 난치성 통증 환자 간호 시뮬레이션 동안 효과적이었던 요소를 확인한다.
5. 난치성 통증 환자 간호 시뮬레이션 동안 개선이 필요한 요소를 확인한다.
6. 난치성 환자 간호에 대한 자신감을 갖는다.

의사소통

1. 난치성 통증 환자 간호 시 의료팀과 효과적으로 의사소통한다.
2. 난치성 통증 환자 간호 시 환자 및 가족과 효과적으로 의사소통한다.
3. 의료팀과 의사소통 시 SBAR(situation, back ground, assessment, recommendation) 형식을 사용한다.
4. 문제해결을 위해 Transparent Thinking(생각나는 대로 의견 말하기)을 수행한다.
5. 업무를 위임할 때는 직접적인 의사소통 방법을 사용한다.
6. 의사소통을 위해 Closed Loop Communication(상대방의 메시지와 상황을 인식했음을 알림)을 사용한다.

안전

환자와 건강관리제공자의 안전을 위해 안전관리중재를 적용하고 유지한다.

1. 2011 Joint Commission Home Care National Patient Safety Goals을 활용한다.
   - 환자를 정확하게 확인한다.
   - 감염을 예방한다.
   - 환자 약물을 재평가한다.
   - 낙상을 예방한다.
   - 가정에서의 환자 안전 위험 요인을 확인한다.
2. 신체역학, 발생 가능한 위험, 장비 문제 등에 관해 건강관리제공자, 방문객과 환자에게 안전한 환경을 제공한다.

리더십과 관리/위임

1. 난치성 통증 환자를 치료하는 적절한 사정 및 치료를 위한 중재 방법을 확인한다.
2. 난치성 통증 간호 시 환자 간호 요구를 확인하고 우선순위를 정한다.

사전학습

난치성 통증

정의

통증은 실재적이거나 잠재적인 조직 손상과 관련된 불쾌한 감각과 감정적 경험을 포함한 복잡하고 주관적인 느낌이다.

"통증은 경험하는 사람이 그것을 무엇이라고 말하던 간에 그들이 말하고 있을 때 존재하는 것이다" (McCaffery, 1968).

"통증은 유해한 자극이다" (Webster's Dictionary).

통증의 종류

- 급성: 갑자기 시작된 통증 또는 수술이나 기타 시술과 관련된 통증. 통증은 보통 짧은 시간 안에 완화되며, 어떤 시점에 완화될 것으로 기대된다. 급성 통증은 무언가 잘못되었다는 의미가 될 수도 있다.
- 만성: 관절염 같은 질병 과정과 관련된 비암성 통증으로, 증상 여부에 따라 비스테로이드, 비아편유사제, 또는 아편유사제 약물로 관리할 수 있다. 통증은 기대한 기간보다 오래 지속되며 보통 3~6개월 이상으로 정의된다. 통증은 예측 가능하지 않으며 평생 지속될 수도 있다.
- 암성: 종양이나 방사선 치료 또는 항암화학요법과 같은 이차적 치료로부터 발생한다.
- 신경병성: 신경말단의 자극 보다는 말초신경 손상으로 발생한다. 이 통증은 타는 듯한, 쑤시는, 예리한, 따끔거리는, 또는 전기자극 같은 통증으로 묘사될 수 있다. 이는 이질통, 감각이상, 감각장애와 같은 비정상적인 감각과 관련될 수 있다.
- 침해성(체성 또는 내장성): 직접적인 구심성 신경의 자극으로부터 발생하는 통증. 이 통증은 둔한, 쑤시는, 또는 성가신 통증으로 묘사될 수 있다. 보통 상당히 국소화된다.

중요한 고려사항

미국 성인의 42%는 매일, 89%는 매달 통증을 경험하고 있다. 건강관리 비용, 근로자의 보상금, 임금손실 및 소송에서 1,000억 달러를 차지한다. 통증은 사람들이 의사를 찾는 첫 번째 이유이다. 통증은 주관적이며 심리사회적, 경제적, 영적, 개인적 영향과 같은 많은 측면을 갖고 있다.

적절한 통증 관리에 영향을 미치는 장애요인은 많다. 환자 장애요인, 의사 장애요인, 건강관리 장애요인이 포함된다.

- 환자 장애요인
  - 통증이 완화될 수 없다는 믿음
  - 중독에 대한 두려움
  - 내성에 대한 두려움
  - 부작용에 대한 걱정
  - 불평호소자가 되고 싶지 않음
  - 통증이 구원을 위해 필요하다는 믿음
  - 의료인의 관심이 질환 치료에서 멀어지기를 원치 않음
- 의사 장애요인
  - 통증과 통증 치료에 대한 지식이나 교육 부족
  - 아편류 공포증(아편계 진통제 사용에 대한 편견)
  - 잘 모르는 것에 대한 두려움
  - 중독에 대한 두려움
  - 마약단속에 대한 두려움/징계
- 건강관리 장애요인
  - 태도
  - 지식 부족
  - 교육 부족
  - 낮은 우선순위

병태생리

통증은 세 가지 구성 요소를 인식함으로써 이해된다.

- 자극: 열, 화학적, 허혈성, 기계적일 수 있다.
- 지각: 연령, 성별, 과거 경험, 문화, 의식 수준, 지각에 영향을 미치는 기타 다른 요인들. 통증은 혼자일 때, 밤에, 또는 움직일 수 없을 때 더 심하게 느껴질 수 있다.
- 반응: 생리적, 문화적, 학습된 반응에 따라 다양하다; 불안이 생긴다; 통증은 정당화된 처벌로 보일 수 있다; 통증은 관심을 끄는 수단으로 사용된다; 통증에 대해 소리를 내거나 또는 회피한다(수면도 해당됨).

위험 요인

- 통증에 대한 과거 경험
- 기저질환 과정
- 종양으로 이차적인 손상 또는 압박

사정

주관적 자료

- 통증에 대한 환자의 보고

객관적 자료

- 신체적 사정 결과
  - 접촉 시 얼굴을 찡그림
  - 환부를 문지름
  - 통증부위를 보호함
  - 통증부위에 외상이나 멍이 듦
- 0~10점 척도로 통증을 보고함. 0점은 통증이 전혀 없음, 10점은 가장 심한 통증을 의미한다.
  - 통증 강도
    - 평균적
    - 가장 나쁨
    - 가장 좋음
  - 통증의 특징
    - 간헐적 또는 지속적

- 신경병성(예리한, 쑤시는, 타는 듯한, 전기자극 같은) 또는 침해성 (둔한, 쑤시는, 또는 성가신)
- 통증을 악화시키는 요인(냉, 열, 활동)
- 통증을 완화시키는 요인(냉, 열, 휴식, 운동)
- 통증 관리를 위한 현재 처치(현재 약물)
- 중재
  - 수술
  - 카이로프랙틱
  - 주사
  - 침술 또는 지압요법
- 검진 시 통증 재발생
- 다음 영역에서의 통증의 영향
  - 일상활동 기능
  - 수면
  - 대인관계
  - 사회활동
  - 영양
  - 심리적 안녕

진단검사(다른 원인을 배제하기 위해)

- MRI
- CT scan
- Bone scan
- X-ray
- EMG

처치

침해성 통증(체성 또는 내장성)

- 처음에는 다음의 비스테로이드성 약물로 치료
  - Ibuprofen
  - Acetaminophen
  - Celebrex
  - Toradol
- 속효성 아편유사제 약물
  - Acetaminophen과 함께 Oxycodone
  - 즉시 방출형 oxycodone
  - Acetaminophen과 함께 Hydrocodone
  - Tramadol
- 지속성 아편유사제
  - Morphine
  - Oxycodone
  - Fentanyl
  - Hydrocodone
  - Hydromophone
  - Methadone

신경병성 통증

- 1차 치료: 항경련제
  - Gabapentin
  - Pregabalin
  - Lamotrigine
  - Oxcarbazepine
  - Topiramate
- 2차
  - Amitriptyline
  - Bupropion
  - Fluoxetine
  - Nortriptline
  - Paroxetine
  - Trazodone
- 병용요법
  - 비스테로이드성 항염증제
  - 아편유사제
  - 중재적 처치
    - 경막외 스테로이드 주입
    - 교감신경 차단술
    - 척수자극술
  - 비약물적 중재
    - 경피신경자극치료
    - 침술요법
    - 지압요법
    - 바이오피드백

복습 문제

1. 누군가 통증이 있다고 할 때 간호사는 어떻게 말해야 하는가?
   답:

2. 아편유사제의 흔한 부작용은?
   답:

3. 완화간호의 목표는?
   답:

4. 통증 사정 시 어떤 도구를 사용할 수 있는가?
   답:

5. 아편유사제 사용자에게 권고할 수 있는 다른 약물은 무엇인가?
   답:

관련된 근거중심간호의 가이드라인

The National Guideline Clearing House

Evidenced-based interventions to improve palliative care of pain, dyspnea and depression at the end of life: a practice guideline from the American College of Physicians

Qaseem A, Snow V, Shekelle P, Casey DE Jr, Cross JT Jr, Owens DK, Clinical Efficacy Assessment Subcommittee of the American College of Physicians, Dallas P, Dolan NC, Forciea MA, Halasyamani L, Hopkins RH Jr, Shekelle P. Evidence-based interventions to improve the palliative care of pain, dyspnea, and depression at the end of life: a clinical practice guideline from the American College of Physicians. Ann Intern Med 2008 Jan 15;148(2):141-6. Available at:

http://www.guideline.gov/summary/summary.aspx?doc_id=5526&nbr=003757&string=pain+AND+assessment

Recommendations for Improving Pain and Symptom Management in Montana

A White Paper of the Montana Pain and Symptom Management Task Force Feb 2008

Available at: http://www.guideline.gov/summary/summary.aspx?doc_id=7297&nbr=004341&string=pain+AND+assessment

National Guideline Clearing House

Pain Management. In: Evidenced-based geriatric nursing protocols for best practice

Horgas AL, Yoon SL. Pain management. In: Capezuti E, Zwicker D, Mezey M, Fulmer T, editor(s). Evidence-based geriatric nursing protocols for best practice. 3rd ed. New York (NY): Springer Publishing Company; 2008. p. 199-222.

Available at:http://www.guideline.gov/summary/summary.aspx?doc_id=12268&nbr=006352&string=pain+AND+assessment

2011 Home Care National Patient Safety Goals

http://www.jointcommission.org/assets/1/6/2011_OME_NPSG_EASY.pdf SBAR Technique for Communication: A situational briefing model published by The Institute for Healthcare Improvement was downloaded on December 19, 2008, from

http://www.ihi.org/IHI/Topics/PatientSafety/Safety General/Tools/SBARTechniqueforCommunicationA Situational Briefing Model.htm

시뮬레이션 시작 전 확인 내용

- 통증 사정
- 완화 간호
- 마약 투여
- 신체사정

시뮬레이션

환자 배경

개인정보

- 나이: 68세
- 성별: 여성
- 신장: 165cm
- 체중: 60.9kg

인구학적 정보

- 결혼 상태: 사별
- 교육 수준: 대학교 졸업
- 종교: 가톨릭
- 직업: 비서 은퇴

현재 건강 상태

- 고혈압, 위식도 역류질환, 전이성 유방암, 허약해진 상태

배경

- 사회심리적 배경
  - 사회적 지지: 딸과 지난 2달 간 함께 살았으며, 딸이 오전 10시부터 오후 1시까지 일을 하는 낮 동안에는 이웃이 들른다.
  - 두 명의 다른 자녀가 1시간 거리 내에 살고 있으며 그녀에게 전화 연락 및 방문을 한다.
- 과거력
  - 내과적: 오른쪽 유방에 종양, 고혈압, 위식도 역류질환, 약물 알레르기 없음
  - 외과적: 오른쪽 유방절제술, 포트 기구 삽입
- 가족력: 아버지가 70세에 뇌졸중으로 사망, 어머니가 암으로 사망, 두 명의 형제가 심장 문제가 있고, 한 명의 자매가 유방암임

입원기록지

이름:	최OO
나이:	68세
성별:	여성
결혼 상태:	사별
교육 수준:	대학교 졸업
종교:	가톨릭
직업:	비서 은퇴

병원 **환자이름: 최OO**
처방 **알레르기: 없음**

진단: 난치성 통증, 유방암 말기(Intractable pain, end-stage breast cancer)

날짜	시간	처방	서명
		활력징후: 가정 방문 시마다	
		식이: 일반식	
		활동: 견딜 수 있는 한 증가	
		수액요법: 없음	
		Medications: MS Contin 15 mg po q 12 hr MSIR 5 mg po q 2 hr prn for breakthrough pain Gabapentin 300 mg at bedtime po Senekot-S 2 tabs po every night before bed	
		Fleets enema prn no bowel movement for 2 days	
		진단검사: 없음	
		처치: 피부 손상 예방을 위해 필요 시 발 뒤꿈치와 허리 부분에 Eucerin 크림 적용 하루에 3번 적어도 30분간 또는 견딜 수 있는 한 환자가 침상 밖에 앉도록 격려 호흡곤란이 있는 경우 필요 시 비강캐뉼라를 통해 산소 2L 적용	Dr. 김OO

간호기록

가정 방문 시 환자는 배가 더부룩하며 며칠 동안 변을 보지 못했다고 하였다. 특히 요통이 증가하여 진통제를 더 많이 사용해야 했다고 하였다. 식욕이 저하되었으며 걸을 때와 활동 시에 약간 숨이 가쁘기 시작한다고 하였다.

학생 시뮬레이션 준비 과제

1. 난치성 통증 진단을 받은 환자 간호를 위해 필요한 물품과 사용목적을 기술하시오.

물품	목적
통증 척도	
의약품집	
통증 일기	
약물 일정표	
호스피스 간호 계획	

2. 난치성 통증 환자 간호를 위한 팀 구성원과 역할을 기술하시오.

팀 구성원	역할
간호사 1	
간병인	
물리치료사	
가톨릭 신부	

3. 관련 자료 연습문제

기록에서 도출한 관련자료	그 밖에 다른 출처에서 도출한 관련자료	누락된 자료	누락된 자료의 출처	추후검사를 필요한 자료

4. 사정

환자의 배경과 간호기록을 검토한 후, 환자 현재 상태를 사정할 준비를 한다. 각각의 항목에 따라 사정을 어떻게 할 것이며, 난치성 통증환자에게 나타날 것으로 예상되는 것은 무엇인지 확인하시오.

과거력

추가 자료를 얻기 위해 환자나 가족에게 해야 할 질문은 무엇인가?

신체사정

- 전반적 외모:
- 피부계:
- 머리, 귀, 눈, 코, 목:
- 호흡기계:
- 심혈관계:
- 유방:
- 복부:
- 신경계:
- 근골격계:
- 생식기계:
- 추가 검진:
- 발달적 검사

  환자의 발단 단계를 고려한 간호는 무엇인가?

  답:

5. 진단검사

해당 없음

6. 처치

난치성 통증 환자에게 사용하는 약물을 확인하시오.

Deglin et al, Davis's Drug Guide for Nurses 12e 또는 약물과 관련된 다른 참고문헌을 참조하여 아래 표를 완성하시오.

약물	용량, 경로, 빈도	적응증	부작용	간호중재
MS Contin	15 mg po q 12 hr			
MSIR	5 mg po q 2 hr as needed			
Gabapentin	300 mg po at bedtime			
Senekot-S	2 tabs po every night 1 enema prn			
Fleets Enema				

7. 간호문제/간호진단

3가지 우선순위 간호문제/진단을 확인하시오.

사정자료	우선순위 문제	중재	기대되는 결과	간호보조인력에게 위임할 수 있는 중재는 어떤 것인가?
1.				
2.				
3.				

참고문헌

Deglin, J. H., & Vallerand, A. H. (2010). Davis's drug guide for nurses(12th ed.). Philadelphia: F. A. Davis.

Dillon, P. (2007). Nursing health assessment: A critical thinking and case studies approach (2nd ed.). Philadelphia: F. A. Davis.

Erikson, E.H. (1950). Childhood and society. New York: Norton.

Lagerquist, S. (2006). Davis's NCLEX-RN success. Philadelphia: F. A. Davis.

Menefee, L., Katz, N., & Zacharoff, K. (2007). A pocket guide to pain management (3rd ed.). Newton, MA: Inflexxion.

Pasero, C., & McCaffery, M. (2011) Pain assessment and pharmacologic management. St. Louis: Mosby.

St. Marie, B. (2002). Core curriculum for pain management nursing. Philadelphia: Saunders.

Van Leeuwen, A. M., Poelhuis-Leth, D. J., & Bladh, M. L. (2011). Davis's comprehensive handbook of laboratory and diagnostic tests with nursing implications. (4th ed.). Philadelphia: F. A. Davis.

Wells, N., Pasero, C., & McCaffery, M. (2008). Improving the quality of care through pain assessment and management. In Hughes, R. G. (Ed.). Patient safety and quality: An evidenced-based handbook for nurses. Agency for Health Care Research and Quality.

부록

교수자 평가

이름: ____________________ 날짜: ____________________

주요 요소	점수		의견
의사소통			
– 자기소개			
– 환자 확인			
– 환자에게 설명			
– 의료팀과 의사소통 시 SBAR 적용			
– 가족들과 효과적으로 의사소통			
– 전문가다운 언어적/비언어적 대화			
안전/감염 조절			
– 침상난간 올리기			
– 신체역학 적용			
– 표준예방법 지속적 적용			
– 손씻기			
– 무균적 처치 지속적 적용			
간호과정			
사정수행			
배경 – 현 문제로 인한 증상 분석			
– 적절한 질문을 이용한 정보수집			
신체사정			
– 활력징후			
– 산소 포화도			
– 모니터			
– 문제에 초점이 맞춰진 전신 사정			
진단 검사			
– 진단 검사 결과 해석			
간호진단/문제			
– 환자의 문제를 정확히 발견			
계획			
– 실천가능한 목표와 측정가능한 결과 수립			
중재			
– 문제와 관련된 적절한 중재 수행 (시나리오 특유의 중재를 열거)			
평가			
– 환자의 반응을 평가			

기록			
– 정확하게 기록			
준비/수행			
– 구조화된 간호를 적절한 시간에 수행함			
– 우선순위대로 간호를 수행함			
– 필요한 기구를 선택함			
– 실무에 이론을 적용함			
– 환자의 현재 문제로 인해 발생할 수 있는 문제를 고려함			
– 환자의 현재 문제로 인한 문화적 차이를 고려함			
합계			

추가 의견:

강사: ________________
학생: ________________
날짜: ________________

자가 평가

자가평가 이름: ______________ 날짜: ______________			
시뮬레이션 시나리오 명칭:	예	아니오	훈련이 필요한 점
의사소통			
– 자기소개			
– 환자 확인			
– 환자에게 설명			
– 의료팀들과 의사소통 시 SBAR 적용			
– 가족들과 효과적으로 의사소통			
– 전문가다운 언어적/비언어적 의사소통			
안전/감염 조절			
– 침상난간 올리기			
– 신체 역학 적용			
– 표준 예방지침 유지			
– 손씻기			
– 무균술 유지			
간호과정			
사정 수행			
배경 – 현재 건강문제 확인을 위한 증상 분석			
– 적절한 질문 선택			
신체 사정			
– 활력징후			
– 산소포화도			
– 모니터			
– 건강문제를 중심으로 신체 전반의 사정			
진단 검사			
– 진단검사 해석			
간호 진단/문제			
– 환자의 건강문제를 정확하게 파악			
계획			
– 실현 가능한 목표와 측정 가능한 결과 설정			
중재			
– 건강문제에 따라 적절한 중재 수행(중재 방안 나열)			
기록			
– 정확하게 기록			
준비/수행			
– 간호가 시기적절하게 구조화되었다.			
– 우선순위에 따라 간호가 진행되었다.			
– 필요한 비품을 준비하였다.			
– 실무에 이론을 적용하였다.			
– 환자의 현 문제로 인해 발생 가능한 문제점을 고려하였다.			
– 환자의 현 문제와 관련된 문화적 차이를 고려하였다.			

의견:

디브리핑/구조화된 성찰

1. 시뮬레이션 상황에서 환자를 간호하면서 어떤 느낌을 받았습니까?
2. 가족들과의 상호작용에 관해 교육받은 내용은 무엇입니까?
3. 다른 의료팀과의 상호작용에 관해 교육받은 내용은 무엇입니까?
4. 이번 시뮬레이션 시나리오 수행 과정에서 본인의 역할에 대해 어떻게 생각합니까?
5. 본인의 역할은 무엇이었습니까?
6. 본인의 역할은 다른 사람들과 어떤 차이가 있었습니까?
7. 본인이 잘한 점은 무엇입니까?
8. 자신의 수행 능력 향상을 위해 무엇을 할 수 있습니까?
9. 어떻게 해서 최우선 문제를 선택하였습니까?
10. 의사결정 시 어떤 점을 고려하였습니까?
11. 전반적으로 이번 경험에 대해 어떻게 생각합니까?
12. 보완할 점은 무엇이라고 생각합니까?

입원기록지

이름: ______________________________

DOB: ______________________________

나이: ______________________________

성별: ______________________________

결혼 상태: ______________________________

교육 수준: ______________________________

주소: ______________________________

직업: ______________________________

BRADEN SCALE FOR PREDICTING PRESSURE SORE RISK

환자이름: ____________ DOB: ____________ 평가자 이름 : ____________

					평가일			
감각지각 압력으로 인한 불편감에 대해 의사표현을 할 수 있는 능력	**1. 완전 제한** 의식 저하나 진정 상태로 통증 자극에 반응 없음(신음하거나 주먹을 쥐지 못함) 또는 신체 전반에 통증감각이 제한되어 있음	**2. 매우 제한** 신음이나 안절부절못하는 모습만 보이고 통증이나 불편감을 나타낼 수 없음 또는 신체 1/2 이상에서 통증이나 불편감 인지에 제한적 감각장애가 있음	**3. 약간 제한** 언어지시에 따를 수 있으나 불편감이나 돌아눕고 싶다는 의사 표시가 어려움 또는 하나나 두 개 사지의 통증이나 불편감 인지에 제한적 감각장애가 있음	**4. 장애 없음** 언어 지시에 따라 반응. 통증이나 불편감에 관한 언어적 표현이나 감각지각 장애 없음				
피부 습기 피부 습기 분포 정도	**1. 항상 습기가 있는 피부** 땀이나 소변에 의해 항상 젖어 있음. 환자를 옮기거나 체위변경 시 항상 피부에 습기가 있음	**2. 상당히 습기가 있는 피부** 피부가 자주 젖어 있음. 근무조마다 최소 1회 이상 린넨 교환이 필요	**3. 가끔 습기가 있는 피부** 피부에 가끔 습기가 있어 하루 1회 린넨 교환 필요	**4. 거의 습기가 없음** 피부가 마른 상태로 정기적인 린넨 교환만으로 충분함				
활동 신체활동 정도	**1. 침대에서 일어나지 못함** 침대에 누워만 있음	**2. 의자에서 일어나지 못함** 거의 걸을 수 없음. 의자나 휠체어 이용 시 자신의 체중을 지지할 수 없음	**3. 가끔 보행이 가능** 짧은 거리 보행은 가끔 가능. 하루의 대부분을 침대나 의자에서 생활함	**4. 자주 보행이 가능** 최소 하루 2회 방 밖에서 보행하며 최소 2시간마다 방 안에서 보행				
움직임 체위변경과 조절을 할 수 있는 능력	**1. 전혀 움직일 수 없음** 도움 없이 체위변경이 불가능함	**2. 매우 제한됨** 신체나 사지의 자세를 약간 바꿀 수 있으나 잦은 체위변경이나 완전한 체위변경을 스스로 할 수 없음	**3. 약간 제한됨** 도움 없이 자주 약간의 체위변경이 가능함	**4. 제한 없음** 도움없이 잦은 체위변경이 가능				
영양 일상적인 음식 섭취 양상	**1. 매우 나쁨** 제공된 식사의 1/2 이하 섭취. 단백질(고기나 유제품)을 하루 2회 이하 섭취. 수분섭취 부족. 유동성 영양 보조제도 복용하지 않음. 또는 금식 상태로 5일 이상 유동식이나 단순 IV수액, 음료만 유지함	**2. 부족한 섭취** 제공된 식사의 1/2만 섭취. 단백질(고기나 유제품)은 하루 3회 섭취. 가끔 영양 보조제 섭취. 또는 적정량 미만의 유동식이나 경관영양을 제공받음	**3. 적절한 섭취** 식사의 반 이상 섭취. 하루 총 4회의 단백질(고기, 유제품) 섭취. 가끔 식사를 거부하지만 영양 보조제를 대부분 섭취 또는 경관영양이나 TPN으로 영양 요구량의 대부분을 충족	**4. 매우 좋음** 거부하지 않고 제공된 식사 모두 섭취. 하루 4회 이상 단백질 섭취. 가끔 간식도 섭취. 다른 보충이 필요 없음				
피부 마찰과 쓸림	**1. 문제 있음** 움직이는 데 중 정도 이상의 도움이 필요. 홑이불에 쓸리지 않고 들기가 불가능. 자주 침대나 의자에서 밀려 내려가고 체위변경에 많은 도움이 필요. 경련, 경직 등에 의해 계속적인 마찰이 생김	**2. 잠재적 문제 있음** 힘들게 움직이고 약간의 보조가 필요. 움직일 때 린넨, 의자, 억제대에 피부가 쓸리게 됨. 대부분 의자나 침대에서 체위를 유지하나 가끔 밀려 내려감	**3. 외관상 문제 없음** 침대나 의자에서 혼자 움직이고 홑이불에 쓸리지 않을 만큼 충분히 자신이 지지함. 침대나 의자에서 자세를 유지함					
				합계				

* 합계가 18점 이하는 욕창 위험이 있는 것으로 판단함
(19–23=위험 없음, 15–18=약간 위험, 13–14=중간 정도 위험, 10–12=높은 위험, 9 이하= 매우 높은 위험)

날짜/시간 ______ 장소 ______ 목격자: □ 유 □ 무 나이 ____ 체중 ____ 신장 ____ 병원 내 CPR 방송: □ 예 □ 아니오 발견한 사람(event recognized by) ______		환자 이름: DOB:
기도유지/호흡상태 **호흡** □ 자발호흡 □ 무호흡 □ agonal □ 보조호흡 **기계적 환기 시작 시간:** **환기** □ Bag–valve–Mask □ Endotracheal Tube □ Tracheostomy □ Other **기관내삽관: 시간:** **크기:** **처치자:** **확인:** □ 청진 □ 호기말 이산화탄소 □ 기타	**순환** **최초 압박 전 리듬** ______ **최초 무맥성 리듬** ______ **심장압박 시작시간:** ______ **AED 적용** □ 예 □ 아니오 → **시간:** ______ **제세동기 유형:** ______ **심박조율기 부착:** □ 예 □ 아니오	

수액 종류와 투여량

시간	호흡		맥박		혈압	심전도 리듬	제세동기 유형 (AED/수동)	Joules	Amiodarone	Atropine	Epinephrine	Lidocaine	Vasopressin			Dopamine	Dobutamune	Epinephrine	Norepinephrine	기타 (말초/중심정맥관, 골강내, 흉관튜브, V/S, 처치 결과 등)
	자발	보조	자발	보조																

기록자 서명: 간호 supervisor 서명:

ICU/Code Team 간호사 서명: provider 서명:

환자 이름: ________________

환자 DOB: ________________

의무기록번호: ____________

혈액 또는 혈액제제 투여동의서

본인은 _________ (의사 또는 전문 간호사(NP))로부터 치료기간 동안 혈액이나 혈액제제 투여가 필요하다는 설명을 들었다.

본인은 수혈로 인한 위험은 낮으며 다음과 같은 부작용이 제한적으로 나타날 수 있음을 알고 있다. 감염(HIV, 간염, 바이러스), 항체형성과 면역반응, 박테리아 감염, 공여자 혈액의 항체로 인한 호흡곤란, 일시적인 자연면역력 저하.

본인은 골수를 자극하는 호르몬제제(수주 소요), 무기질 보충제(수주에서 수개월 소요), 수술 중 본인의 혈액 수집(일부 외상 환자에 해당)을 포함한 수혈 대체 방법이 있다는 것을 알고 있다.

본인은 수혈이 중요한 기관에 산소 공급을 증가하고(적혈구 수혈) 혈액 응고 능력을 향상시키는(혈장, 혈소판, 동결침전제제) 효과가 있음을 알고 있다.

본인은 상기 나열된 절차, 위험과 대체방법들에 대한 설명을 들었다. 본인은 의문사항에 대해 질문할 기회가 있었으며 절차와 위험, 대체방법에 관한 질문에 대해 만족할만한 대답을 얻었다. 본인은 혈액이나 혈액제제의 투여를 수용하거나 거절할 수 있음을 알고 있다.

본인은 혈액이나 혈액제제 투여에 동의한다.

____________________	____________________	____________________
(환자 서명**)	(이름)	(일시)

**환자가 ______________ 때문에 동의서를 작성할 수 없어 환자를 대신해 ________가 동의한다.

____________________	____________________
(위임자 서명**)	(이름)

본인은 환자 또는 위임자에게 상기 내용에 대해 설명하였다.

______________________________	____________________
(의사 또는 전문간호사(NP)서명**)	(이름)

퇴원지시서

환자 이름 ____________

환자 DOB ____________

퇴원 장소 ____________

의학적 문제:

____

____

____

____

알레르기 ____

약　　물 ____

퇴원 시 진단명 ____

재원기간 동안 부양자(provider during hospital stay) ______________________________________

식이(해당 식이에 표시하고 환자에게 식이교육을 제공):

저지방식　당뇨식　저염식　신장식이

위험인자 중재: 금연, 체중조절, 안전한 가정환경, 인플루엔자 예방접종, 폐렴구균 예방접종

활동

외래예약일:

타기관 의뢰: 가정간호　물리치료　작업치료　재활통원치료　심장재활치료

추가 권고사항: ____

____

본인은 상기내용에 대해 환자에게 교육하였으며 환자는 이해했음을 구두로 표현하였다.

간호사 서명 ______________

환자 서명 ______________

Glasgow Coma Scale

Glasgow Coma Scale				Neuro		pupils	의견	서명
눈뜨기	최대 운동반응	최대 언어반응	합계	R arm/L arm	R leg/L leg	동공반응/ 크기 r/l		

Glasgow Coma Scale

분류	반응	점수
눈뜨기 반응		
	자발적으로 눈을 뜬다	4
	언어지시에 눈을 뜬다	3
	통증에 눈을 뜬다	2
	반응이 없다	1
운동반응	언어지시에 반응한다	6
	통증자극에 반응한다	
	통증부위를 가리킨다	5
	굴곡과 위축반응을 보인다	4
	이상 굴절반응을 보인다	3
	이상 신전반응을 보인다	2
	반응이 없다	1
언어반응	지남력이 있고 대화가 가능하다	5
	지남력은 없으나 대화는 가능하다	4
	부적절한 단어를 사용한다	3
	이해할 수 없는 소리를 낸다	2
	반응이 없다	1
합계		

근력평가 척도

척도	상태	분류
5	강한 저항에 대항하여 정상범위 내에서 관절을 움직임	정상
4	약간의 저항에 대항하여 정상범위 내에서 관절을 움직임	약간 허약
3	중력에 저항하여 정상범위 내에서 관절을 움직임	보통
2	수동적으로 정상범위 내에서 관절을 움직임(중력이 배제된 상태에서 검진자의 도움을 받음)	다소 부족
1	자극에 대해 약간의 수축 있음	심한 허약
0	근수축 없음	마비

출생에서 36개월: 남아
연령에 따른 신장과 체중의 백분위

이름 ______________________

RECORD # ____________

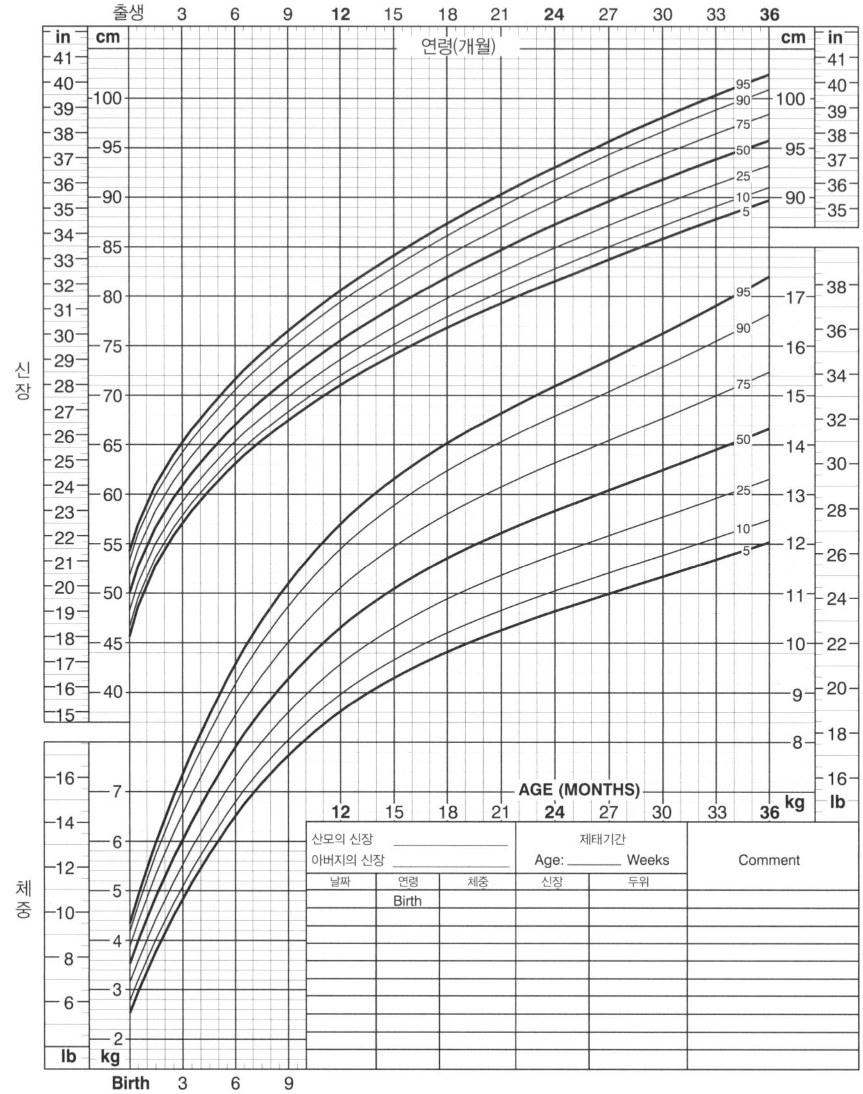

Pubished May 30, 2000 (modified 4/20/01).
SOURCE: Developed by the National Center for Health Statistics in collaboration with the National Center for Chronic Disease Prevention and Health Promotion (2000).
http://www.cdc.gov/growthcharts

CDC
SAFER • HEALTHIER • PEOPLE™

출생에서 36개월: 남아
연령에 따른 두위와 신장에 따른 체중의 백분위

이름 ____________

RECORD # ____________

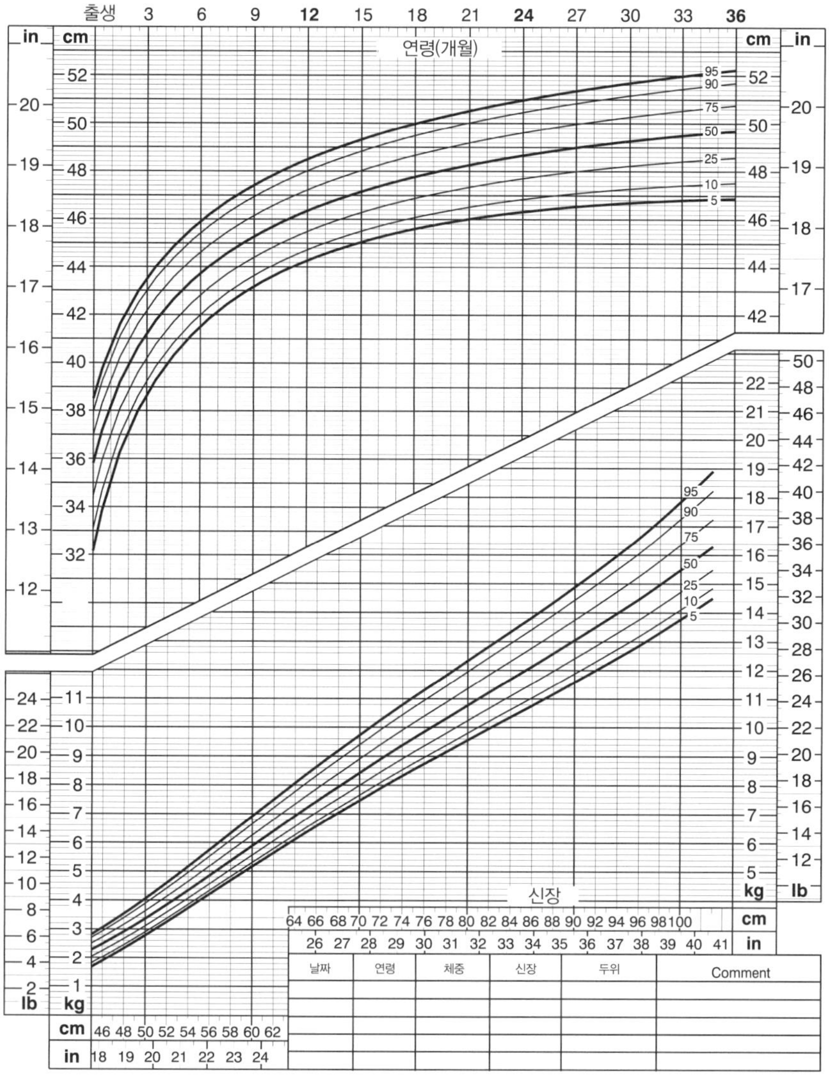

Published May 30, 2000 (modified 10/16/00).
SOURCE: Developed by the National Center for Health Statistics in collaboration with the National Center for Chronic Disease Prevention and Health Promotion (2000).
http://www.cdc.gov/growthcharts

CDC
SAFER • HEALTHIER • PEOPLE™

출생에서 36개월: 여아
연령에 따른 신장과 체중의 백분위

이름 ____________________

RECORD # ____________

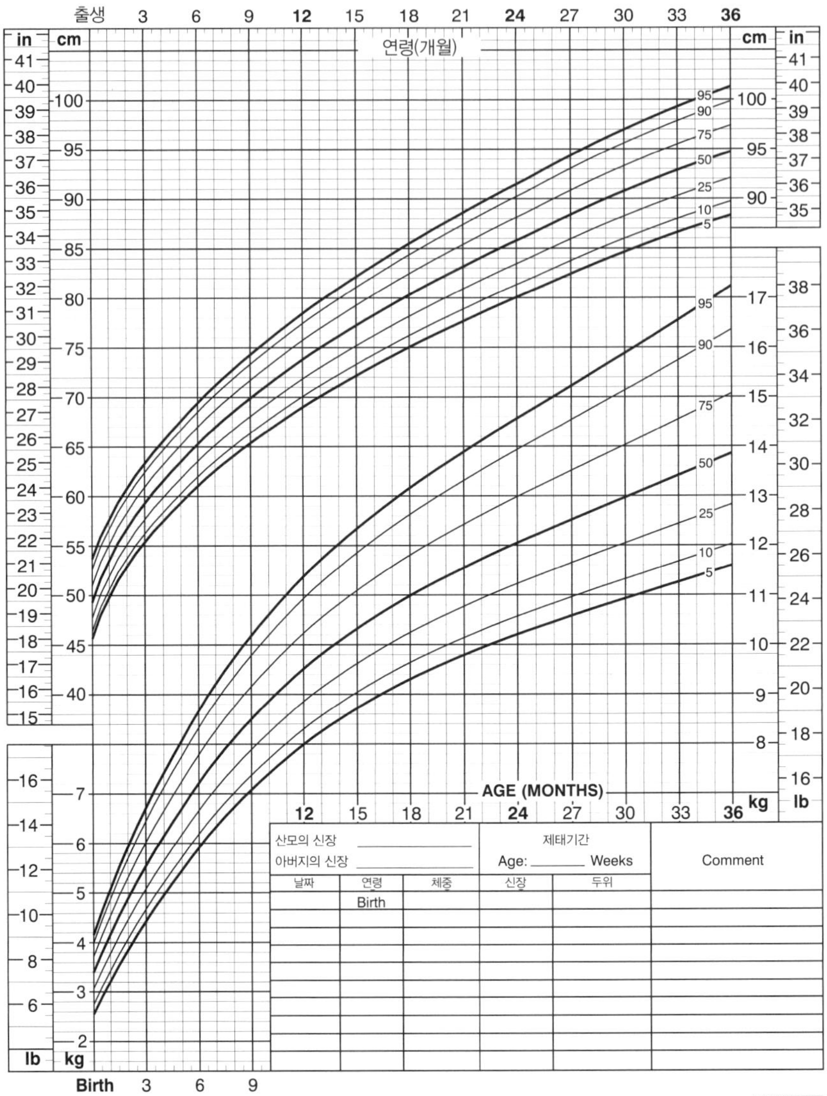

Published May 30, 2000 (modified 4/20/01).
SOURCE: Developed by the National Center for Health Statistics in collaboration with the National Center for Chronic Disease Prevention and Health Promotion (2000).
http://www.cdc.gov/growthcharts

SAFER · HEALTHIER · PEOPLE™

출생에서 36개월: 여아
연령에 따른 두위와 신장에 따른 체중의 백분위

이름 ____________________

RECORD # ____________

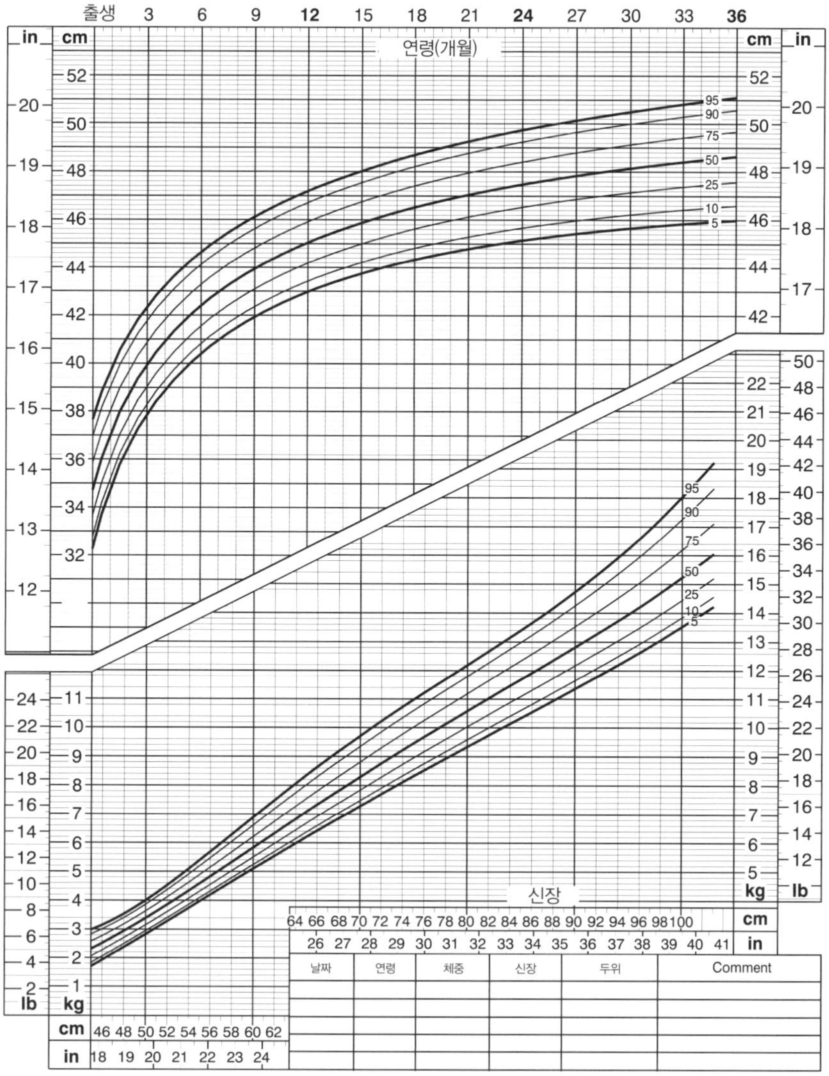

Published May 30, 2000 (modified 10/16/00).
SOURCE: Developed by the National Center for Health Statistics in collaboration with the National Center for Chronic Disease Prevention and Health Promotion (2000).
http://www.cdc.gov/growthcharts

CDC SAFER · HEALTHIER · PEOPLE™

2세에서 20세: 남성
연령에 따른 신장과 체중 백분위

이름 ______________________

RECORD # ____________

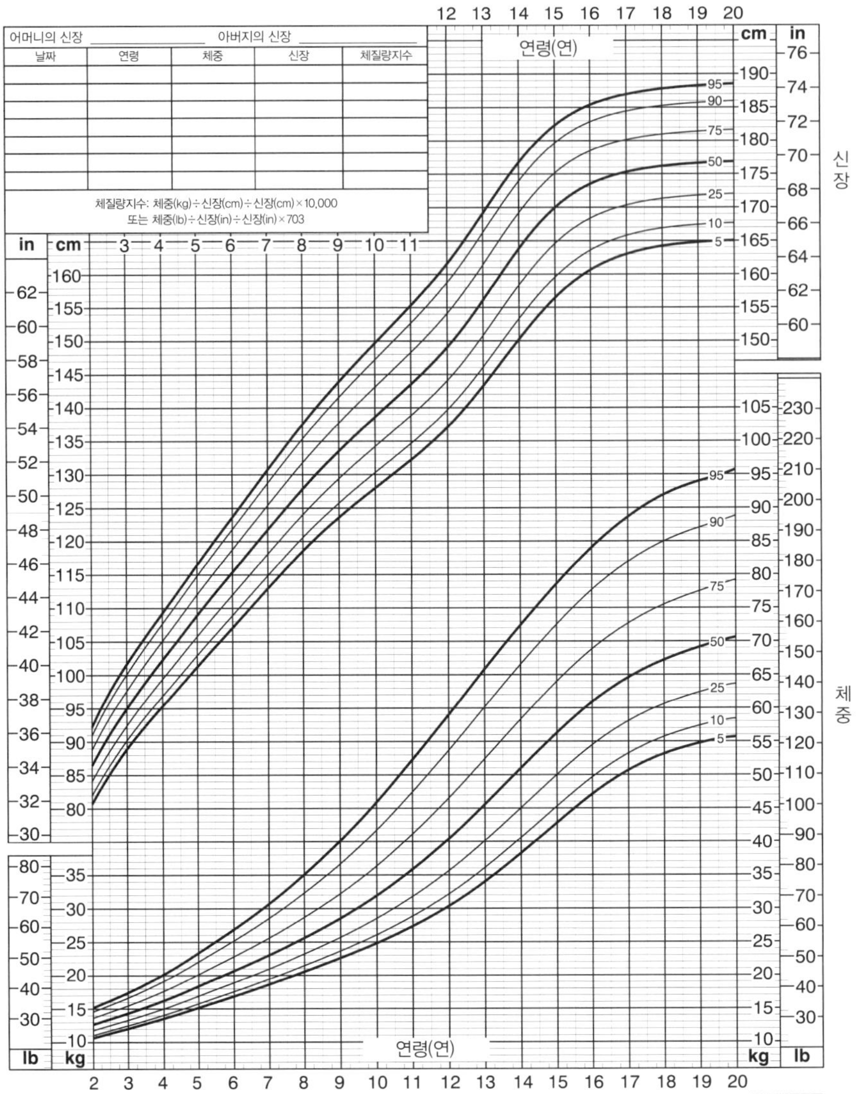

Published May 30, 2000 (modified 11/21/00).
SOURCE: Developed by the National Center for Health Statistics in collaboration with the National Center for Chronic Disease Prevention and Health Promotion (2000).
http://www.cdc.gov/growthcharts

SAFER·HEALTHIER·PEOPLE™

2세에서 20세: 여성
연령에 따른 체질량지수

이름 ______________

RECORD # __________

날짜	연령	체중	신장	체질량지수	비고

체질량지수: 체중(kg) ÷ 신장(cm) ÷ 신장(cm) × 10,000
또는 체중(lb) ÷ 신장(in) ÷ 신장(in) × 703

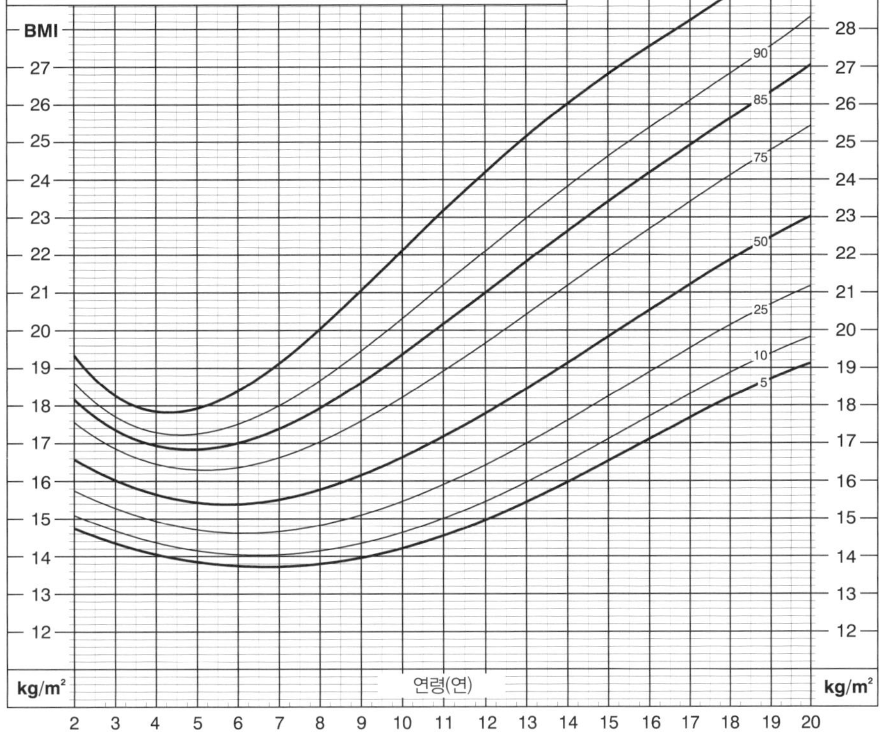

Published May 30, 2000 (modified 10/16/00).
SOURCE: Developed by the National Center for Health Statistics in collaboration with the National Center for Chronic Disease Prevention and Health Promotion (2000).
http://www.cdc.gov/growthcharts

CDC
SAFER • HEALTHIER • PEOPLE™

2세에서 20세: 남성
연령에 따른 신장과 체중 백분위

이름 ______________

RECORD # ______________

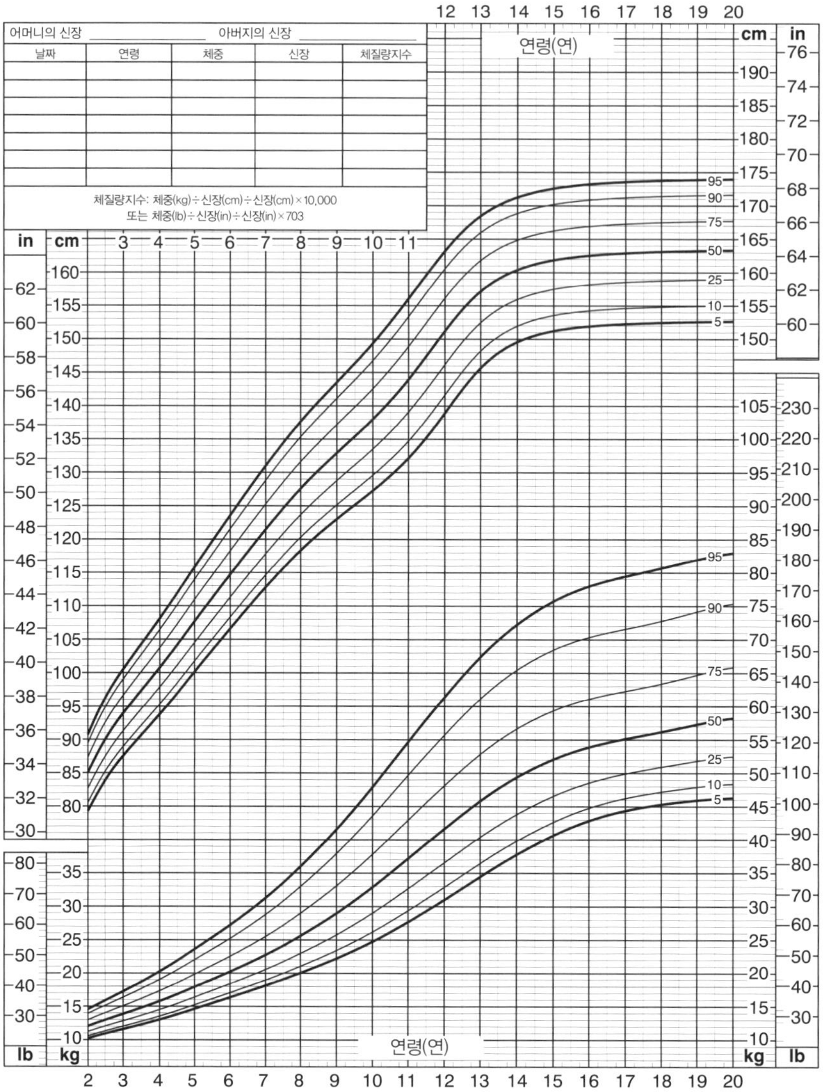

Published May 30, 2000 (modified 11/21/00).
SOURCE: Developed by the National Center for Health Statistics in collaboration with the National Center for Chronic Disease Prevention and Health Promotion (2000).
http://www.cdc.gov/growthcharts

CDC
SAFER · HEALTHIER · PEOPLE™

신장에 따른 체중 백분위: 남성

NAME ____________________

RECORD # ____________

날짜	연령	체중	신장	Comments

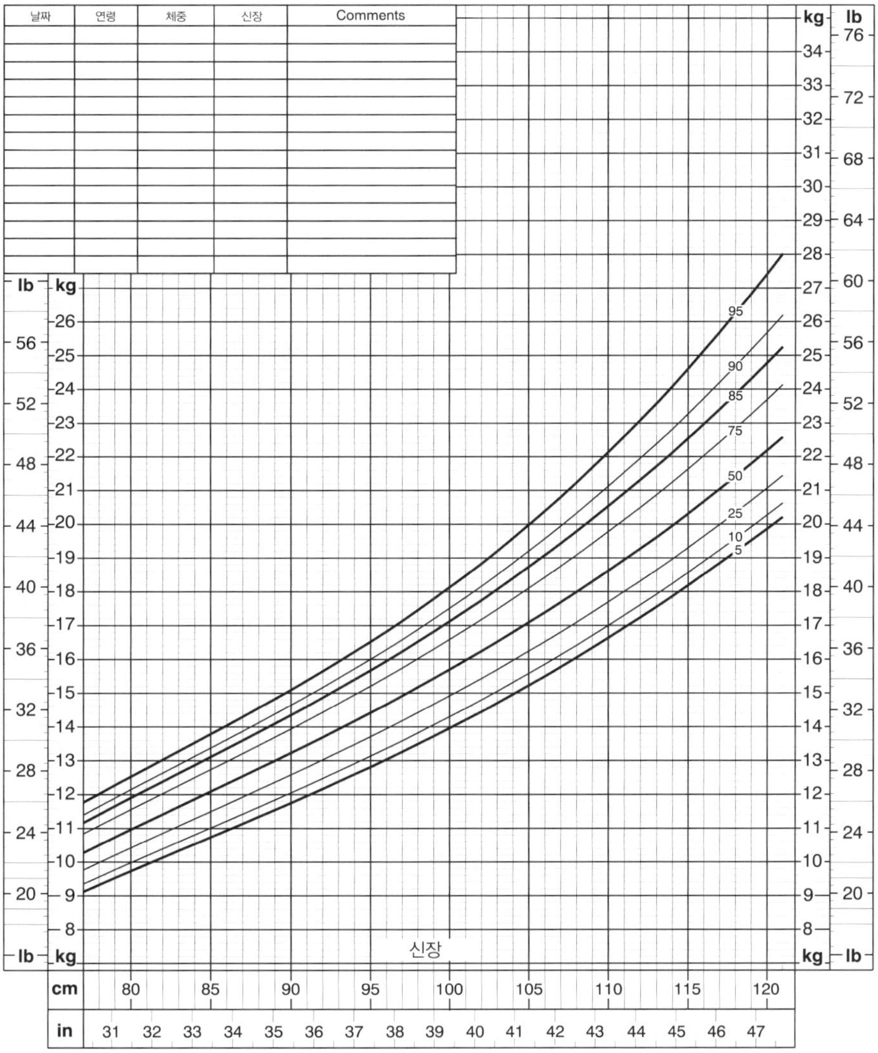

Published May 30, 2000 (modified 10/16/00).
SOURCE: Developed by the National Center for Health Statistics in collaboration with
the National Center for Chronic Disease Prevention and Health Promotion (2000).
http://www.cdc.gov/growthcharts

CDC
SAFER · HEALTHIER · PEOPLE™

2세에서 20세: 여성
연령에 따른 체질량지수

NAME ____________________

RECORD # ____________

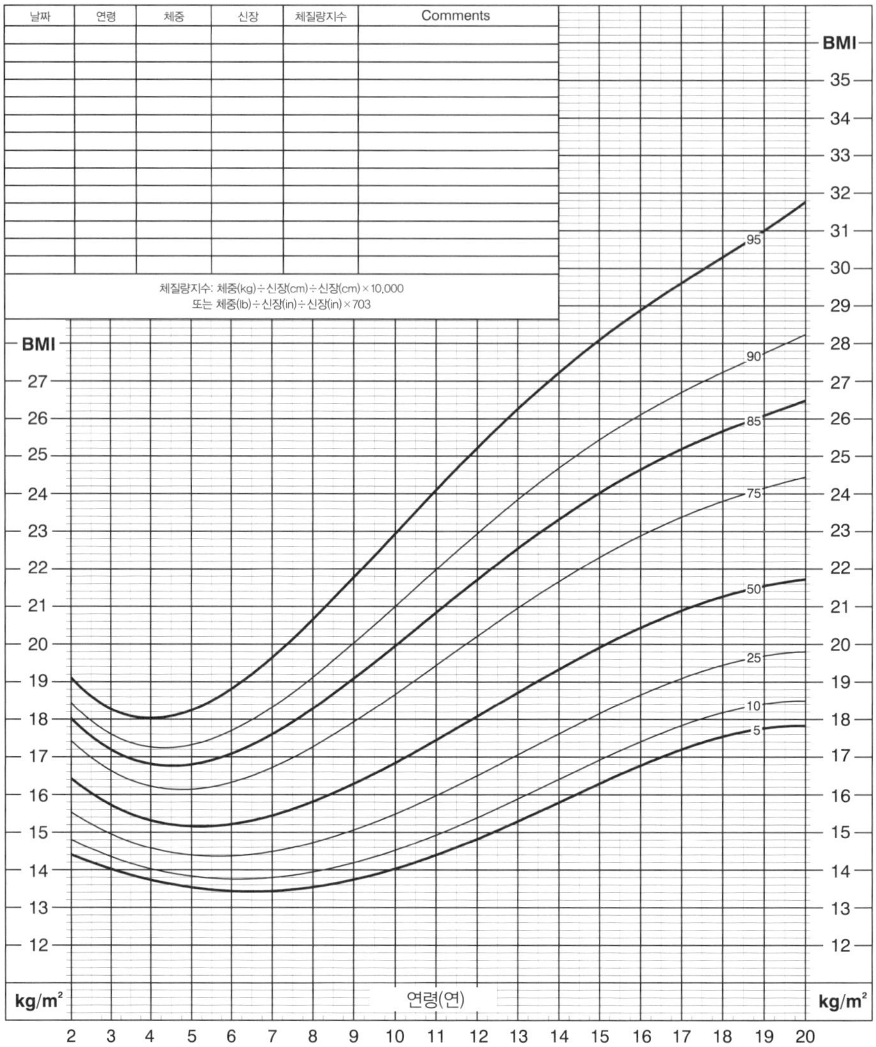

Published May 30, 2000 (modified 10/16/00).
SOURCE: Developed by the National Center for Health Statistics in collaboration with
the National Center for Chronic Disease Prevention and Health Promotion (2000).
http://www.cdc.gov/growthcharts

CDC
SAFER • HEALTHIER • PEOPLE™

NAME ____________________

RECORD # ____________

신장에 따른 체중 백분위: 여성

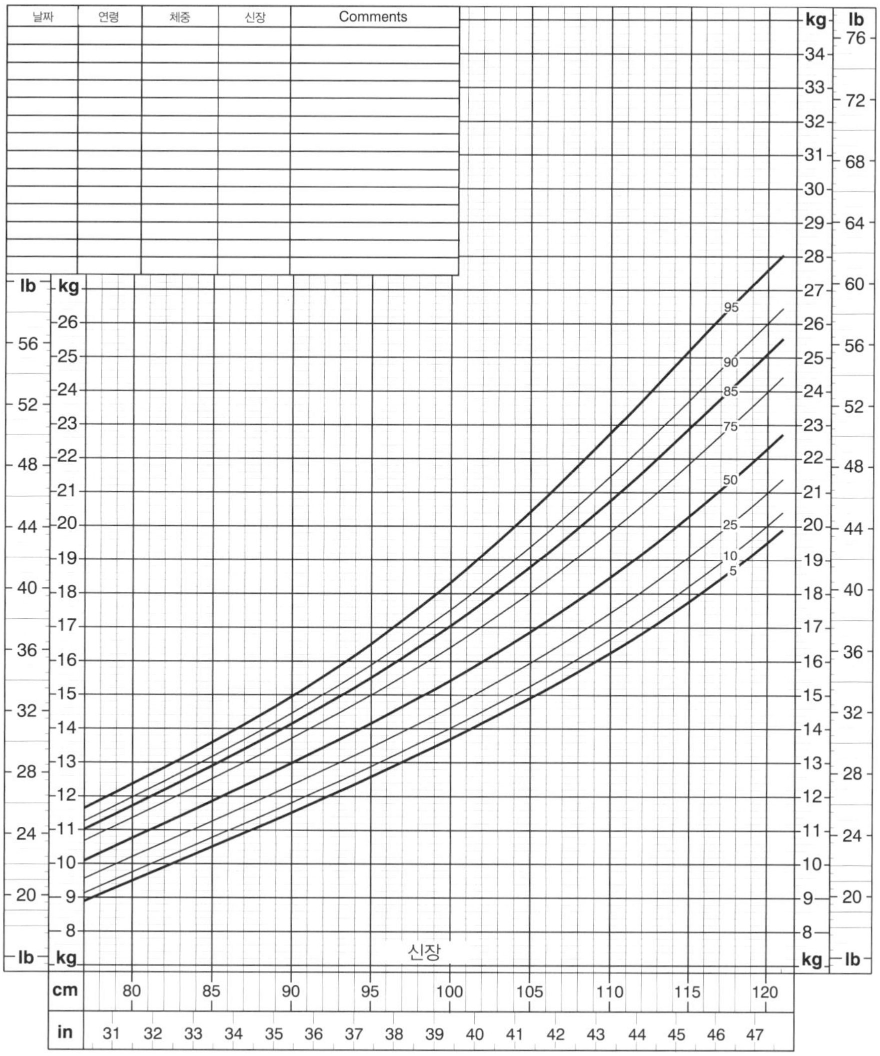

Published May 30, 2000 (modified 10/16/00).
SOURCE: Developed by the National Center for Health Statistics in collaboration with the National Center for Chronic Disease Prevention and Health Promotion (2000).
http://www.cdc.gov/growthcharts

CDC
SAFER · HEALTHIER · PEOPLE™

섭취 배설

병원

날짜: ______________

환자이름과 DOB: ______________________________

수분제한 이유: ______________________________

섭취					배설				
Time	IV	PO	Enteral		Urine	Drain	Emesis	Stool	
7AM									
8AM									
9AM									
10AM									
11AM									
12N									
1PM									
2PM									
3PM									
Total 8hrs.									
4PM									
5PM									
6PM									
7PM									
8PM									
9PM									
10PM									
11PM									

섭취량과 배설량

Total 8hrs.									
12MN									
1AM									
2AM									
3AM									
4AM									
5AM									
6AM									
Total 8hrs.									
Total 24hrs.									

24시간 총 섭취배설량: ______________________________

협진경과기록지

병원 환자 이름과 DOB: ______________________

날짜	시간	

진통 사정(Labor Assessment)

환자 이름과 DOB: ____________________

시간								
체온								
맥박								
호흡								
혈압								
자궁 활동 정도								
I&O								
IV								
약물								
산모의 행동반응								
질 검진								
태아심박수(FHR)								
기저선								
내부 또는 외부								
변이성								
양상 분류 (1,2 or 3)								

신경혈관 사정

병원	환자 이름: ______ DOB: ______

날짜	시간	맥박		움직임		색	온도	감각	Initials
		Upper r/l	Lower r/l	Upper r/l	Lower r/l	r/l	r/l	r/l	

혈관 사정 결과 기록 code

감각
+ = 정상
X = 없음
− = 감소된

온도
W = 따뜻함
C = 차가움

맥박
+3 = 튀는
+2 = 강한
+1 = 약한
0 = 없음
D = doppler

색
N = 정상
P = 창백
M = 얼룩덜룩한
C = 청색증이 있는

사지 움직임

가벼운 저항에 대항하여 관절운동범위 내 자유로운 움직임	4
잠깐이지만 중력에 대항하여 관절운동범위 내 자유로운 움직임	3
중력에 대항해 사지를 들어 올릴 수는 없지만 제한된 약간의 움직임	2
육안으로 확인할 수 있을 정도의 또는 촉진할 수 있을 정도의 근수축: 움직임 없음	1
근수축이 없는 마비상태	0

약물투약 기록지

환자 이름: ______________________ 병실#: ______________________

알레르기: ______________________ DOB: ______________________

날짜: ______________________ 담당의사: ______________________

날짜	규칙적 투약 약물	시간	서명	활력징후	부위

단회 처방				
날짜	약물용량, 투여경로	날짜	시간	서명

서명	이름	서명	이름

NIH 뇌졸중 척도 (NIH STROKE SCALE)

환자 이름
환자 생년월일
병원
검사일

검사간격: [ ] 치료 전 [ ] 치료 2시간 후 [ ] 증상발현 24시간 후±20분 [ ] 7~10일째
[ ] 3개월째 [ ] 기타 ____________ ( )

Person administering scale

뇌졸중 척도 검사를 아래 순서에 따라 시행하십시오. 각각의 세부항목을 검사한 후 각 척도의 수행 정도를 기록하십시오. 이전 항목으로 돌아가 점수 변경은 불가합니다. 제시된 각 검사 방법을 따르십시오. 환자가 할 수 있다고 생각되는 정도가 아니라, 환자가 실제로 시행한 정도를 반영하여야 합니다. 검사자는 검사를 신속하게 진행하고 결과를 동시에 기록해야 합니다. 검사자는 제시된 지시를 제외한 어떠한 것도 환자에게 지시할 수 없습니다(예: 환자가 특별히 더 노력하도록 반복하게 하는 것).

지시	척도 정의	척도
1a. **의식 수준:** 기관절개 튜브, 언어장애, 구강과 기관의 외상/붕대 등으로 완전한 평가가 어렵더라도 검사자는 반드시 한 가지 반응을 선택해야 한다. 3점은 통증을 유발하는 자극도 움직임이 없는 경우(자세반사 제외)만 선택한다.	0 = **명료:** 예민하게 반응함 1 = **명료하지 않음:** 지시하는 작은 자극에 각성이 되며 응답하거나 반응함 2 = **명료하지 않음:** 집중을 위해 반복 자극이 필요하거나 둔화되어 있어서 움직임을 얻기 위해(상동적 움직임이 아님) 강하거나 통증을 유발하는 자극이 필요함 3 = 반사 운동 또는 자율효과에 의한 반응만 보이거나 완전 무반응, 이완 또는 무반사 상태	___
1b. **의식수준에 관한 질문:** 환자에게 현재 몇 월인지와 나이를 묻는다. 대답은 정확해야 한다. 유사해도 부분점수는 주지 않는다. 질문을 이해할 수 없는 실어증이나 혼미상태인 경우 2점을 준다. 기관삽관, 구강기도 외상, 어떤 원인에 의해서든 심한 구음장애, 언어장벽 또는 실어증이 아닌 다른 어떤 문제로 말을 할 수 없는 환자에게는 1점을 준다. 첫 번째 대답에 대해서만 평가해야 하고 검사자는 언어적 혹은 비언어적 지시로 환자를 돕지 않는다.	0 = 두 가지 질문에 정확하게 대답함 1 = 한 가지 질문에만 정확하게 대답함 2 = 두 가지 질문 모두에 정확하게 대답하지 못함	___
1c. **의식 수준에 관한 지시:** 환자에게 눈을 떴다 감았다 하게 한 후 마비되지 않은 쪽 손을 펴게 한다. 손을 사용할 수 없는 경우 다른 1단계 지시로 대치한다. 분명하게 시도했으나 근육약화로 완전수행이 안 되어도 점수를 준다. 만약 환자가 지시에 반응하지 않으면, 몸짓으로 지시내용을 보여주고 수행 정도에 따라 점수를 준다(예: 지시에 따르지 못함, 1단계 혹은 2단계 지시를 따름). 외상, 절단, 다른 신체장애가 있으면 그에 적절한 1단계 지시를 내린다. 첫 번째 시도만으로 점수를 준다.	0 = 두 가지 지시를 정확하게 시행함 1 = 한 가지 지시만 정확하게 시행함 2 = 두 가지 지시 모두 수행하지 못함	___
2. **최적의 응시:** 수평적 안구운동만 검사한다. 수의적 혹은 (안구두부의) 반사적 안구운동은 점수를 주지만 냉온검사는 시행하지 않는다. 만약 동측편향이 수의적 또는 반사적 동작으로 회복이 되면 1점을 준다. 환자에게 말초신경마비(제3, 4, 혹은 6 뇌신경)만 있으면 1점을 준다. 응시는 모든 실어증 환자에게도 검사가 가능하다. 안구 외상, 붕대, 이미 실명인 상태, 또는 다른 시력이나 시야 장애가 있는 환자들은 반사운동으로 검사할 수 있으며 방법은 검사자가 선택한다. 환자와 눈을 맞추고 환자의 측면에서 측면으로 이동하면 가끔 부분 응시마비를 확인할 수 있다.	0 = 정상 1 = 부분적 응시 마비; 한쪽 또는 양쪽 안구의 응시기능이 비정상이지만, 강제적인 편향이나 완전 응시마비가 없는 경우에 해당함 2 = 안구두부 움직임에 의해 회복되지 못하는 강제적인 편향 또는 완전 응시마비	___

NIH 뇌졸중 척도 (NIH STROKE SCALE)

환자 이름
환자 생년월일
병원
검사일

검사간격: [ ] 치료 전 [ ] 치료 2시간 후 [ ] 증상발현 24시간 후±20분 [ ] 7~10일째
[ ] 3개월째 [ ] 기타 ______________________ (____)

Person administering scale
뇌졸중 척도 검사를 아래 순서에 따라 시행하십시오. 각각의 세부항목을 검사한 후 각 척도의 수행정도를 기록하십시오. 이전 항목으로 돌아가 점수 변경은 불가합니다. 제시된 각 검사 방법을 따르십시오. 환자가 할 수 있다고 생각되는 정도가 아니라, 환자가 실제로 시행한 정도를 반영하여야 합니다. 검사자는 검사를 신속하게 진행하고 결과를 동시에 기록해야 합니다. 검사자는 제시된 지시를 제외한 어떠한 것도 환자에게 지시할 수 없습니다(예: 환자가 특별히 더 노력하도록 반복하게 하는 것).

지시	척도 정의	척도
3. **시각:** 시야는(상하 사분면) 대면법, 손가락 숫자세기 또는 시각 위협 중 적절한 방법으로 검사한다. 만약 환자가 측면의 손가락 움직임을 정확하게 볼 수 있다면 비록 환자를 격려해서 나타난 결과일지라도 정상으로 판정한다. 만약 일측성 시력 상실이나 일측성 안구적출 상태라면, 남아있는 안구의 시야를 측정한다. 만약 사분맹을 포함한 확실한 비대칭이 있는 경우 1점으로 평가한다. 환자가 어떤 이유에서이든 양측 모두 시력상실이 있으면 3점으로 평가한다. 이런 경우 두 번의 동시 자극을 행한다. 만약 소멸현상이 있으면 1점을 주고 그 결과는 11번 질문에 대한 결과로 사용한다.	0 = **시야 상실 없음** 1 = **부분적 반맹** 2 = **완전 반맹** 3 = **양측 반맹**(대뇌 맹을 포함한 시력상실)	____
4. **안면마비:** 이를 보여 주거나 눈썹을 위로 올리거나 눈을 감도록 하거나 몸짓을 이용하여 검사를 진행한다. 반응이 없거나 이해를 못하는 환자는 유해 자극에 대한 반응으로 얼굴을 찌푸리는 대칭정도로 점수를 부여한다. 만약 안면 외상/붕대가 있거나, 기관내삽관, 테이프나 다른 물리적 장애물이 있다면 가능한 최대 범위에서 제거한 후 검사를 시행한다.	0 = **정상 대칭적 운동** 1 = **경미한 마비**(코 입술 주름이 편평해짐, 웃을 때 비대칭성) 2 = **부분 마비**(얼굴 하부의 완전마비 또는 거의 완전마비) 3 = **일측 또는 양측의 완전 마비**(얼굴 상부 및 하부에 움직임이 없음)	____
5. **팔의 운동:** 편안한 체위로 사지를 내려놓는다.: 팔은 손바닥을 아래로 하여 90°(좌식 상태) 또는 (누운 상태) 45°로 신전한다. 만약 팔이 10초 이전에 떨어지면 떨어짐 점수를 준다. 실어증 환자에게는 유해 자극이 아닌 목소리로 절박함을 나타내거나 몸짓으로 지시를 따르도록 유도한다. 마비되지 않은 팔부터 차례대로 검사한다. 절단이나 견관절의 관절고정술을 받은 경우 검사자는 측정할 수 없음(UN)으로 점수를 매길 수 있으며 분명하게 이유를 기술하여야 한다.	0 = **떨어지지 않음;** 팔을 90°(혹은 45°)로 10초 동안 유지함 1 = **떨어짐;** 팔을 90°(혹은 45°)로 유지하나, 10초가 되기 전 떨어짐; 침대나 다른 지지물을 건드리지는 않음 2 = **중력에 대항하려는 약간의 노력이 있음;** 팔을 90°(혹은 45°)까지 들어올리지 못하거나 유지하지 못하고 침대 아래까지 떨어지지만 중력에 대항하려는 시도가 있음 3 = **중력에 대항하지 못함;** 팔이 떨어짐 4 = **움직임이 없음** NU = **절단,** 관절고정술. 이유: ____________ **5a. 좌측팔** **5b. 우측팔**	____
6. **다리의 운동:** 편안한 체위로 사지를 내려놓는다: 다리는 30° 정도 구부린 상태를 유지한다(반드시 앙와위에서 검사). 다리가 5초 이전에 떨어지면 떨어짐 점수를 준다. 실어증 환자에게는 유해자극이 아닌 목소리로 절박함을 나타내거나 몸짓으로 지시를 따르도록 유도한다. 마비되지 않은 다리부터 차례대로 검사한다. 절단이나 관절고정술을 받은 경우 검사자는 측정할 수 없음(UN)으로 점수를 매길 수 있으며 분명하게 이유를 기술하여야 한다.	0 = **떨어지지 않음;** 다리를 30°에서 5초간 유지함 1 = **떨어짐;** 다리가 5초 이전에 떨어지지만 침대를 건드리지는 않음 2 = **중력에 저항한 약간의 노력이 있음;** 다리를 5초까지 유지하지 못하지만 중력에 저항하려는 시도가 있음 3 = **중력에 저항하지 못함;** 다리가 즉시 떨어짐 4 = **움직임이 없음** NU = **절단,** 관절고정술. 이유: ____________ **6a. 좌측다리** **6b. 우측다리**	____

NIH 뇌졸중 척도 (NIH STROKE SCALE)

환자 이름
환자 생년월일
병원
검사일

검사간격: [ ] 치료 전 [ ] 치료 2시간 후 [ ] 증상발현 24시간 후±20분 [ ] 7~10일째
[ ] 3개월째 [ ] 기타 ______________________ (____)

Person administering scale
뇌졸중 척도 검사를 아래 순서에 따라 시행하십시오. 각각의 세부항목을 검사한 후 각 척도의 수행 정도를 기록하십시오. 이전 항목으로 돌아가 점수 변경은 불가합니다. 제시된 각 검사 방법을 따르십시오. 환자가 할 수 있다고 생각되는 정도가 아니라, 환자가 실제로 시행한 정도를 반영하여야 합니다. 검사자는 검사를 신속하게 진행하고 결과를 동시에 기록해야 합니다. 검사자는 제시된 지시를 제외한 어떠한 것도 환자에게 지시할 수 없습니다(예: 환자가 특별히 더 노력하도록 반복하게 하는 것).

지시	척도 정의	척도
7. **사지 운동실조:** 일측성 소뇌 병변의 징후를 확인하기 위한 검사이다. 양쪽 눈을 뜨고 검사한다. 시야결손이 있으면 반드시 결손이 없는 시야 범위 내에서 검사를 시행한다. 양측 손가락-코-손가락(finger-nose-finger) 검사와 발꿈치-정강이(heel-shin) 검사를 하고, 마비 정도를 감안하여 운동실조 여부를 판단한다. 절단이나 관절 유합의 경우에만 측정할 수 없음(UN)으로 점수를 매길 수 있으며 분명하게 이유를 기술하여야 한다. 실명 환자는 상지를 신전한 자세에서 손가락을 코에 갖다 대도록 하여 검사를 시행한다.	0 = **없음** 1 = **사지 중 하나에서 존재** 2 = **사지 중 둘에서 존재** UN = **절단** 또는 관절 유합, 이유: ____________	____
8. **감각:** 의식장애 또는 실어증 환자는 핀으로 찔렀을 때 느낌이 있거나 얼굴을 찡그리거나, 또는 강한 자극에 대해 회피반응을 보인다. 뇌졸중에 의한 감각 소실만을 비정상으로 채점하며, 검사자는 반신 감각소실을 정확히 검사하기 위해서 가능한 많은 신체 부분[상지(손 제외), 하지, 몸통, 얼굴 등]을 검사하여야 한다. "중증 또는 완전 감각소실"은 감각소실이 명확히 검증될 때에만 2점을 준다. 따라서 기면상태나 실어증 환자의 경우 대개 1점 혹은 0점을 준다. 뇌간 뇌졸중으로 양측성 감각소실이 있는 환자는 2점을 준다. 환자가 반응이 없고 사지마비인 경우 2점을 준다. 혼수(항목 1a=3)상태의 환자는 2점을 준다.	0 = **정상;** 감각 소실 없음 1 = **경도 내지 중등도의 감각 소실;** 환자는 환측에서 핀 찌르기에 대해 덜 뾰족하거나 둔하게 느낌; 환자가 핀 찌르기에 대해 닿는 느낌은 있으나 표재성 통증은 없음 2 = **중증 혹은 완전 감각 소실;** 환자는 안면, 팔, 다리에 닿은 것을 인식하지 못함	____
9. **최대 언어능력:** 이해력에 대한 대부분의 정보는 지금까지의 검사과정에서 얻을 수 있다. 환자에게 첨부된 그림을 제시하고 무슨 일이 일어나고 있는지 설명하도록 하고, 첨부된 그림에 있는 것을 명명하도록 하며, 첨부된 구문들을 읽게 한다. 이해력은 지금까지 시행한 일반 신경학적 검사와 더불어 본 검사의 반응으로 판단한다. 만약 시력소실로 검사가 어려우면, 환자의 손에 쥐어준 물건을 알아맞히게 하고, 말을 따라하게 하고, 자발적으로 말하도록 한다. 기도삽관 환자는 글로 쓰도록 한다. 혼수상태 환자(항목 1a=3)는 3점을 준다. 기면 상태이거나 협조가 잘 안되는 환자라도 세 가지 중 한 항목은 선택해야 하며 환자가 전혀 말을 하지 못하거나 어떤 지시도 수행하지 못하는 경우에만 3점을 준다.	0 = **실어증 없음;** 정상 1 = **경도 내지 중등도의 실어증;** 유창성이나 이해력에 어느 정도 명백한 소실이 있으나, 생각의 표현이나 표현 형태에 심각한 제한이 없음. 언어 표현 또는 이해력의 감소로 제공된 자료에 관한 대화가 어렵거나 불가함. 예를 들어, 주어진 자료에 대한 대화 중 검사자는 환자의 반응으로 그림이나 이름이 명명된 카드로 환자의 상태를 확인할 수 있다. 2 = **중증의 실어증;** 모든 의사소통이 단편적인 표현으로만 이루어짐; 듣는 사람의 추리, 질문, 추측이 매우 요구됨. 대치할만한 정보의 범위가 제한됨; 듣는 사람은 의사소통이 부담스러움. 검사자는 환자가 반응을 보인 자료에서 환자의 상태를 확인할 수가 없음 3 = **벙어리, 전실어증;** 언어나 청각적 이해가 불가함	____
10. **구음장애:** 환자의 언어능력이 정상이라고 생각되면 첨부된 예제를 이용하여 읽기 또는 따라 말하기를 이용하여 언어능력을 점검하여야 한다. 만약 환자가 심한 실어증이 있다면 환자 발음의 명확성을 확인하여 점수화한다. 기관지 삽관이 되어 있거나 기타 물리적 장애로 말을 못할 때에만 측정할 수 없음(UN)으로 점수를 매길 수 있으며 검사자는 명확한 이유를 기술해야 한다. 환자에게 검사를 하는 이유는 말하지 않는다.	0 = **정상** 1 = **경도 내지 중등도 구음장애;** 일부 단어를 불분명하게 발음하거나, 이해하는데 다소의 어려움이 있음 2 = **중증 구음장애;** 실어증이나 벙어리/실구어증이 없음에도 환자의 발음이 매우 불분명하여 이해할 수 없음 UN = **기관 삽관** 또는 기타 물리적 장애 이유: ____________	____

NIH 뇌졸중 척도 (NIH STROKE SCALE)

환자 이름
환자 생년월일
병원
검사일

검사간격: [ ] 치료 전 [ ] 치료 2시간 후 [ ] 증상발현 24시간 후±20분 [ ] 7~10일째
[ ] 3개월째 [ ] 기타 ______________________ ( )

Person administering scale

뇌졸중 척도 검사를 아래 순서에 따라 시행하십시오. 각각의 세부항목을 검사한 후 각 척도의 수행정도를 기록하십시오. 이전 항목으로 돌아가 점수 변경은 불가합니다. 제시된 각 검사 방법을 따르십시오. 환자가 할 수 있다고 생각되는 정도가 아니라, 환자가 실제로 시행한 정도를 반영하여야 합니다. 검사자는 검사를 신속하게 진행하고 결과를 동시에 기록해야 합니다. 검사자는 제시된 지시를 제외한 어떠한 것도 환자에게 지시할 수 없습니다(예: 환자가 특별히 더 노력하도록 반복하게 하는 것).

지시	척도 정의	척도
11. **인식상실과 부주의 상태(이전에는 무시상태에 해당):** 이전 단계 검사를 통해 무시상태를 확인할 만한 충분한 정보수집이 가능하다. 만일 환자에게 심한 시각 손상이 있어 시각적 이중 동시 자극이 방해받고 있으나 피부 자극반응이 정상이면 정상으로 점수를 매긴다. 만약 환자가 실어증 상태이나 양측 자극에 대한 주의집중이 가능한 상태라면 정상으로 점수를 매긴다. 시공간적 무시나 질병인식불능증(anosagnosia)은 비정상의 증거가 된다. 비정상은 결과가 존재하는 경우만 채점되므로 반드시 평가가 이루어져야 한다.	0 = **이상 소견 없음** 1 = **시각, 촉각, 청각, 공간, 또는 사람에 대한 부주의 상태** 또는 이중 동시 자극에 대한 감각 기능상실 2 = **심한 편측-부주의 상태이거나 1개 이상의 감각 소실:** 환자 자신의 손을 인식하지 못하거나 일측 방향에만 지남력이 있는 상태	____

통증사정표

환자 이름: ________________

환자 DOB: ________________

통증사정							
날짜	시간	통증척도 0–10	부위	치료	재사정 시간	재사정 반응	서명

Postpartum Close Observation Record

환자 이름: ________________

환자 DOB: ________________

Postpartum Close Observation Record									
Time									
Temp									
Pulse									
Resp									
BP									
SpO2									
Fundus									
Bleeding									
IV									
Meds									
Pain									
LOC									
Urine output									
DTR's									
Urine protein									

수술 전 점검서

수술 전 점검서 **환자 이름:** ____________ **환자 DOB:** ____________	**날짜:** ____________ **알레르기:** ____________	
수술 전 점검사항	**확인**	**서명**
절차:		
수술동의서		
수혈동의서		
검사 결과:		
– type & screen		
– CBC		
– BMP		
– UA		
– 기타		
진단검사 결과:		
– CXR		
– EKG		
– 기타		
ID band		
VS: BP = p = r = pulse Ox = t =		
보조기구 제거: 안경 콘택트렌즈 eyes limbs 보청기 의치 모자		
마지막 섭취시간:		
Urinary: voiding time: on call to OR catheter inserted:		
피부준비:		
수술 전 약물: 시간:		
화장 제거/손발톱 준비:		
Hospital gown:		
귀중품 보관: 금고: 가족: 무: ring taped		
수술실로 보낼 약물:		
수술 전 교육: 기침, 지지하기, 심호흡, 폐활량계 사용, 통증 조절		
차트 정리:		
일시:		
서명:		

처치동의서

처치동의서
본인은 다음의 수술, 처치, 의료장치 삽입을 ___________ (처치를 시행하는 사람)에게 위임함을 동의합니다. ____ 본인의 상태와 수술의 위험에 대해 처치자에게 설명을 들었다. 본인은 처치자가 본인의 상황을 고려하여 적절한 양으로 선택한 마취제 투여에 동의한다. 본인은 투여 방법에 관계없이 부분, 전신 또는 다른 방법의 국소 마취에 동의하며 아래와 같은 위험이 있음을 알고 있다: 요통, 두통, 발진, 저린감, 신경손상, 각성과 같은 가벼운 합병증과 뇌졸중, 심장마비, 마비 또는 사망 등의 전신 합병증 본인은 처치자가 필요하다고 판단한 추가적 수술이나 시술의 수행에 동의한다. 본인은 처치자가 교육과 교육 목적을 위해 필요하다고 생각하는 누구나 관찰하도록 하는 것에 동의한다. 상기 처치는 출혈, 시술부위 천공, 감염을 포함하여 잠재적 위험, 효과 그리고 합병증이 발생할 수 있으며 다른 대체방법이 있다는 것에 대해 설명을 들었다. 이것들은 다음과 같다. ____ 본인의 약물 알레르기를 포함한 모든 알레르기를 처치자에게 알려주어야 함을 알고 있으며 다음과 같은 알레르기가 있다. ____ 본인은 처치자의 설명이 모든 내용을 포함하고 있지는 않으며 발생가능성은 적지만 더 많은 문제가 나타날 수 있음을 알고 있다. 본인은 처치자에게 본인이 만족하는 정도까지 자세한 설명을 요구할 수 있음을 알고 있다. 본인은 처치 결과가 모두 성공적일 수 없음을 알고 있다. 본인은 본 동의서를 충분히 읽고 완전히 이해하였다. 빈칸이 모두 채워진 것을 확인한 후 서명하였다. 본인은 처치와 동의서 작성에 관한 의문사항 모두에 대해 질문할 기회가 있었다. ______________ ______________ ______________ (환자 서명**) (이름) (일시) **환자가 ______________ 때문에 동의서를 작성할 수 없어 환자를 대신해 ___________가 동의한다. ______________ ______________ (위임자 서명**) (이름) 본인은 환자 또는 위임자에게 상기 내용에 대해 설명하였다. __________________________ _________________ (의사 또는 전문간호사(NP)서명**) (이름)

처방기록지

병원 진단명: ________________			환자 이름: ________________ 환자 DOB: ________________ 알레르기: ________________
날짜	시간	처방	서명
		활력 징후:	
		식이:	
		활동:	
		정맥주사:	
		약물:	
		진단검사:	
		처치:	

RASS and CAM-ICU Worksheet

Step one: sedation 사정

The Richimond Agitation and Sedation Scale: The RASS*

척도	분류	정의	
+4	공격적인 상태	상당히 공격적이고 폭력적이며 의료진들에게 즉각적인 위험이 됨	
+3	매우 격양된 상태	튜브나 카테터를 당기거나 제거함: 공격적 성향	
+2	격양된 상태	목적 없는 잦은 움직임, 인공호흡기의 호흡보조에 따르지 않음	
+1	안절부절못하는 상태	불안하지만 격렬하지 않은 움직임	
0	명료하고 안정된 상태		
−1	기면상태	완전히 명료하지는 않지만 깨어있는 상태 목소리에 눈뜨거나 눈을 맞춤(10초 이상)	언어 자극
−2	가벼운 진정 상태	목소리에 짧게 깨는 상태(10초 이내)	언어 자극
−3	중등도 진정 상태	목소리에 움직이거나 눈을 뜨지만 눈맞춤은 못함	신체 자극
−4	심한 진정 상태	목소리에 반응이 없으나 신체적 자극에 움직이거나 눈을 뜸	신체 자극
−5	전혀 반응이 없는 상태	목소리나 신체적 자극에 반응이 없음	신체 자극

RASS 사정을 위한 단계

1. 환자를 관찰한다.
   a. 환자가 명료하다, 안절부절못하다, 격양되어 있다. **(척도0~+4)**
2. 환자가 명료하지 않다면 환자의 이름을 부른 후 눈을 뜨고 쳐다보라고 말한다.
   a. 환자가 눈을 뜨고 눈맞춤을 유지한다. **(척도−1)**
   b. 환자가 눈을 뜨고 눈을 맞추지만 유지하지 못한다. **(척도−2)**
   c. 환자가 목소리에 반응하는 움직임은 있지만 눈을 뜨지는 못한다. **(척도−3)**
3. 언어자극에 반응하지 않으면 환자의 어깨를 흔들거나 흉골을 눌러 신체자극을 준다.
   a. 환자가 신체자극에 움직임을 보인다. **(척도−4)**
   b. 환자가 어떠한 자극에도 반응하지 않는다. **(척도−5)**

RASS 척도가 −4 또는 −5점이면 검사를 중단하고 후에 재사정한다.

RASS 척도가 −4(−3에서 +4) 이상이면 2단계로 진행한다.

*Sessler, et al. AJRCCM 2002;166:1338−1344. Ely, et al. JAMA 2003;2983−2991.

Step Two: Delirium 사정

Feature 1: 갑작스러운 의식변화 또는 지속적 의식변동

그리고

Feature 2: 무관심

↙ 그리고 ↘

Feature 3: 지리멸렬한 사고 또는 Feature 4: 의식상태 변화

= 섬망

CAM-ICU Worksheet

환자이름: ______________________________

환자 DOB: ______________________________

Feature 1: 급성 발병 또는 지속적 의식변동 1A나 1B가 "예"라면 positive	Positive	Negative
1A: 의식변화가 있습니까? 또는 **1B:** 지난 24시간동안 진정척도(예: RASS), GCS, 또는 이전의 섬망 사정결과와 차이가 있는 의식변동이 있었습니까?	예	아니오
Feature 3: 무관심 2A나 2B가 8점 이하이면 Positive 우선 ASE 알파벳으로 검사를 시작하십시오. 환자가 본 검사를 수행할 수 있고 점수를 매길 수 있다면 본 점수를 기록하고 Feature 3으로 이동하십시오. 환자가 본 검사를 수행할 수 없거나 점수를 매기는 것이 어렵다면 ASE 그림을 이용하십시오. 당신이 두 가지 검사를 모두 수행하였다면 ASE 그림을 사용한 결과로 점수를 매기십시오.	Positive	Negative
2A: ASE 알파벳: 점수를 기록하십시오(검사를 못한 경우: "검사 못함"). 지시사항: 환자에게 다음과 같이 말씀하십시오. "제가 당신께 10개의 알파벳을 연속적으로 들려드릴 것입니다. 'A'라는 문자를 들으시면 제 손을 꽉 잡으십시오." 아래 알파벳을 평상시 목소리톤으로 읽습니다. S A V E H A A R T 채점: 환자가 "A"에 손을 잡지 않았거나 다른 알파벳에 손을 잡은 횟수를 기록하십시오.	**점수(10개 중):** __________	
2B: ASE 그림: 점수를 기록하십시오(검사를 못한 경우: "검사 못함"). 그림 꾸러미마다 지시 내용이 포함되어 있습니다.	**점수(10개 중):** __________	
Feature 3: 지리멸렬한 사고 합산 점수가 4점 이하이면 positive	Positive	Negative
3A: 예/아니오 질문 (set A 또는 set B를 이용하고 필요하다면 매일 교대로 이용하십시오) set A 1. 물위에 돌이 떠 있을까요? 2. 바다에는 물고기가 있습니까? 3. 일 파운드는 이 파운드보다 무겁습니까? 4. 당신은 손톱을 두드리기 위해 망치를 이용할 수 있습니까? set B 1. 물위에 나뭇잎이 떠 있을까요? 2. 바다에는 코끼리가 있습니까? 3. 이 파운드는 일 파운드보다 무겁습니까? 4. 당신은 나무를 자르기 위해 망치를 이용할 수 있습니까? **점수:** ______ (4개의 질문 중 맞춘 개수에 1점을 부과한다.) **3B: 명령** 환자에게 다음과 같이 말하세요. "이 숫자만큼 손가락을 펴보세요." (검사자는 환자 앞에서 두 개의 손가락을 들어보인다) "이제 다른 손으로 똑같이 해보세요."(표시한 손가락의 수는 달리해야한다) * 환자가 두 팔 모두를 움직일 수 없다면 두 번째 지시는 다음과 같이 한다."손가락 한 개를 더 펴보세요" **점수** ______ (전체 명령을 성공적으로 완수했다면 1점을 부과한다)	**합산 점수(3A+3B):** __________ **(5개 중)**	
Feature 4: 의식상태 변화 현재 RASS 점수가 "0"이상이면 positive	Positive	Negative
CAM-ICU 결과(feature 1과 2 그리고 3이나 4중 한 가지):	Positive	Negative

Standardized Flow Sheet

Standardized Flow Sheet			
날짜: ____	시간: ____	환자 이름: ____	
서명: ____		환자 DOB: ____	
Area	7AM~3PM	3PM~11PM	11PM~7AM
Neuro/MS	☐ 명료하고 시간, 장소, 사람에 대한 지남력이 있음. 언어자극에 반응하여 지시에 따름. 적합 정동		
Level of consciousness	☐ 깨어있음(awake) ☐ 명료(alert) ☐ 사람에 대한 지남력 ☐ 장소에 대한 지남력 ☐ 시간에 대한 지남력 ☐ 명령에 따름 ☐ 혼돈 ☐ 흥분 ☐ 공격적 ☐ 기면		
지남력	☐ 사람 ☐ 장소 ☐ 시간		
반응	☐ 목소리 ☐ 접촉 ☐ 통증 ☐ 반응 없음		
말하기	☐ 분명함 ☐ 느림 ☐ 분명치 않음 ☐ 부전실어증 ☐ 실어증 ☐ 언어장벽		
정동	☐ 적절함 ☐ 불안함 ☐ 우울함 ☐ 성남 ☐ 자멸적임 ☐ 기타		
의견			
강도 0–5	우상지 ____ 좌상지 ____ 우하지 ____ 좌하지 ____		
의견			
호흡상태	☐ 12~20회 호흡수, 규칙성, 호흡곤란 없음, 우측 손 모니터상 산소포화도 95% 이상, 양쪽 모두 정상 호흡음		
호흡수	____		
양상	☐ 불규칙적 ☐ 호흡이 어려움(labored) ☐ 호흡곤란(SOB) ☐ 노력성 호흡곤란(DOE) ☐ 얕은 호흡(shallow) ☐ 비대칭성 호흡(asymmetrical) ☐ 간헐적 무호흡(periods of apnea)		

Area	7AM~3PM	3PM~11PM	11PM~7AM
호흡음	좌측 우측 ☐ 이상무 ☐ 감소 ☐ 악설음 ☐ 나음 ☐ 천명음 　☐ 호기 　☐ 흡기 ☐ 늑막마찰음 ☐ 기관지 호흡 ☐ 호흡음 소실		
기침	☐ 객담이 있는 기침 　☐ 색 　☐ 양 ☐ 마른 기침		
기도유지	☐ 기관내삽관 크기 ☐ 기도 개구부 ☐ 기관절개 크기		
산소	☐ 산소투여 안함 ☐ 비강 L/min ☐ 마스크/고리(collar) ☐ 인공호흡기 　☐ mode 　☐ tidal volume 　☐ FiO_2 　☐ rate 　☐ PEEP		
호흡 치료	☐ 기침, 심호흡 ☐ 폐활량계(incentive spirometer) ☐ 흡입치료기(nebulizer) ☐ 지속적 양압호흡(CPAP) ☐ 이중 양압호흡(BiPAP) ☐ 흉부 물리요법(chest PT)		
흉관 튜브	☐ 종격동 ☐ 심막 ☐ 늑막 ☐ 흡입 cm ☐ 액체에 튜브 끝이 잠김(Waterseal) ☐ 공기 누출(air weak) ☐ 배액 　☐ 양 　☐ 색		
의견			
위장관계	☐ 복부는 부드럽고 팽만되지 않았으며 압통이 없음, 장음이 들림, 규칙적인 식사, 정상적 식욕, 오심 구토없음, 매일 배변, 점막은 분홍색이며 촉촉함		
식사 식욕	Type 금식 식욕(%) 아침식사 ________ 　점심식사 ________ 　저녁식사 ________ 　간식 ________ ☐ 식이 상담		

Area	7AM~3PM	3PM~11PM	11PM~7AM
복부	☐ 부드러움 ☐ 압통 ☐ 반동압통 ☐ 팽만 ☐ 단단 ☐ 오심 ☐ 구토 ☐ 토혈		
장 운동	☐ 마지막 배변 ______ date ______ ☐ 실변 없음 ☐ 실변 ☐ Pouch ☐ 변비 ☐ 설사 ☐ 색 ________________ ☐ 잠혈		
장음	☐ 양성 ☐ 과다활동 ☐ 과소활동 ☐ 소실 ☐ 고창		
구강 점막	☐ 정상 ☐ 색: ☐ 수분상태: ☐ 건조 ☐ 병변		
개구부(ostomy)	☐ Type: ☐ 분비물 ☐ 양 ☐ 색 ☐ 농도		
위장관 튜브	☐ 비위관(NGT) ☐ 위관(GT) ☐ 공장루관(JT) ☐ Duo tube ☐ 기타 ☐ 위치 ☐ 남은 양 ☐ 영양 – 형태 – 양 ☐ 세척 – 세척액 – 배액		
비뇨생식기	☐ 방광팽만이 없음, 배뇨 문제 없음, 노란색 소변		
소변	☐ 실금 없음 ☐ 실금 ☐ 색 ☐ 냄새 ☐ 양 ☐ 긴박뇨		
튜브	☐ foley ☐ Tex cath ☐ 간헐적 도뇨 ☐ 신루 형성술 튜브 ☐ 색 ______________________ ☐ 냄새 ____________________ ☐ 양 ______________________		

Area	7AM~3PM	3PM~11PM	11PM~7AM
방광 신장	☐ 팽만 없음 ☐ 팽만 ☐ 압통 없음 ☐ 압통 ☐ CVA 압통		

투석	☐ 방법
	☐ Permacath
	☐ Graft
	  ☐ 잡음(bruit)
	  ☐ 진동(thrill)
	☐ 복막투석(PD)		

의견			
통증	☐ No pain ☐ Pain scale 0/10		
Analysis	Precipitating/palliative factors: Quality: Region/Radiation: Severity: 0–10 Or appropriate pain scale Timing/Duration: ____________		
중재	효과: ____________________		
의견			
피부계통	☐ 정상 피부색, 피부 손상 없음, 병변 없음, +피부긴장도		
색	☐ 적절함 ☐ 창백 ☐ 홍조 ☐ 황달 ☐ 청색증		
온도	☐ 따뜻함 ☐ 차가움 ☐ 대칭적임		
수화	☐ 촉촉함 ☐ 건조함 ☐ 땀이 많음		
피부긴장도	☐ 정상 ☐ 약함 ☐ 치밀함		
병변 상처 위치 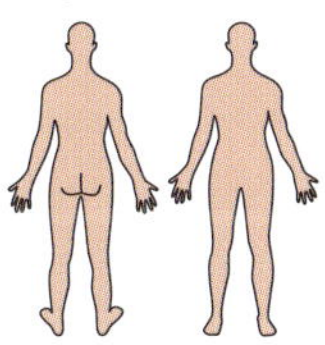	Type – 일차병변과 이차병변 _____ 위치 치료 욕창 프로토콜		

절개/배액	☐ 드레싱
	☐ 봉합
	☐ Staples
	☐ Steri-strip
	☐ 기타
	☐ 배액
	  ☐ Type
	  ☐ 배액관
	  ☐ 양		

Area	7AM~3PM	3PM~11PM	11PM~7AM
기타	☐ 석고붕대 ☐ 견인		
상처 위치			
의견			
여성 생식기	☐ 폐경전 　☐ 마지막 생리(LMP) 　☐ 주기 　☐ 초경 ☐ 폐경 　☐ 호르몬대체요법(HRT) 　☐ 증상과 징후 ☐ 성활동		
의견			
유방	☐ 유방자가검진 ☐ 유방촬영술 ☐ 수술 ____________		
의견			
남성 생식기	☐ 전립선 자가검진 ☐ 병원에서 전립선 검진 ☐ 성활동		
의견			

욕창 단계/두께

부분층

I 단계: 손상이 없는 피부에 눌러도 소실되지 않는 홍반. 욕창 시작을 알리는 단계. 피부색이 어두워지거나, 변색, 온기, 부종, 경화도 1단계를 알리는 신호가 될 수 있다.

II 단계: 표피 또는 진피층 모두를 포함한 부분 층 피부 소실

전층

III 단계: 근막까지는 침범되지 않지만 피하조직의 괴사 또는 손상을 동반한 심층 피부손상. 잠식 되거나 잠식되지 않는 깊은 구멍이 나타난다.

IV 단계: 광범위한 파괴, 근육, 뼈 또는 지지 구조(건 또는 관절 낭) 괴사 또는 손상을 동반한 심층 피부손상

활력징후 기록지

병원						환자 이름: ______________________ 환자 DOB: ______________________			
날짜	시간	체온	맥박	호흡	혈압	말초산소포화도	혈당	체중	서명